JN272569

針灸奇穴辞典

郝 金凱 編／木田洋・平井榮三郎・横山瑞生 共訳

風林書房

編纂にあたって

　針灸学は我が国の伝統医学の貴重な遺産の一つである。それは我々の祖先が数千年にわたる疾病との闘いの中で創りだした独特な方法で，長期にわたる実践を経て，その内容は絶えず豊かになってきている。したがって針灸学は，医療保健事業の中で一定の役割りをになっている。

　「穴位」は針灸学における重要な構成部分である。『黄帝内経素問』の奇穴論と気府論の中には，かつて365の穴名が記載されていたが，長い年月のうちに，かなり脱簡や脱漏がでて，実際に残っているのは25の単穴と，135の双穴，あわせて160の穴名だけである。晋代の皇甫謐は『針灸甲乙経』を著わしたときに穴位を捜し集めて整理し，349穴に増やし，『黄帝内経』に記載されている数字に近づけている。また，中国衛生部中医研究院の編纂・執筆した『針灸学簡編』には経穴361，奇穴21，合計383の穴名が記載されている。更に，謝筠寿の編纂した『針灸腧穴索引』の中では経穴361，奇穴493，合計854の穴名が記載されている。この両書は先人達のものに較べるとさらに大きな発展を示している。

　本書で紹介する奇穴は588で，経穴361を加えると合計949の穴位になる。文献を整理していく中で，伝統医学は偉大な宝庫であり，まだまだ多くの宝物が我々のよりいっそうの発掘・整理を待っており，それらを我が国の社会主義建設のためによりよく奉仕させることが大切であることが理解できた。

　奇穴とは十四経の経穴以外のもので，治療上で奇効・特効を奏し，同時に一定の位置にあるものを指して言う。一部の奇穴は経脈と緊密な関係を持っている。例えば腎系穴は足陽明胃経の循行径路上にあるが，十四経穴の確定後に発見されたものなので，奇穴に組み入れられたのである。

　歴代の針灸に関係した文献からみると，殆どの針灸学家の研究は十四経穴に

集中しており，より多い奇穴に対しては深い検討と系統的な整理があまりなされていない。しかし，医学書の中に散在する古人の経験や今日の臨床実践をみれば，奇穴は臨床治療の中で一部の疾病に対しては確かに奇効・特効を奏することが証明されている。したがって奇穴は針灸兪穴の構成部分をなしており，奇穴の数や臨床における治効の面からだけでなく，奇穴と経脈・経穴の間に生じる関係も確かに研究に値する重要な課題である。

したがって，歴代針灸各家の奇穴の部位に対する記述をまとめ，人体の測定・分析と結合した上で，取穴法を確定し現代の体表解剖学術用語をもってその部位を書き著わすことは，今こそ重視すべきであると考えた。そこで，関係諸機関の援助を受けながら，手さぐりの中で整理活動を始め，奇穴の集成を試みたのである。

私のレベルには限界があり，伝統医学に対する学習も不充分で，煩雑な奇穴のすべてを臨床実践を通して検証したわけではない。したがって整理していくなかでの遺漏や欠点，誤りなどが少なからず存在すると思われる。本書の出版は単なる呼び水にすぎない。読者諸氏の御批判・御指教を心から希望する。

編　著

凡　例

(1) 本書は『針灸経外奇穴図譜』（郝金凱編　陝西人民出版社　1979）のうち，「経外奇穴各論」を日本語訳して，新たに編集したものである。
(2) 奇穴の名称は，原語を尊重して翻訳した。
(3) 同名異穴については，以下のように表わして，これを区別した。
　例　玉泉〔陰部〕→玉泉〔頭〕　金門〔陰部〕→金門〔腕〕
　　　また京門，命門などに〔澤田〕とあるのは，日本人澤田健のことである。
(4) 針のひびき（針感，得気）については，本書では次のように表わした。
　例　酸脹感〔だるく脹れぼったい感じ〕
　　　抽脹感〔引っぱられるような脹れぼったさ〕
(5) 中医学用語は，巻末に訳注とし一括して解説したが，一部の語句については(3)，(4)のように〔　　〕で文中に補った。
　例　過梁針〔奇穴へ深針して精神病を治療する刺針法〕
　　　太陽紫脈〔太陽穴の部位で浮き出た血管〕

目　次

編纂にあたって……………………………………1
凡　例………………………………………………3

頭部・顔面部

＜前頭部＞……………………………………………17
　印　堂……………17　　額　中……………19
　前髪際……………20　　督　脈……………20
　天　庭……………21　　顖　中……………21
　寅　門……………22　　目　明……………23
　目　飛……………24　　当　陽……………24
　髪　際……………25　　伴　星……………26
　頭　縫……………27　　挿　花……………28
＜頭頂部＞……………………………………………29
　額　上……………29　　天　聡……………29
　鶴　頂〔頭〕……30　　前神聡……………30
　後神聡……………31　　神聡四穴…………32
　頂上回毛…………33　　回髪五処…………34
　灸　癆……………34　　大　門……………35
＜耳　部＞……………………………………………36
　耳　中……………36　　耳　孔……………36
　三焦点……………37　　耳　尖……………37
　蕁麻疹点…………38　　耳屏外三穴………39

耳　垂‥‥‥‥‥‥‥‥40	珠　頂‥‥‥‥‥‥‥‥41
耳門前脈‥‥‥‥‥‥‥41	鬱　中‥‥‥‥‥‥‥‥41
三陰三陽‥‥‥‥‥‥‥42	聾　穴‥‥‥‥‥‥‥‥42
翳　明‥‥‥‥‥‥‥‥43	耳後旁光‥‥‥‥‥‥‥43
耳後髪際‥‥‥‥‥‥‥44	耳殻後‥‥‥‥‥‥‥‥45
陽　維‥‥‥‥‥‥‥‥45	耳後静脈三条‥‥‥‥‥46
耳上髪際‥‥‥‥‥‥‥46	耳　上‥‥‥‥‥‥‥‥47
太陽太陰‥‥‥‥‥‥‥47	

＜眼　部＞‥‥‥‥‥‥‥‥‥‥‥‥‥‥‥‥‥‥‥‥‥‥‥‥‥‥‥‥48

睛　中‥‥‥‥‥‥‥‥48	太始太素‥‥‥‥‥‥‥49
内睛明‥‥‥‥‥‥‥‥50	脳　静‥‥‥‥‥‥‥‥51
魚　腰‥‥‥‥‥‥‥‥51	光　明〔頭〕‥‥‥‥‥52
顬　顬‥‥‥‥‥‥‥‥53	魚　尾‥‥‥‥‥‥‥‥53
球　後‥‥‥‥‥‥‥‥54	太　陽‥‥‥‥‥‥‥‥55
当　容‥‥‥‥‥‥‥‥57	顴　骨‥‥‥‥‥‥‥‥58

＜鼻　部＞‥‥‥‥‥‥‥‥‥‥‥‥‥‥‥‥‥‥‥‥‥‥‥‥‥‥‥‥58

山　根‥‥‥‥‥‥‥‥58	年　寿‥‥‥‥‥‥‥‥59
鼻　交‥‥‥‥‥‥‥‥59	鼻　準‥‥‥‥‥‥‥‥60
鼻　柱‥‥‥‥‥‥‥‥61	内迎香‥‥‥‥‥‥‥‥62
上迎香‥‥‥‥‥‥‥‥63	鼻　穿‥‥‥‥‥‥‥‥63
夾　鼻‥‥‥‥‥‥‥‥64	鼻　環‥‥‥‥‥‥‥‥65
鼻　流‥‥‥‥‥‥‥‥65	立　命‥‥‥‥‥‥‥‥66
散　笑‥‥‥‥‥‥‥‥66	

＜口　部＞‥‥‥‥‥‥‥‥‥‥‥‥‥‥‥‥‥‥‥‥‥‥‥‥‥‥‥‥67

燕　口‥‥‥‥‥‥‥‥67	上齦裏‥‥‥‥‥‥‥‥68
懸　命‥‥‥‥‥‥‥‥68	上　顎‥‥‥‥‥‥‥‥69
聚　泉‥‥‥‥‥‥‥‥70	舌下穴‥‥‥‥‥‥‥‥70

海　泉	71	金津玉液	72
中　矩	73	舌　柱	74
唇　裏	75	頬　裏	76

＜顎下部＞ ……………………………………………76

地　合	76	吊　角	77
侠承漿	77	頬　髎	78
面　巌	79	牙　咬	80
下関下五分	80	鬼　床	81
機　関	81	外金津玉液	82
白喉穴二	83	蛾　根	84

＜前頸部＞ ……………………………………………85

洪　音	85	廉　泉	86
唖　穴	87	気　堂	88
天瞿旁穴	88	頸　臂	89
白喉穴一	89	東　風	90
落　頸	90		

＜後頸部＞ ……………………………………………91

中　接	91	明　堂	91
虯　血	92	崇　骨	93
八　曜	94	頂　椎	94
背　監	95	陽　穴	95
陰　穴	96	玉　泉〔頭〕	97
百　労	97	喘　息	98
下百労	98	百労四穴	99
天　柱〔澤田〕	100	新　識	100
新　設	101	百種風	101
風　巌	102	肩　背	103

全　知‥‥‥‥‥‥‥‥‥ 103　　理想刺点‥‥‥‥‥‥‥‥ 104
一　噎‥‥‥‥‥‥‥‥‥ 105

体 幹 部

<胸　　部>‥‥‥‥‥‥‥‥‥‥‥‥‥‥‥‥‥‥‥‥‥‥‥‥‥‥‥ 106

龍　頷‥‥‥‥‥‥‥‥‥ 106　　赤　穴‥‥‥‥‥‥‥‥‥ 107
新肋頭‥‥‥‥‥‥‥‥‥ 107　　胸　堂‥‥‥‥‥‥‥‥‥ 108
肺　募‥‥‥‥‥‥‥‥‥ 109　　徳　与‥‥‥‥‥‥‥‥‥ 110
小児亀胸‥‥‥‥‥‥‥‥ 111　　裏期門‥‥‥‥‥‥‥‥‥ 112
乳　上‥‥‥‥‥‥‥‥‥ 112　　乳　旁‥‥‥‥‥‥‥‥‥ 113
鬼　門‥‥‥‥‥‥‥‥‥ 113　　直　骨‥‥‥‥‥‥‥‥‥ 114
乳　下‥‥‥‥‥‥‥‥‥ 115　　馬蜞斑‥‥‥‥‥‥‥‥‥ 116
薛　息‥‥‥‥‥‥‥‥‥ 116　　通　谷〔胸〕‥‥‥‥‥‥ 117
截　瘧‥‥‥‥‥‥‥‥‥ 118　　肓　募‥‥‥‥‥‥‥‥‥ 118
呃　逆‥‥‥‥‥‥‥‥‥ 119　　左　宜‥‥‥‥‥‥‥‥‥ 120
右　宜‥‥‥‥‥‥‥‥‥ 120　　紀　門‥‥‥‥‥‥‥‥‥ 121
期　間‥‥‥‥‥‥‥‥‥ 122　　石　関‥‥‥‥‥‥‥‥‥ 122
左　兪‥‥‥‥‥‥‥‥‥ 123　　右　兪‥‥‥‥‥‥‥‥‥ 123
肋　頭‥‥‥‥‥‥‥‥‥ 124　　痰　喘‥‥‥‥‥‥‥‥‥ 125
飲　郄‥‥‥‥‥‥‥‥‥ 125　　応　突‥‥‥‥‥‥‥‥‥ 126
命　関‥‥‥‥‥‥‥‥‥ 127　　肩内髃‥‥‥‥‥‥‥‥‥ 128
天　霊‥‥‥‥‥‥‥‥‥ 129　　伝　屍‥‥‥‥‥‥‥‥‥ 129
肋　罅‥‥‥‥‥‥‥‥‥ 130　　転　穀‥‥‥‥‥‥‥‥‥ 131
始　素‥‥‥‥‥‥‥‥‥ 132　　腋　門‥‥‥‥‥‥‥‥‥ 132
腋　下‥‥‥‥‥‥‥‥‥ 133　　脇　堂‥‥‥‥‥‥‥‥‥ 134
旁　庭‥‥‥‥‥‥‥‥‥ 135　　痓　市‥‥‥‥‥‥‥‥‥ 136

九曲中府……… 137　　腋　気……… 137
〈腹　部〉……………………………… 138
　　小児食癇……… 138　　神　府……… 139
　　鳩尾骨………… 140　　煙草点……… 140
　　梅　花………… 140　　風　痺……… 141
　　闌　門………… 142　　臍中四辺…… 142
　　臍上下五分…… 143　　身　交……… 144
　　臍上下………… 145　　丹　田……… 145
　　絶　孕………… 146　　関　寸……… 146
　　中　間………… 147　　通　関……… 148
　　卒腹痛………… 148　　亭　頭……… 149
　　興　隆………… 150　　魂　舎……… 150
　　三角灸………… 151　　遺　精……… 152
　　食関〔胸下〕… 153　　左右関……… 154
　　水　分………… 154　　気　中……… 155
　　四　満………… 155　　胞門子戸…… 156
　　腸　遶………… 157　　小　江……… 158
　　銭　孔………… 158　　長　穀……… 159
　　腸　遺………… 160　　水　道……… 160
　　慈　宮………… 161　　食　倉……… 161
　　食関〔胸上〕… 162　　盲　腸……… 162
　　経　中………… 163　　気　門……… 163
　　子　宮………… 164　　泉　陰……… 166
　　横紋〔腹〕…… 166　　子　腸……… 167
　　遺　道………… 167　　育　門……… 168
〈外陰部〉……………………………… 169
　　横　骨………… 169　　龍　骨……… 169

下曲骨‥‥‥‥‥‥‥ 170	玉　泉〔陰部〕‥‥‥‥ 170
卒　癲‥‥‥‥‥‥‥‥ 171	勢　頭‥‥‥‥‥‥‥‥ 172
泉　門‥‥‥‥‥‥‥‥ 172	龍　門‥‥‥‥‥‥‥‥ 173
玉　門‥‥‥‥‥‥‥‥ 173	窈　漏‥‥‥‥‥‥‥‥ 174
男陰縫‥‥‥‥‥‥‥‥ 174	陰囊縫‥‥‥‥‥‥‥‥ 175
囊下縫‥‥‥‥‥‥‥‥ 175	陰囊下横紋‥‥‥‥‥ 176
囊　底‥‥‥‥‥‥‥‥ 176	金　門〔陰部〕‥‥‥‥ 177
羊　矢‥‥‥‥‥‥‥‥ 177	癲　疝‥‥‥‥‥‥‥‥ 175
臍下六一‥‥‥‥‥‥‥ 178	岐伯灸‥‥‥‥‥‥‥‥ 179
関　門‥‥‥‥‥‥‥‥ 180	閣　門‥‥‥‥‥‥‥‥ 180

〈腰背仙部〉‥‥‥‥‥‥‥‥‥‥‥‥‥‥‥‥‥‥‥‥‥‥‥‥ 181

脊　三‥‥‥‥‥‥‥‥ 181	脊部五柱‥‥‥‥‥‥‥ 182
九連環‥‥‥‥‥‥‥‥ 182	中風不語‥‥‥‥‥‥‥ 183
大椎四花‥‥‥‥‥‥‥ 183	脊背五穴‥‥‥‥‥‥‥ 184
無名穴‥‥‥‥‥‥‥‥ 185	灸　瘮‥‥‥‥‥‥‥‥ 186
巨闕兪‥‥‥‥‥‥‥‥ 186	藏　輸‥‥‥‥‥‥‥‥ 187
陽　班‥‥‥‥‥‥‥‥ 188	陽　枢‥‥‥‥‥‥‥‥ 188
咳　嗽‥‥‥‥‥‥‥‥ 189	灸　哮‥‥‥‥‥‥‥‥ 189
胃管下兪三穴‥‥‥‥‥ 190	八椎下‥‥‥‥‥‥‥‥ 190
癲　癇‥‥‥‥‥‥‥‥ 191	督　脊‥‥‥‥‥‥‥‥ 191
脾　横‥‥‥‥‥‥‥‥ 192	接　骨‥‥‥‥‥‥‥‥ 193
血　愁‥‥‥‥‥‥‥‥ 193	小児灸癖‥‥‥‥‥‥‥ 194
上字灸‥‥‥‥‥‥‥‥ 194	下字灸‥‥‥‥‥‥‥‥ 195
竹　杖‥‥‥‥‥‥‥‥ 196	痔　瘡‥‥‥‥‥‥‥‥ 197
下極兪‥‥‥‥‥‥‥‥ 197	子宮出血‥‥‥‥‥‥‥ 198
五　処‥‥‥‥‥‥‥‥ 198	十七椎下‥‥‥‥‥‥‥ 199
七步斑‥‥‥‥‥‥‥‥ 199	鳩　杞‥‥‥‥‥‥‥‥ 200

闇　　上	200	小児疳痢	201
下　　腰	201	腰　　奇	202
灸血病	203	下　　椎	203
耀　　中	204	玉　　田	204
貧血霊	205	回　　気	205
尾窮骨	206	淋　　泉	206
疳湿瘡	207	佗　　脊	207
柱　　側	208	瘰　　癧	209
疔　　根	209	至陽六之灸	210
経　　六	210	命　門〔澤田〕	211
六　　華	211	八　　華	212
久　　癆	212	大便難	213
騎竹馬	213	枢　　辺	214
消　　癧	215	腸　　風	215
肘　　椎	216	腰部八穴	217
肩　　上	217	熱　　府	218
伝屍癆	219	患　　門	219
量　　眼	220	四　　花	221
四花患門	222	膵　　兪	223
夾　　脊	223	腰　　目	224
環　　岡	225	第二十二椎両旁	226
督　　兪	226	気　　喘	227
階段灸	227	気海兪	228
関元兪	228	営衛四穴	229
陰　　斑	230	濁　　浴	230
京　門〔澤田〕	231	志　室〔澤田〕	232
腰　　宜	232	腰　　根	233

郎　陰	233	麦粒腫	234
痞　根	235	精　宮	235
中　空	236	腰　眼	237
巨　覚	238	胛　縫	239
積聚痞塊	239	脊　縫	240

上　肢　部

＜肩　部＞ ……………………………………………………… 241

琵　琶	241	髃　前	241
肩　兪	242	肩内兪	242
肩内陵	243	腋　霊	243
大　泉	244	前肩髃	244
内肩髃	245	肩　頭	245
肩柱骨	246	背胛中間	247
尿　血	247	銀　口	248
喇　嘛	248	背　縫	249
後　腋	249		

＜上腕部＞ ……………………………………………………… 250

龍　舌	250	奪　命	251
頭　衝	252	洪　池	252
沢　中	253	小児睡驚	253
衝　陽	254	屈陽委	254
三　池	255	斗　肘	255
肘　兪	256	肘　尖〔大〕	256
肘　尖〔小〕	257	外龍舌	257

＜前腕部＞·· 258

　沢　前·················· 258　　沢　下·················· 259
　郄　門〔澤田〕········ 259　　手逆注·················· 260
　二　白·················· 261　　便　毒·················· 262
　疔　兪·················· 262　　臂　間·················· 262
　金　門〔腕〕·········· 263　　剣　巨·················· 264
　辮石子頭·············· 265　　風歯痛·················· 265
　龍　玄·················· 266　　内陽池·················· 267
　陰　池·················· 268　　神　門〔澤田〕········ 268
　研　子·················· 269　　手心主·················· 269
　横　紋〔手〕·········· 270　　高　骨·················· 270
　上牙痛·················· 271　　尺　橈·················· 271
　神　授·················· 272　　中　橈·················· 272
　寸　橈·················· 273　　温　溜〔澤田〕········ 273
　寸　平·················· 274　　手　踝·················· 274
　河　口·················· 275　　中　泉·················· 276
　一窩風·················· 276　　池　泉·················· 277

＜手掌部＞·· 278

　手掌後白肉際········ 278　　靠　山·················· 278
　版　門·················· 279　　小天心·················· 280
　天　心·················· 280　　手　心·················· 281
　旁労宮·················· 282　　注　夏·················· 283
　地　神·················· 283　　中　平〔手〕·········· 284
　四横紋·················· 285　　指　根·················· 285
　小指中節·············· 286　　四中縫·················· 287
　六　縫·················· 287　　五経紋·················· 288
　端　正·················· 289　　灸癜風·················· 289

風　関	290	鬼　当	291
大指節横紋	291	鳳　眼	292
四　前	293	四　縫	293
十　宣	294	小指尖	296
鬼　信	297	大拇指頭	297
老　龍	298		

＜手背部＞ ……………………………………………………… 298

八　会	298	虎　口	299
精霊威霊	300	外労官	301
二人上馬	301	八　邪	302
八　関	303	大　都〔手〕	304
項　強	304	旁　虎	305
上　都	306	中　都〔手〕	306
下　都	307	拳　尖	307
大骨空	308	鬼　哭〔手〕	309
大指甲根	310	老　商	311
中　商	311	三　門	312
五　虎	312	一扇門	313
二扇門	314	中　魁	314
中指節	315	五指節	316
手太陽	316	小骨空	317
小指節	318	十　王	319
小指爪紋	319		

下　肢　部

＜股殿部＞ ………………………………………………………… 320

維　胞	320	維　宮	320
新　建	321	後期門	321
臀　中	322	環　中	322
横　疢	323		

＜大腿部＞ ………………………………… 323

五　里〔澤田〕	323	足　羅	324
蘭　門	325	百虫窩	325
足　明	326	大　輪	326
髎　髎	327	腎　系	327
髋　骨	328	髄　膏	329
膝上二穴	329	鶴　頂〔足〕	330
内外膝旁	331	頭　風	331
関　儀	332	成　骨	332
霊　宝	333	五　霊	333
四　連	334	陰委三	334
陰委二	334	陰委一	335
膝　外	335	魯　根	336
膝　旁	336		

＜下腿部＞ ………………………………… 337

内龍眼	337	膝　跟	337
膝　眼	338	太　陰	339
交　儀	340	足踝上	340
承　命	341	内踝上	342
欲断産	342	少陽維	343
治転筋	343	膝　下	344
前承山	344	伝屍灸	345
陵　後	346	陵後下	346

胆嚢点……………… 347　　中　平〔足〕………… 348
蘭　尾……………… 348　　外踝上……………… 349
絶　骨〔澤田〕……… 350　　瘰癧灸……………… 350

＜足　　部＞……………………………………………… 351

内踝尖……………… 351　　内崙……………… 352
足太陰……………… 353　　営　池……………… 354
太陰蹻……………… 354　　漏　陰……………… 356
内踝前下…………… 356　　太　谿〔澤田〕……… 357
然　後……………… 358　　踝　下……………… 358
鬼　眼……………… 359　　陰　陽……………… 359
華　佗……………… 360　　大趾甲下…………… 361
気　端……………… 361　　曲　尺……………… 362
鞋　帯……………… 363　　内太衝……………… 364
足陽明……………… 364　　足厥陰……………… 365
百　息……………… 366　　拇趾表横紋………… 366
拇趾聚毛…………… 367　　拇趾横理三毛……… 368
甲　根……………… 368　　足大趾端…………… 369
足少陽……………… 370　　蠣　兌……………… 370
八　衝……………… 371　　遺尿灸……………… 372
二趾上……………… 373　　脳　根……………… 373
足太陽……………… 374　　下崑崙……………… 375
外踝尖……………… 376　　巨　陽……………… 377
陽　蹻……………… 377　　外踝前交脈………… 378
通　理……………… 379　　陰　独……………… 379
小趾尖……………… 380　　泉生足……………… 381
鼠　尾……………… 382　　女　膝……………… 382
足　踵……………… 384　　脚後跟……………… 384

失　眠	385	足　心	385
前後陰珠	386	節　紋	387
拇趾裏横紋	387	食傷名灸	388
裏内庭	388	独　陰	389
内至陰	390		

その他の奇穴

斜　差	391	手足髄孔	391
三　才	392	四　関	394
鬼　哭〔手足〕	395	手足大指爪甲穴	396
手足小指穴	396	表四霊	397
裏四霊	397	五柱灸	398
五臓兪	399	六之灸	399
中風七穴	400	脚気八処灸	402
身八邪	403	面八邪	403
八　髎	404	回陽九針	404
十二井穴	405	十三鬼穴	406
手足十指端	407	三十六門	407

訳　注	411
訳者あとがき	418
奇穴名索引	421

頭部・顔面部

<前頭部>

印　堂
（いん　どう）

【主　治】マラリヤ，小児の急・慢性のひきつけ，小児の痙攣，眉頭の痛み，発熱疾患による鼻出血，重舌（訳注シ・1），頭部・顔面部の疔（訳注チ・1），長年の頭痛，眩暈，嘔吐，眼病，副鼻腔炎，鼻閉，産後の脳貧血，子癇，三叉神経痛。

【位　置】前頭部に位置し，眉間の正中点がこのツボである（図1）。

【取　穴】両眉の中間の陥凹の中，鼻先と向かいあうところに取る。

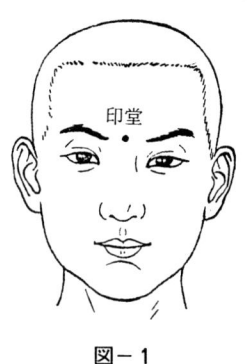

図－1

【経穴との関係】督脈の前頭部の循行径路上で，両攢竹穴（膀胱経）の中間点。

【針灸法】下方に向け額と30度の角度で斜刺する。深さ1分。針のひびき：酸脹感〔だるく脹れぼったい感じ〕が四方に放散する。灸3壮。

【出　典】(1)『黄帝内経素問』（刺瘧篇）：「瘧〔マラリヤ〕に刺針治療する場合は必ず最初に発症した部位を問い，そこに刺針する。頭痛及び頭重が最初に現われたら，まず頭の上，両額，眉肩間に刺針して出血させる」

　(2)『扁鵲神応針灸玉龍経』：「頭風〔間代性の激しい頭痛〕，嘔吐，眼のかすみではツボを神庭に取って刺せば間違うことがない。小児のひきつけはすべて治る。印堂は刺入して，さらに艾灸を加える。印堂は両眉のくぼんだところ。沿皮刺〔水平に皮下に刺入すること〕で左の攢竹の方向に1分斜刺

して補瀉を行なったら，もとに戻して右の攢竹の方向に向けて同様の手技を行なう。灸は7壮。小児のひきつけは灸7壮。激しく泣く場合は効果があるが，泣かない場合は難治である。症状が急性か慢性かで補瀉を使いわける。急性の時はゆっくり補い，慢性の時は急いで瀉す。このツボは神に通じるよいツボである」

(3)『医学小学』：「漏経穴法〔経外奇穴法〕……鼻柱直上の印堂に取る」

(4)『針灸大成』：「印堂は1穴で，両眉中央の陥凹の中がこのツボである。針1分。灸5壮。小児のひきつけを治す」

(5)『針灸大全』：「両眉角の痛みが治らない場合は，攢竹2穴，陽白2穴，印堂1穴，合谷2穴，頭維2穴」

(6)『玉龍賦』：「印堂はひきつけを治す」

(7)『玉龍歌』：「小児の慢性のひきつけは何で治すか。印堂に刺入して艾灸をさらに加える。

(8)『医学綱目』：「頭が石のように重い場合は，印堂に1分刺針し，沿皮刺で攢竹に透刺する。最初は左で，その後，右の攢竹に向ける。針を弾いて出血させる」

(9)『外治寿世方』：「発熱疾患による鼻出血では，井戸の水で黄芩，白芨を溶いて山根に塗る。また白芨を本人の鼻血と溶いて山根に塗る。また紙を白芨水に浸して眉心に貼る。重舌は黄檗を苦竹に浸してしたらせる。また巴豆半粒を飯20粒とあわせて搗き餅状にして，大豆の大きさにしたものを印堂に貼る。周囲に水疱が形成されたらはがすと病が癒える。各種の舌の疾患にいずれも効果がある」

(10)『針灸雑誌』(第1巻)：「印堂は両眉間の間凹中にある」「印堂は頭部・顔面部，耳下項部，肩部の疔を治す」

(11)『中国針灸学』：「印堂は両眉の正中。灸3壮。小児の痙攣，小児の髄膜炎，眩暈，頭部の発汗を主治する」

(12)『針灸孔穴及其療法便覧』：「印堂は奇穴。両眉の中央で鼻先と向かいあうところ。針1〜2分，灸3壮。小児の急・慢性のひきつけ，長年の頭痛を主治し，また眩暈，嘔吐を治す」

(13)『針灸学簡編』:「印堂は顔面部の両眉の間の中点のところで鼻先と向かいあうところにある。小児の急・慢性のひきつけ,頭痛,眩暈,眼病,副鼻腔炎,鼻閉,産後の脳貧血,子癇,三叉神経痛を主治する。針1～2分,灸3～5壮。棒艾灸を5～10分間加える」

【別　名】曲眉。

額中(がくちゅう)

【主　治】眼瞼縁炎,三叉神経痛,副鼻腔炎,眩暈,嘔吐。

【位　置】前頭部正中線上で,眉間の直上1寸のところ(図2)。

【取　穴】内眼角と外眼角の間の長さを1寸として,この目寸で印堂穴(奇穴)からまっすぐ上に量りその先端のところ。

【経穴との関係】督脈の前頭部の循行径路上で,ほぼ両側の陽白穴(胆経)の間の点。

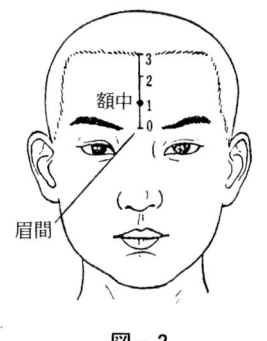

【針灸法】針1～2分。針のひびき:局所に酸脹感がある。灸3～7壮。

【出　典】(1)『針灸経外奇穴治療訣』:「額中は内眼角から外眼角までを1目寸とし,その1目寸で印堂穴から上に量(はか)り,その先端のところ。眼瞼縁炎を主治する。灸5壮」

(2)『針灸孔穴及其療法便覧』:「額中は奇穴。取穴法は,内眼角と外眼角の間の長さを1寸とし,それをもって眉心(印堂穴)から上に量り,その先端がツボである。針1～2分,灸3～7壮。眼瞼縁炎を主治する。また三叉神経痛,副鼻腔炎,眩暈,嘔吐を治す」

前髪際(ぜんはっさい)

【主　治】小児の風癇（訳注フ・1）頭痛，眩暈。
【位　置】前頭部正中線上に位置する。前髪際の中点（図3）。
【取　穴】鼻柱の直上で前髪際との交点。
【経穴との関係】督脈の循行径路上で，神庭穴の下5分のところ。
【灸　法】灸3壮。
【出　典】(1)『太平聖恵方』：「小児の風癇では発作の前駆症状として物を数えるように指をおる。灸を鼻柱の直上の前髪際のところに3壮すえる。艾は小麦大」
　(2)『中国針灸学』：「神庭の下5分の髪際のところ。灸3壮。頭痛・眩暈が長い間治らないものを主治する」
【備　考】髪際が歳を積み重ねて後退している人は，眉上に示指～小指までの4本指を重ねて当て，この幅を元の髪際とする。

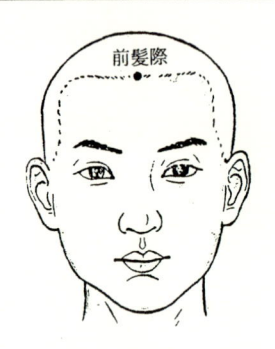

図－3

督　脈(とくみゃく)

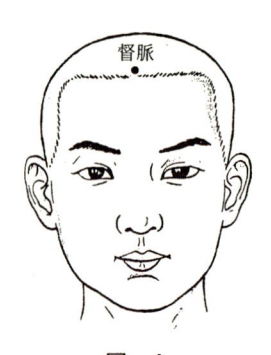

【主　治】大人の突発性癲癇（訳注テ・1），小児の急性癲癇，小児の硬直，後弓反張。
【位　置】前髪際の正中線から2分，髪の中に入ったところ（図4）。
【経穴との関係】督脈の前頭部の循行径路上で，神庭穴の下3分のところ。
【灸　法】灸30壮。
【出　典】『備急千金要方』：「突発性癲癇にはまた督脈に灸を30壮すえる。3回繰り返す。ツ

図－4

ボは鼻の中央の直上で髪際を入ったところ」「小児の急性癲癇で，もし白目をむいたり，瞳が動いている時は，顖中に灸をすえ，次に鼻の直上で髪際から2分ばかり入った額のところに灸をすえる」「生まれて10日の新生児には3壮すえ，30日の新生児には5壮すえ，50日では灸を7壮すえる。……艾はよくさらしたものを用い，艾は平らできちんと皮膚に附着するようにすると，火の勢いが病所まで届く。艾が生だったり，艾が平らでなくきちんと皮膚に附着していないと，やたらに多くの壮数をすえるようになり，無益である」

天　庭

【主　治】頭部・顔面部の疔。
【位　置】前頭部の正中線上で，前髪際から5分入ったところ（図5）。
【取　穴】鼻の直上で髪際から5分入ったところ。
【経穴との関係】同穴は督脈の神庭穴と同位置。
【灸　法】灸3壮。
【出　典】(1)『針灸雑誌』（第1巻）：「天庭穴は鼻梁の直上で髪際を5分入ったところ」
(2)『疔症治療表』：「天庭は頭部・顔面部の疔を治す」

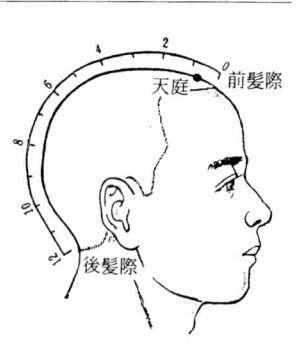

図－5

顖　中

【主　治】小児の急性癲癇。
【位　置】前頭部正中線上で，髪際から1寸5分入ったところ（図6）。
【取　穴】紐で患者の両口角の長さを量り，さらに両側の鼻翼の長さの半分の長さをそれに加える。次に前頭部正中の髪際のところから上に向かって紐を置き，紐の尽きたところに施灸する。このツボは大泉門の所で頭蓋骨がまだ縫合していず拍動が手に触れる所にある。
【経穴との関係】督脈の前頭部の循行径路上で，上星穴と顖会穴の間。

【灸　法】灸3〜7壮。

【出　典】『備急千金要方』：「小児の急性癲癇でもし白目をむいたり，瞳が揺れ動いている時は顖中穴に灸をすえる。顖中穴の取穴法は，両口角の長さを横に量り，また両側の鼻翼の長さを横に量って両鼻翼の半分の長さを両口角間の長さに加える。その長さで前頭部正中の髪際のところから上に向かって量ったところが顖中穴である。ここに灸をすえるが，同穴は頭部のまだ頭蓋骨が縫合していないところにあたり，手に拍動が触れる最も重要な場所である。次に前頭部正中で鼻の直上の髪際から2分入ったところに灸をすえる。次にその両側で瞳孔の直上の髪際から2分入ったところに灸をすえる。次に頂上回毛穴に灸をすえる。次に上関（客主人）穴に灸をすえる。上関穴は眉の後の髪際の拍動しているところにあたる。次に両側の耳門穴に灸をすえる。耳門穴は口を開いた時に耳の前の骨が動いてできる陥凹部にある。次に両側の耳上穴に灸をすえる。耳上穴は耳を巻いてその耳の先端上方の側頭部に求める。1つの取穴法としては大人は耳の上に3横指を置き，小児ではその小児の指で量る。次に耳の後の乳様突起上の静脈に灸をすえる。同穴はまた刺針して出血させてもよい。次に玉枕穴に灸をすえる。玉枕穴は外後頭隆起のところである。次に両側の風池穴に灸をすえる。風池穴は項の後で僧帽筋外側の髪際の陥凹部にある。次に風府穴に灸をすえる。風府穴は項中央の髪際のところで，風池穴と高さが相等しい。次に頭の両角に灸をすえる。両角は頭維穴にあたる」

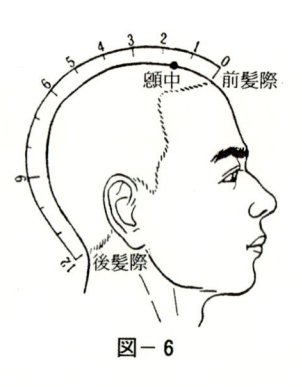

寅　門（いんもん）

【主　治】ウイルス性肝炎。

【位　置】前頭部正中線上で，前髪際から1寸8分入ったところ（図7）。

【取　穴】紐で鼻の先端から前髪際までを量り，それを3等分してその一段を髪際から上に向かって置いた時の紐の端が同穴である。

【経穴との関係】督脈の前頭部の循行径路上で，顖会穴の下2分で上星穴の上8分。

【針　法】針1～2分。

【出　典】『備急千金要方』：「寅門穴は鼻頭からまっすぐ前髪際までを紐で量って3つに断ち，その1つの端を上に向かって前髪際に当て，紐の頭のところに針を刺す。同穴は馬黄黄疸〔ウイルス性肝炎〕などの病を治す」

目　明
（もく　めい）

【主　治】頭痛，頭頂から頭の芯にかけての痛み，眼球の充血，視力減退。

【位　置】前頭部で，瞳孔の直上の前髪際のところ（図8）。

【取　穴】まっすぐ前を見た時の瞳孔の直上で髪際に取穴する。

【経穴との関係】胆経の前頭部の循行径路上で，頭臨泣穴の下5分。陽白穴の直上で髪際のところ。

【針灸法】針2～3分。針のひびき：局所に脹感〔はれぼったい感じ〕がおこる。灸3～7壮。

【出　典】『針灸孔穴及其療法便覧』：「目明は奇穴。まっすぐ前を見た時の瞳孔の直上で髪際のところ。つまり頭臨泣穴の下5分。針2～3分，灸3～7壮。主治は頭頂から頭の芯にかけての痛みで，また眼球の充血，視力減退も治すことができる」

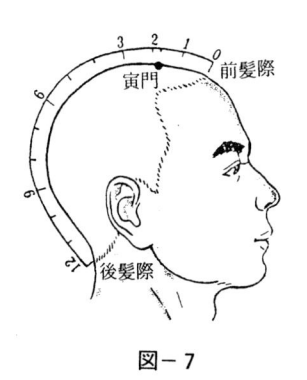

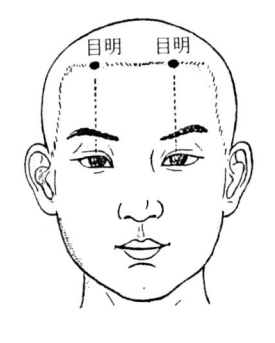

図-7　　　　　図-8

目　飛（もくひ）

【主　治】小児の急性癲癇。

【位　置】前頭部で，瞳孔の直上の前髪際から約2分，髪の中に入ったところ（図9）。

【取　穴】瞳孔の直上で髪際を約2分入ったところに取穴する。

【経穴との関係】胆経の前頭部の循行径路上で，頭臨泣穴の下3分。陽白穴の直上で髪際から2分入ったところ。

【針灸法】針2分。針のひびき：局所に脹感がおこる。灸3壮。

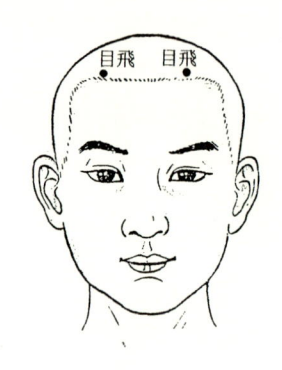

図-9

【出　典】『備急千金要方』：「小児の急性癲癇で白目をむき，瞳孔が揺れ動いている場合は，灸を顖中にすえる。……次に鼻の直上で前頭部の髪際から2分ばかり入ったところに灸をすえる。次にその両側で瞳孔の直上の髪際から2分ばかり入ったところに灸をすえる。

当　陽（とうよう）

【主　治】眼痛，鼻閉，感冒，頭痛，眼の充血，腫脹及びその他の眼疾患。眩暈，突発性の意識障害，小児のひきつけ。

【位　置】前頭部に位置する。まっすぐ前を見た時の瞳孔の直上で，前髪際から1寸入ったところ（図10）。

【取　穴】瞳孔の直上で髪際を1寸入ったところ。

【経穴との関係】胆経の前頭部の循行径路上で，頭臨泣穴の上5分のところ。督脈の上星穴と水平の高さにある。

【針灸法】針2〜3分。針のひびき：局所に脹感がおこる。灸3壮。

【出　典】(1)『備急千金要方』：「眼が急に痛んで遠くが見れない場合は，瞳

図−10

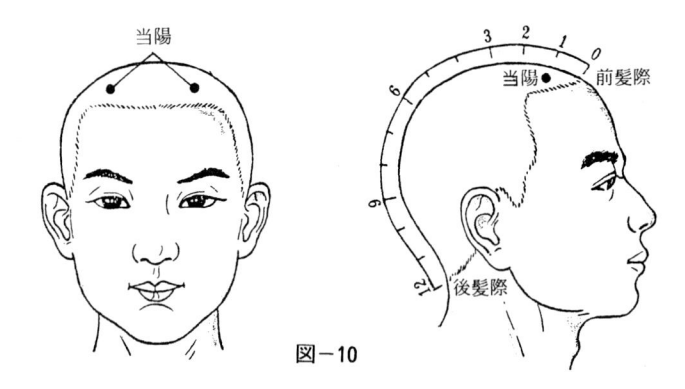

孔の上で髪際から1寸入ったところに火を隨年壮〔年令分の壮数〕をすえる。このツボは当陽と名づけられている」

(2)『太平聖恵方』：「当陽2穴は瞳孔の直上で髪際を1寸入ったところである。突然の人事不省，小児のひきつけ，鼻閉を理める。針は3分の深さに入れる」

(3)『類経図翼』：「当陽は瞳孔の直上の髪際を1寸5分入ったところで，頭臨泣穴から5分離れたところにある。小児のひきつけ，鼻閉を主治する。灸3壮」

(4)『中国針灸学』：「当陽は瞳孔の直上で，髪際を1寸入ったところ。針2分。灸3壮。眩暈，鼻閉を主治する」

(5)『針灸孔穴及其療法便覧』：「当陽は奇穴。まっすぐ前を見た時の瞳孔の直上で髪際から1寸入ったところ。針2〜3分。灸3壮。主治は小児のひきつけ，眼痛，鼻閉で，感冒，頭痛，目の充血，腫脹及びその他の眼疾患も治すことができる」

(6)『東医宝鑑』：「当陽2穴は瞳孔の直上で髪際を1寸入ったところ。小児のひきつけ，突然の人事不省，鼻閉。針は3分の深さに入れる」

髪　際
　　　はつ　さい

【主　治】頭が旋る，目が眩む，片頭痛，頭風，眩暈，頬骨部の疔。

【位　置】前頭部に位置する。外眼角直上の前髪際のところ。あるいは前髪際の正中点から両側に各3寸のところ（図11）。

【取　穴】前髪際の正中点から両側に各3寸のところに取穴する。

【経穴との関係】胆経の前頭部の循行径路上で，本神穴の下5寸の髪際のところ。

【針灸法】針2分。針のひびき：局所に脹感がおこる。灸3壮。

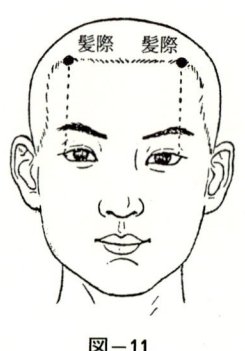

図-11

【出　典】(1)『太平聖恵方』：「岐伯灸法では頭が旋る，目が眩む，及び耐えられない片頭痛，遠くがよく見えない視力障害を治すのには，両眼の外眼角の直上で，髪際のところに灸を各1壮すえるとすぐに治る，と記されている」

　(2)『類経図翼』：「髪際穴の眉の上3寸と同じ高さのツボである。頭風，眩暈，疼痛で久しく治らないのを主治する。灸3壮」

　(3)『針灸雑誌』（第1巻）：「前髪際は太陽穴の上3寸にある。顴骨部の疔を治療する」

【別　名】前髪際。

伴　星（ばんせい）

【主　治】片頭痛，ポリープ，癲癇，眩暈。

【位置と取穴】頭部に位置する。前髪際を1寸入ったところで，正中線の両側各3寸（図12）。

【経穴との関係】胆経の前頭部の循行径路上で，上星穴（督脈）の左右3寸，本神穴（胆経）の上5分のところ。

【針灸法】針2～3分。針のひびき：局所に抽脹〔引っぱられるような脹れぼったさ〕がおこる。灸3～7壮。

【出　典】(1)『備急千金要方』：「鼻中のポリープを治すには，上星に灸を300壮すえる。上星穴は鼻の直上で髪際から1寸入ったところ。また上星穴を挟

頭部・顔面部　27

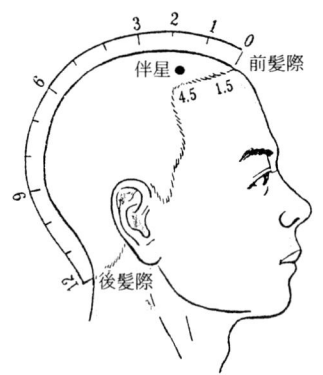

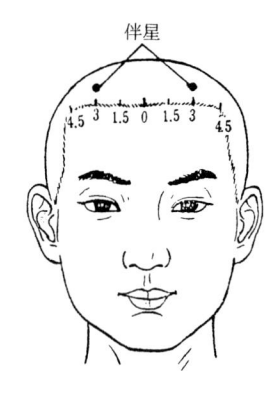

図-12

んだ両側各3寸のところに灸を各100壮すえる」

(2)『針灸経外奇穴治療訣』:「伴星穴は上星穴の左右各3寸開いたところにあり、ポリープを主治する。灸を10壮すえる。(注解・艾灸のやり方には数壮から数百壮までであり、古法ではそのように記しているが、これについては患者の体格の違い、壮健か虚弱か、疾病が重いか軽いか、長く患っているのか新しく罹ったのか、灸治療を受けた経験の有無。灸をすえる部位の違いなどで、壮数の多い少ないを決めるべきで、1つの説に拘泥してはならない。壮数を多くすることが決められている場合は毎日、灸を積み重ねて、その壮数に達するようにすべきで、毎回の灸では、適度のところでやめるようにして、灸をすえ過ぎたり、灸の刺激が少なかったりする弊害を避けるようにしなければならない」

(3)『針灸孔穴及其療法便覧』:「伴星は奇穴で、上星穴の傍各3寸のところにある。針2〜5分、灸3〜7壮。片頭痛、ポリープ、癲癇、眩暈を主治する」

頭　縫

【主　治】眩暈による意識不明、側頭痛。
【位　置】前髪際の角にこのツボがある（図13）。
【経穴との関係】同穴は頭維穴（胃経）の下方5分の髪際のところ。

【針　法】針は3分の深さに斜刺する。針のひびき：局所に抽脹感がおこる。禁灸。
【出　典】(1)『針灸大全』：「眩暈による意識不明，側頭痛には合谷2穴，太陽紫脈〔太陽穴の部位で浮き出た血管〕，頭縫2穴（額角の髪際部）」

(2)『針灸雑誌』（第1巻）：「天門はすなわち日月の両頬角である」（注・『針灸雑誌』の天門穴の図によれば日月両頬角は頭縫穴と同じである）
【別　名】天門。

挿花（そうか）

【主　治】頭部・顔面，項頸部の疔，片頭痛。
【位　置】頭部に位置する。前髪際の角から，1寸5分直上した所（図14）。
【経穴との関係】頭維穴（胃経）の後1寸。
【針灸法】針2～3分。針のひびき：局所に抽脹感がおこる。灸3壮。
【出　典】(1)『針灸雑誌』（第1巻）：「挿花穴は額の両側で髪際を1寸半入ったところ」「耳下部や項部の疔を治療する」

(2)『針灸経外奇穴治療訣』：「挿花穴は両額角の髪際から1寸5分直上したところ。頭部・顔面部の疔瘡を主治する。針2分（沿皮刺で下に向けて刺針する）」

(3)『針灸孔穴及其療法便覧』：「挿花は奇穴で両額角の髪際から1寸5分直上したところ。針2～5分，灸2壮。頭部・顔面の疔瘡を主治する。また片頭痛を治す」

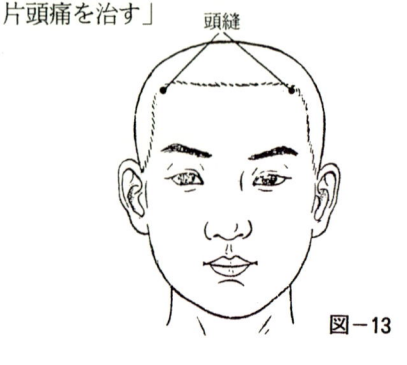

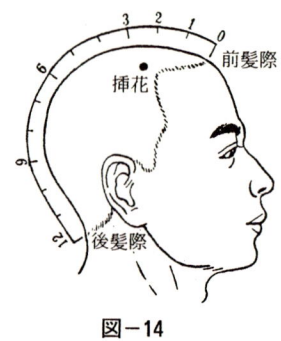

図-13

図-14

<頭頂部>

額上(がくじょう)

【主　治】小児の急性癲癇。
【位置と取穴】頭部正中線上で，前髪際から2寸2分入ったところ。鼻すじの直上に取穴する(図15)。
【経穴との関係】督脈の頭頂部の循行径路上で，顖会穴の後方2分で，前頂穴の前方1寸3分のところである。
【灸　法】灸3〜7壮。
【出　典】『経穴彙解』:「小児の癲癇でもし白目をむいたり，瞳が絶えず揺れ動いているような時には顖中にまず灸をすえる。……次に髪際から2寸ばかり入った額上に灸をすえる」

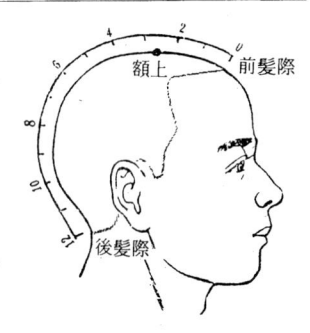

図-15

天聡(てんそう)

【主　治】傷寒(訳注シ・2)。
【位　置】頭部正中線上で，前髪際から2寸7分入ったところ(図16)。
【経穴との関係】督脈の頭頂部の循行径路上で，顖会穴の後方7分，前頂穴の前方8分のところである。
【灸　法】灸20壮。
【出　典】『備急千金要方』:「傷寒で3〜4日以上病む場合は，まず胸上に灸を20壮すえる。紐をもって鼻端からまっすぐ上に，前髪際までを量り，半分に切ってその一方の紐で髪際の正中から髪の

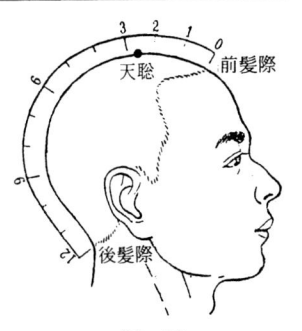

図-16

中を量っていき，紐の先端の当たるところが天聡穴である。ここに灸をすえる。また両顳顬穴〔眉の外端と外眼端を結んだ中点〕と両風池穴に灸をすえる。さらに肝兪穴に灸をすえる。肝兪穴は100壮，その他は各々20壮である。また太衝穴に30壮灸をすえる。神験がある」

鶴　頂〔頭〕
かく　ちょう

【主　治】疔症。

【位　置】頭部正中線上で，前髪際から3寸5分入ったところ（図17）。

【取　穴】鼻すじの直上で，前髪際から3寸5分入ったところに取る。

【経穴との関係】鶴頂穴と督脈に属している前頂穴とは同じ位置である。

【灸　法】灸3〜5壮。

【出　典】『針灸雑誌』（第1巻）：「鶴頂は鼻筋の直上で髪際を入ること3寸半である」

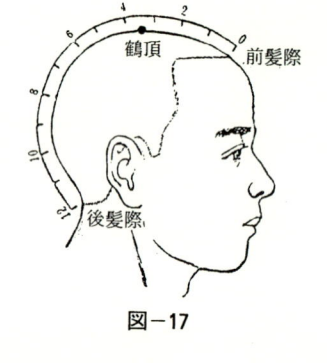

図－17

前　神　聡
ぜん　しん　そう

【主　治】中風（訳註チ・2），風癇，小児の癲癇，脳貧血，頭痛，眩暈，ノイローゼ。

【位　置】頭部正中線上で，前髪際から4寸入ったところ（図18）。

【経穴との関係】督脈の頭頂部の循行径路上で，百会穴（督脈）の前方1寸で，前頂穴の後方5分のところである。

【針灸法】2〜3分の深さに刺針。針のひびき：局所の抽脹感がおこる。灸3壮。

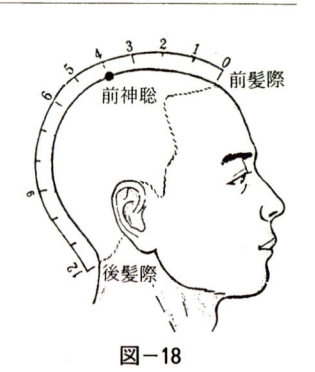

図－18

【出　典】(1)『類経図翼』:「前神聡は前頂穴を去ること5分。神庭穴からこのツボまであわせて4寸。中風,風癇を主治する」

(2)『中国針灸学』:「神庭穴の直上4寸のところ。灸は3壮。小児の癲癇を主治する」

(3)『針灸孔穴及其療法便覧』:「前神聡は奇穴。百会穴の前方1寸。針は2〜3分,灸は3壮。中風,癲癇を主治する。また脳貧血,頭痛,眩暈,ノイローゼを治す」

後　神　聡

【主　治】中風,風癇,癲癇,頭痛,眩暈,脳貧血,ノイローゼ。

【位　置】頭部正中線上で,前後の髪際の中点(図19)。

【経穴との関係】督脈の頭頂部の循行径路上で,百会穴の後方1寸。後頂穴の前方5分にある。

【針灸法】2〜3分の深さに刺針。針のひびき:局所に抽脹感がおこる。灸3壮。

図−19

【出　典】(1)『類経図翼』:「後神聡は百会を去ること1寸。中風,風癇を主治する」

(2)『中国針灸学』:「後神聡は百会穴の後方1寸。灸3壮。小児の癲癇を主治する」

(3)『針灸孔穴及其療法便覧』:「後神聡は奇穴で百会穴の後方1寸。針2〜3分,灸3壮。中風,癲癇を主治する。また頭痛,眩暈,脳貧血,ノイローゼを治す」

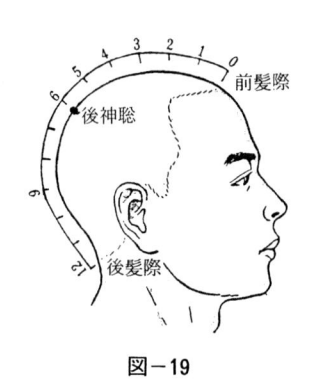

神聡四穴（しんそうしけつ）

【主　治】眼疾患による頭痛・片頭痛，頭痛，眩暈，癲癇，狂乱，風癇，頭風。

【位　置】頭部正中線上に2穴がある。うち1穴は前後髪際の中点，もう1穴は前髪際から4寸入ったところである。他の2穴は頭部正中線上の前髪際から5寸入った点の左右それぞれ1寸離れたところにある。したがって前後左右あわせて4穴である（図20）。

【経穴との関係】督脈の頭頂部の循行径路上に2穴，督脈の両側に2穴。百会穴の前後左右1寸のところ。

【針灸法】2～3分の深さに刺針。針のひびき：局所に抽脹感がおこる。灸1～3壮。

【出　典】(1)『針灸資生経』：「神聡四穴は百会穴の四面で各々1寸隔てたところにある。頭風，眩暈，狂乱・風癇を理める。針3分」

(2)『東医宝鑑』：「神聡四穴は百会穴の前後左右の四面で各々1寸隔てたところにある。頭風で目が眩む，風癇・狂乱を主治する。針は3分刺入する」

(3)『中国針灸学』：「百会穴の前後左右各1寸。合計4穴。各々針3分。頭痛，眩暈，狂乱，癲癇を主治する」

(4)『針灸雑誌』（第1巻）：「神聡四穴は頭頂部にある。頭風で目が眩む，風癇狂乱を主治する。百会穴の左右前後相去ること1寸。針3分」

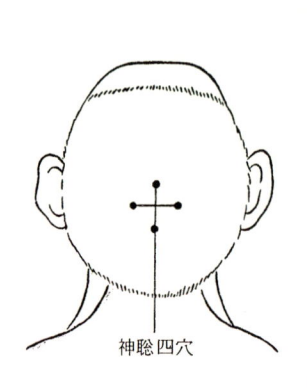

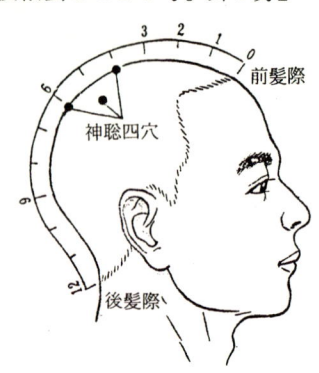

図－20

(5)『針灸孔穴及其療法便覧』:「四神聡は奇穴。百会穴の前後左右各1寸のところで合計4穴ある。針2〜3分。灸1〜3壮。頭痛, 目が眩む, 癲癇, 狂乱を主治する」

【別　名】四穴, 四神聡, 前後神聡。

頂上回毛（ちょうじょうかいもう）

【主　治】小児の急性癲癇, 小児の驚癇（訳注キ・1）, 小児の脱肛, 痔出血。

【位　置】頭頂部でつむじ（旋毛）の真中にあたる（図21）。

【経穴との関係】頂上回毛穴は百会穴の異名である可能性もあるが, 百会穴は, 位置が固定しているのに対し, 頂上回毛穴は位置が固定しておらず, 人によってはつむじが2カ所にあって, ツボも2カ所に取らなければならない場合もある。

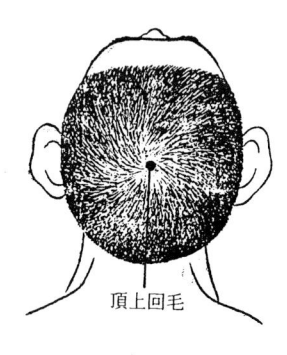

【灸　法】灸3〜7壮。

【出　典】(1)『備急千金要方』:「小児の急性癲癇で目が反転して上を視ていたり, 瞳が動揺しているのを治す場合は, 顖中穴に灸をすえる。……次に頂上回毛に灸をすえる」「小児の脱肛には灸を頂上旋毛に3壮すえると, 即座に回復する」

(2)『太平聖恵方』:「小児の驚癇とは, まず恐怖で泣き叫び, その後で発作をおこすものである。小麦大の艾で頂上旋毛に3壮灸をすえ, また耳後の青色の絡脈〔耳後静脈三條〕に灸をすえる」

(3)『経外奇穴彙編』:「螺紋穴は百会穴附近のつむじの中央である。灸7壮。痔出血, 脱肛を治療する」

【別　名】螺紋, 頂上旋毛。

図-21　頂上回毛

回髪五処(かいはつごしょ)

【主　治】小児のひきつけ。

【位　置】頭頂部のつむじの中心及びその前後左右に各1穴。合計5穴（図22）。

【取　穴】紐で患者の両口角の長さを量り，両側の鼻翼の長さの半分をそれに加える。つむじの中心に上述の長さの紐の中点がくるようにして2本の紐を正十字形に置き，紐の四方の端がこのツボである。つむじの中心もツボである。

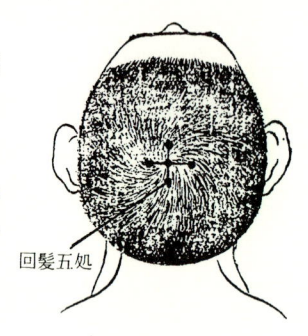

【灸　法】灸を隨年壮にすえる。1年に3回。

【出　典】『備急千金要方』に徐嗣伯が灸で小児のひきつけを治した記載がみられる。「灸法は紐で両口角の間を横に量り，さらにその紐の一端で両鼻孔の端を量って，その半分の長さを両口角の間の長さに加える。まずつむじを探して，そこに灸をすえる。次に2本の紐の中心がつむじのところにくるようにして正十字形に置き，前後左右の紐の端に灸をすえる。前後左右の灸点は正しく顔面の方向に直角と水平になるように正しく向ける。年令で壮数の多少を決め，1年に3回すえる。必ず火傷による瘡が治ってから次の灸をすえるようにする。壮数は前と同じ。灸を連続してすえたため火気が上に引いてしまったもの，及びつむじが数カ所にある場合は，鼻に近い方に灸をすえる。つむじが額に近い場合も灸をすえてよいが，顔面の所に瘢痕が残るようならば，そこは省く。病が重い場合も灸をしてはならない」

図－22　回髪五処

灸瘧(きゅうぎゃく)

【主　治】マラリア。

【位　置】頭部正中線で，後髪際から6寸5分入ったところ（図23）。

【取　穴】足を地につけて足のまわりを紐で量り，半分に切ってその一端を大

椎穴に置き，頭頂部に向けて紐を置いて行った時に，紐の先端が当たるところ。
【経穴との関係】督脈の頭頂部の循行径路上で，百会穴の後方5分で後頂穴の前方1寸のところ。
【灸　法】灸21壮。
【出　典】『備急千金要方』：「一般に瘧〔マラリア〕に灸をすえる場合は必ず最初に病の発生した部位を問い，それに基づいて灸の場所を選ぶ。頭頂部からおこる場合は発作のおこる前に大椎〔第1胸椎〕の先端に灸をすえる。長く灸をすえて発作の時期が過ぎたら止める。腰脊部からおこる場合は腎兪穴に100壮灸をすえる。腕部からおこる場合は三間穴に灸をすえる。瘧で上星穴と大椎穴に灸をすえる場合は，発作の時までに100壮に達するようにする。艾は粟つぶ大にする。世間の人はそのツボがわからないので，必ず大きな艾にする。少し奇異な感じを覚える場合は百会に7壮灸をすえる。極めて癒りにくい場合も3回の灸にとめておく。足を地面につけてそのまわりを糸で囲み，真ん中で折って大椎穴から百会穴に向けて糸を置き，その先端に灸を21壮すえる。艾の大きさは小豆ぐらいにする」

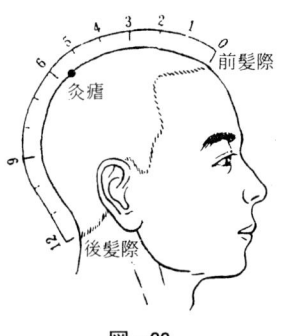

図-23

大　門 (だいもん)

【主　治】片麻痺。
【位　置】頭頂部正中線上で，外後頭隆起の先端の上1寸。あるいは後髪際の上3寸5分（図24）。
【取　穴】後頭部で，隆起した骨の先端から上に1寸のところに取る。
【経穴との関係】督脈の頭頂部の循行径路上で，強間穴の下5分。脳戸穴の上方1寸。
【灸　法】灸100壮。

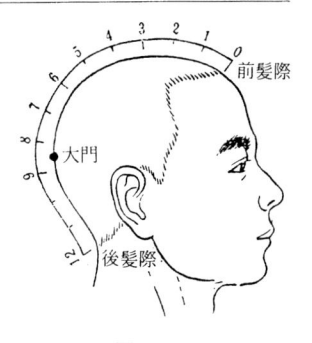

図-24

【出　典】『千金翼方』の猥退風〔脊髄性下肢麻痺〕, 片麻痺に対する灸法より。「まず天窓穴に灸をすえ, 次は後頭部で隆起した骨の上方1寸にある大門穴に灸をすえる。次は承漿穴, 次は風池穴, 次は曲池穴。次は手髄孔穴で背側手根部の尺側に位置し, 尺骨と三角骨の間の陥凹部。次は手陽明穴で母指の上方。次は脚王冊屈穴で両側の足首・膝・手首の横紋のところ。次は足髄孔穴で外果の先端とアキレス腱の間。次は足陽明穴で足第1趾の端から3寸直上したところ。各々灸100壮」

＜耳　部＞

耳　中（じちゅう）

【主　治】ウイルス性肝炎, 季節性流行病。
【位　置】耳介内に位置する。耳輪脚の中点（図25）。
【取　穴】耳紋孔の上の横梁〔耳輪脚〕のところに取る。
【針　法】針1分。針のひびき：異常な痛感がある。
【出　典】『備急千金要方』：「耳中穴は耳紋孔の上の横梁のところにある。これに針灸を施すとウイルス性肝炎, 季節性流行病などを治す」

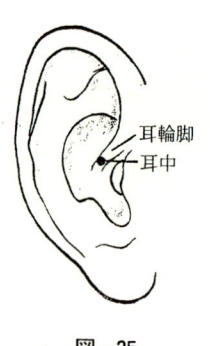

図－25

耳　孔（じこう）

【主　治】脳卒中による口の歪み, 耳疾患。
【位　置】両側の耳孔のところ（図26）。
【灸　法】長さ5寸の葦の筒の一端を患者の耳孔の中に差しこみ, 周囲を練った小麦粉できちんとふさぐ。もう一端の方に大豆を入れ艾といっしょに燃や

図−26　　　　　図−27

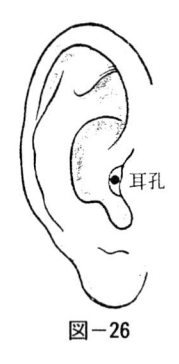

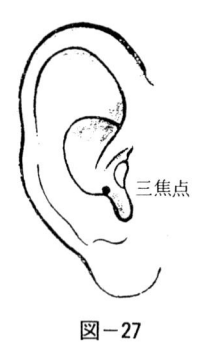

す。灸を7壮すえると治る。患部が左の時は右の耳にすえ，右の時は左にすえる。
【出　典】『備急千金要方』：「脳卒中による口の歪みを治す方……長さ5寸の葦の筒の片方の端を耳孔の中に差しこみ，その周囲を練った小麦粉でふさいで気がもれないようにする。もう一方に大豆1個を入れ，艾をその上から燃やす。灸7壮で治る。右側が患部の場合は左側に灸をすえ，左側では右側に灸をすえる。『千金翼方』には記載していない。耳病でもここに灸をすえる」

三　焦　点

【主　治】三焦経病，筋痙攣，舌筋の硬直，胸痛，息賁（訳注ソ・1）。
【位　置】耳介の耳甲介腔部に位置し，ノジェ氏（フランス）が発見した肺区，皮質区，内鼻区の3つの区域の中間点（図27）。
【針　法】針1分。
【出　典】『広東中医』：「三焦点の耳介上における発見及びその応用−李塵著」

耳　尖

【主　治】トラコーマ，角膜白斑，眼疾患による頭痛，片頭痛，口角部の疔。
【位　置】耳介上に位置する。耳介を手で前に按圧した時の耳介の先端がこの

ツボ（図28）。

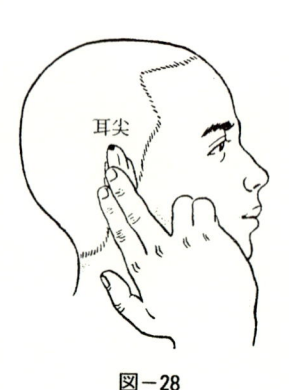

【針灸法】針1分。針のひびき：疼痛感がある。灸3〜5壮。

【出　典】(1)『銀海精微』：「眼疾患による頭痛・片頭痛の灸穴……百会1穴，神聡4穴，頭臨泣2穴，聴会2穴，耳尖2穴，風池2穴，光明2穴，太陽2穴」

(2)『針灸雑誌』（第1巻）：「耳尖穴は2穴で耳の先端にある。眼に翳膜が生じたのを主治する。耳を前に折って取穴する。灸5壮」「耳湧穴は耳の先端にある。耳を前に折った時の耳の先端がこのツボである」「口角部の疔を治す」

(3)『針灸経外奇穴治療訣』：「耳尖穴は耳介を巻いて，前に耳の先端に取穴する。トラコーマと眼に翳膜が生じたのを治す。灸5壮。眼疾患が長期間治らない場合や眼の充血・腫脹では瀉血してもよい。また灸は7壮まですえてもよいが多壮灸になってはならない」

(4)『針灸孔穴及其療法便覧』：「耳尖穴は奇穴で，耳介の先端にある。耳を巻いて取穴する。針1分，灸3〜5壮。トラコーマ，角膜白斑を主治する」

【別　名】耳湧。

図－28

蕁麻疹点
（じんましんてん）

【主　治】蕁麻疹。

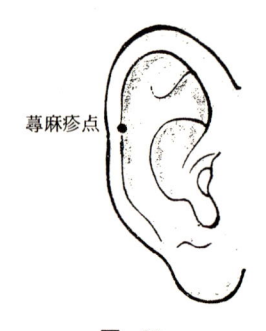

【位置と取穴】耳介の舟窩部に位置する。ノジェ氏の刺激点の肘点と肩点を結んだ線の上3分の1のところ。左右あわせて2穴（図29）。

【針　法】皮内針を用いて捻針し，得気があったり，搗刺〔刺針後，一定の深さの範囲内で針を上下させる針技〕が瀉針手法を施す。感応電流〔ファラディ〕を応用して15分〜20分間通電し

図－29

た後,針をバンソウコウで固定し,1週間留針する。

【出 典】『広東中医』:「蕁麻疹点の刺法と治療効果の観察－全新著」

耳屏外三穴(じへいがいさんけつ)

【主 治】急性扁桃炎,耳下腺炎,聾,耳鳴,外耳炎,中耳炎。

【位置と取穴】耳介の舟状窩の中に位置する。対珠外上方の陥凹部に1穴,対珠の外方の陥凹部に1穴,対珠の外下方の陥凹部で耳垂近くの下方に1穴,片側に計3穴(図30)。

【針 法】刺針は2～5分であるが,対側の皮膚まで貫かないことが原則である。針のひびき:疼痛感がある。

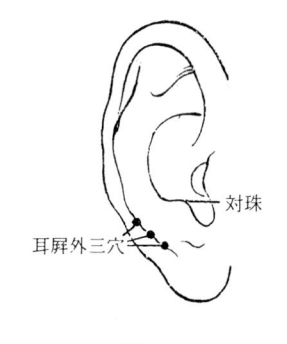

図－30

【出 典】(1)『中華児科雑誌』:「上海鉄路中心医院小児科の急性扁桃炎に対する針灸治療の経験では,合谷,耳上三穴,少商(瀉血)の3穴を取っている。右側の扁桃炎では右側のツボに刺針し,左側の扁桃炎では左側のツボに刺針する。両側とも炎症をおこしている場合は両側のツボに刺針する」

(2)『針灸孔穴及其療法便覧』:「耳屏外三穴は奇穴である。(1)対珠外上方の陥凹部,(2)対珠外方の陥凹部,(3)対珠外下方の陥凹部で耳垂近くの下方。針は2～5分。急性扁桃炎を主治する。また耳下腺炎,聾,耳鳴,外耳炎,中耳炎を治す」

(3)『針灸腧穴索引』:「三扁桃効は耳屏外三穴の異名である」

【別 名】耳上三穴,三扁桃効,耳廓。

耳垂(じすい)

【主　治】口角部の疔。
【位　置】耳垂前面の中点（図31）。
【取　穴】耳垂の中点にある，女性がイヤリングやピアスをするところ。
【針　法】針1分。
【出　典】『針灸雑誌』（第1号）：「耳垂穴は耳垂部にある。口角部の疔を治す」

珠頂(じゅちょう)

【主　治】歯痛，耳疾患。
【位置と取穴】耳部に位置する。耳珠の先端に取る（図32）。
【経穴との関係】珠頂穴の前方に聴宮穴（小腸経）がある。
【針灸法】針1分。針のひびき：痛感がある。灸3壮。
【出　典】(1)『針灸経外奇穴治療訣』：「珠頂穴は両耳の耳珠の先端にある。歯痛を主治する。灸3壮」
　(2)『針灸孔穴及其療法便覧』：「珠頂穴は奇穴で，両耳の耳珠の先端。針1分，灸3壮。歯痛を主治する。また耳疾患も治す」

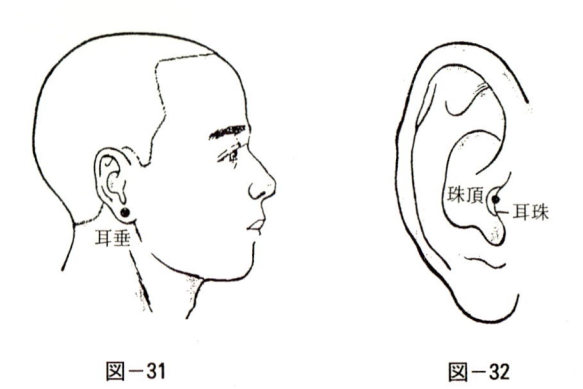

図－31　　　　　図－32

耳門前脈

【主　治】脾気の熱症からくる言語障害。
【位　置】顔面部に位置する。耳輪棘前縁の上方2分のところに1穴，耳垂下縁と同じ高さのところから下方2分の点に1穴（図33）。
【取　穴】両耳門前脈穴は耳門穴の上下1寸のところ。
【経穴との関係】耳門前脈穴の上方の1穴は和髎穴（三焦経）のやや後方。
【灸　法】灸7壮。
【出　典】『千金翼方』：「脾気の熱症で声が出なかったり，手が上下したりする場合は，手の十指の頭に灸をすえ，次に水溝（人中）穴，大椎穴に灸をすえる。両側の耳門前脈は耳門の上下1寸のところ。次に両側の母指横紋の上下6穴に各7壮灸をすえる」

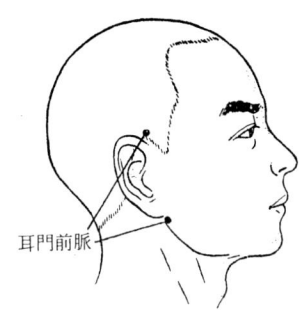

図－33

鬱中

【主　治】喘息で呼吸困難なもの。
【位　置】顔面部に位置する。耳輪棘の前縁に1穴，耳垂の下縁と同じ高さの所に1穴（図34）。
【灸　法】灸3～5壮。
【出　典】『経穴彙解』：「鬱中穴は耳前の両辺にある。雲林神殻の言うことによると，同穴への灸は哮吼〔喘息で呼吸困難なもの〕治療の神法である。患者の耳前の両辺を鬱中と名づけている。この2穴は長寿と身体壮健を維持するツボである。耳前を胸中とするのもあるが，どちらが正しいのかはわからない」

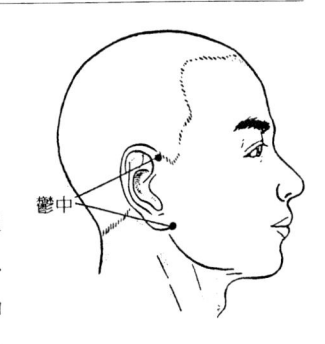

図－34

三陰三陽
さんいんさんよう

【主　治】聾，飛虫が耳に入ったもの，耳鳴，上歯痛，咀嚼筋痙攣。
【位　置】耳介の前方。耳介の近くの髪際縁で，しかも頬骨弓の上縁（図35）。
【取　穴】耳前の動脈の拍動部に取穴する。
【経穴との関係】和髎穴（三焦経）のやや下方。
【灸　法】灸3壮。
【出　典】『針灸孔穴及其療法便覧』：「三陰三陽穴は奇穴で，耳前の脈の動ずるところにある。灸3壮。聾，飛虫が耳に入ったのを主治する。また耳鳴，上歯痛，咀嚼筋痙攣を治す」

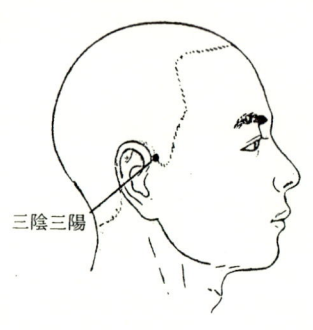

図－35

聾穴
ろうけつ

【主　治】先天性聾啞，後天性聾啞，聾。
【位　置】耳の前方に位置する。耳珠の前方と前切痕の前方の間のところ（図36）。
【経穴との関係】耳の前方に位置する。聴宮穴の上方で，耳門穴（三焦経）の下方。
【針　灸】針の深さは一般に1寸5分から2寸。
【出　典】『中医雑誌』：「85例の聾啞に対する針治療の観察報告――薛清亮・候瑞海・丁采欣・妾東太・魏良根・賈遠旺らの共同執筆」

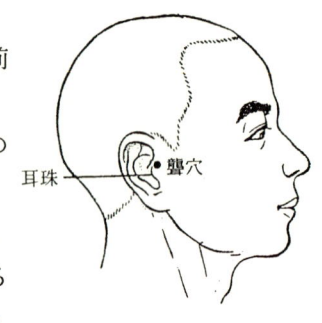

図－36

翳明(えいめい)

【主　治】ビタミンA欠乏症，老眼，近視，緑内障，白内障など。

【位　置】胸鎖乳突筋の停止部で，乳様突起下の陥凹部（図37）。

【取　穴】坐位で頭を低く下げ，一般には左右両穴とも取穴する。耳垂後方の隆起した骨の下方で，耳垂と同じ高さ。同所を按圧するとだるい痛みを覚える。天牖穴から約1寸離れている。

【針　法】針7分〜1寸5分。捻針法を用いて耳の後の方向に向けて，やや斜めに刺入した時に患者にしびれ感の有無を聞く。もし，しびれ感があると答えたら，さらに刺針側の眼に，眼がすっきりするととか物がはっきり見えるとかの感覚がおこったかどうか聞く。眼にこうした感覚がおこった場合は，30分間留針してから抜針する。もしおこらない場合は，さらに2〜3分捻針しながら刺入する。それでも眼の感覚がなければ中ないし強度の刺激法にかえる。つまり雀啄術をゆっくり行ない針を3〜4分引き戻してから，再び捻針で刺入していくが，刺激が強すぎないように注意しなければならない」

【出　典】『中華医学雑誌』:「新しく発見された奇穴"翳明"の臨床応用を紹介する—王文啓執筆」

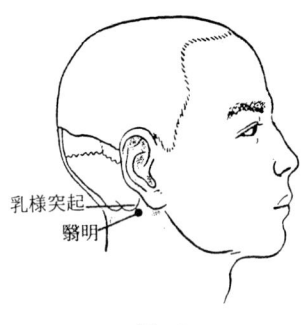

図-37

耳後旁光(じごぼうこう)

【主　治】疔症。

【位置と取穴】乳様突起の隆起部。耳の後で骨が隆起しているところに取穴する（図38）。

【経穴との関係】翳風穴（三焦経）の後上方。

【灸　法】灸3〜5壮。

耳後旁光

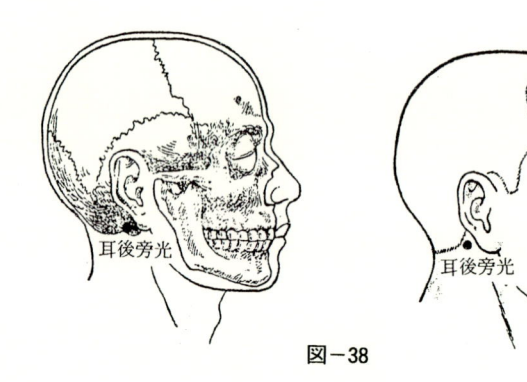

図-38

【出　典】『針灸雑誌』（第1巻）：「耳後旁光穴は耳の後で，隆起した骨のところである」

耳後髪際(じごはっさい)

【主　治】頸部リンパ節結核，甲状腺肥大。
【位　置】耳介後下方の髪際の辺縁で，乳様突起下縁の陥凹部に位置する（図39）。
【経穴との関係】翳風穴（三焦経）と完骨穴（胆経）の間。
【灸　法】灸3〜7壮。
【出　典】(1)『備急千金要方』には同穴を用いて一切の甲状腺腫大を灸治療した記載がみられる。「両耳後髪際に100壮灸をすえる」「一切の頸部リンパ節結核には耳後髪際の脈の拍動するところに7壮灸をすえる」

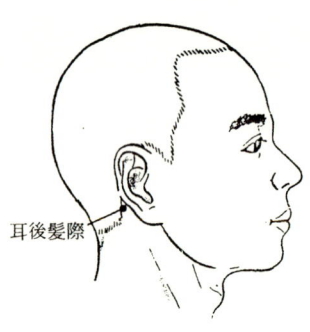

図-39

　(2)『外台秘要』（灸瘻法）：「耳後髪際に灸をすえる。隠れた骨があり，その骨間に小さなツボがある。また拍動する脈がある。ここに正確に灸をすえると卓効がある」

頭部・顔面部 45

耳殻後（じかくご）

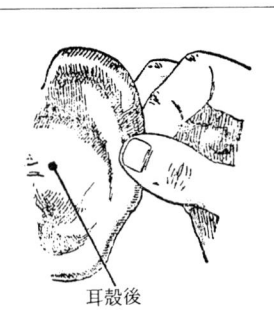

【主　治】小児の頭部の水泡疹。
【位　置】耳介背面（内側面）の軟骨隆起の高点で，耳背部の筋の前縁（図40）。
【取　穴】耳介を手で前方にやや倒すと耳介背面に紫紅色の筋が現われるが，その筋の分岐しているところに取る。
【針　法】刺針して出血させる。
【出　典】『経外奇彙編』：「耳殻後は耳介背面の紫紅色の筋の分岐しているところである。刺針して出血させる。小児の頭部の水泡疹を治療する」

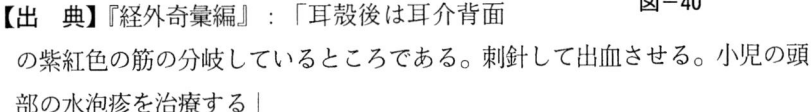

耳殻後
図－40

陽維（ようい）

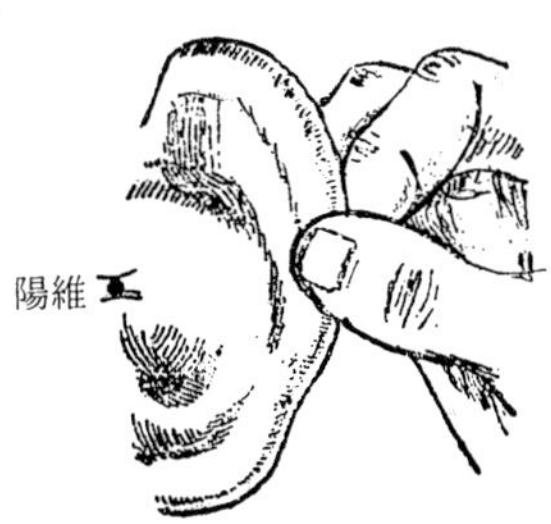

【主　治】聾，耳鳴，耳だれ，小児の驚癇。
【位　置】耳介背面（内側面）の根部で，前面（外側面）の珠間切痕と同じ高さ（図41）。
【取　穴】耳介を前方に引っぱった時に，耳介背面の根部に現われる弦状の筋のところ。
【経穴との関係】瘈脈穴（三焦経）のやや下方。聴会穴（胆経）と同じ高さ。
【灸　法】灸5～50壮。

陽維
図－41

【出　典】(1)『千金翼方』：「耳の聾，耳鳴には陽維穴に灸を50壮すえる」
　(2)『衛生宝鑑』：「小児の驚癇では，驚き怖がって泣き叫んでから発症する。頂上旋毛中に3壮，及び耳後の細静脈に小麦大の艾をすえる」
　(3)『針灸経外奇穴治療訣』：「陽維穴は耳後の髪際の辺で聴会穴と同じ高さのところに取る。聾，耳鳴，耳だれを主治する。針2分，灸3壮」

(4)『針灸孔穴及其療法便覧』:「陽維穴は奇穴で，耳介後方の髪際の辺で，耳を前に引っぱって弦のような筋の上に取る。聴会穴と同じ高さ。灸5壮。聾，耳鳴を主治する」

耳後静脈三条（じごじょうみゃくさんじょう）

【主　治】眼の疔，眼の充血・疼痛。
【位　置】耳介背面の3本の静脈上。片側に計3穴（図42）。
【経穴との関係】耳後静脈三条は手少陽三焦経の瘈脈穴のところから分かれ出ている3本の分枝上の点である。
【針　法】点刺し出血させる。
【出　典】『福州民間針灸経験録』:「耳後の静脈から出血させると，眼の疔や充血・疼痛を治すのに効果がある。瘈脈穴から分かれ出た分枝でもある」

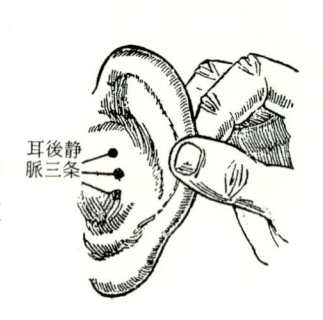

図-42

耳上髪際（じじょうはっさい）

【主　治】甲状腺肥大，口内炎，歯齦炎，咀嚼困難，口部諸筋の痙攣，急性癲癇。
【位　置】耳介縁の最高点の直上で髪際のところ（図43）。
【取　穴】耳介根部上方で耳介縁の最高点直上の髪際のところに取穴する。
【経穴との関係】角孫穴（三焦経）のやや上方の髪際のところ。
【針灸法】針1～2分。針のひびき:局所に脹麻感〔はれぼったいようなしびれ感〕がある。灸3～7壮。

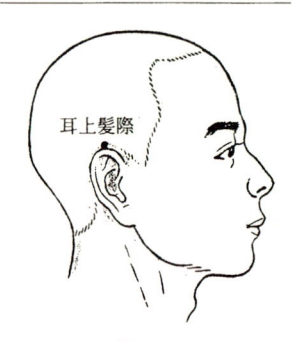

図-43

【出　典】(1)『備急千金要方』：「急性癲癇には耳上髪際に各50壮灸をすえる」
　　　　(2)『千金翼方』（治卒癲法）：「耳上髪際に各5壮灸をすえる」
　　　　(3)「針灸経外奇穴治療訣」：「耳上穴は耳介正中の直上の髪際のところにある。甲状腺肥大を主治する。灸7～15壮」
　　　　(4)『針灸孔穴及其療法便覧』：「耳上穴は奇穴で，耳介正中直上の髪際のところにある。針1～2分，灸3～7壮。甲状腺腫大を主治する。また口内炎，歯齦炎，咀嚼困難，口部諸筋の痙攣を治す」
【別　名】耳上。

耳　上

【主　治】小児の急性癲癇。
【位　置】側頭部に位置する。耳を巻き，耳の先端の直上3横指のところ（図44）。
【取　穴】耳を巻いて取穴する。大人は耳の上3横指，小児の場合は小児の指で量る。
【経穴との関係】卒谷穴（胆経）の上1横指のところに位置する。
【灸　法】灸3～7壮。

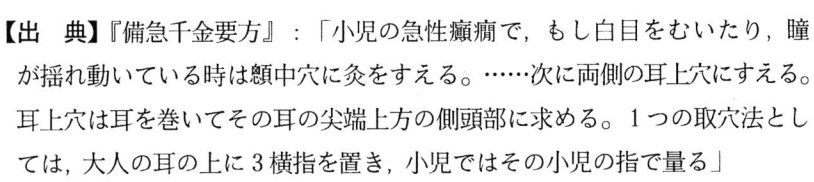

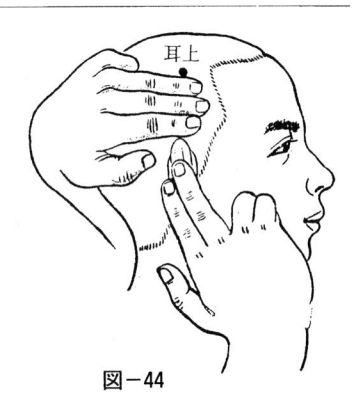

図－44

【出　典】『備急千金要方』：「小児の急性癲癇で，もし白目をむいたり，瞳が揺れ動いている時は顖中穴に灸をすえる。……次に両側の耳上穴にすえる。耳上穴は耳を巻いてその耳の尖端上方の側頭部に求める。1つの取穴法としては，大人の耳の上に3横指を置き，小児ではその小児の指で量る」

太陽太陰

【主　治】歯痛。
【位　置】頭部に位置する。前髪際の角から髪際を5分入ったところと，耳上

の髪際の屈曲したところを結ぶ線の上から4分の1の点に1穴，中点に1穴，下から4分の1の点に1穴（図45）。

【経穴との関係】太陽太陰穴は足少陽胆経に属す頷厭穴（頭維穴と曲鬢穴を結ぶ線の頭維穴から4分の1の点），懸顱穴（頭維穴と曲鬢穴を結ぶ線の中点），懸釐穴（頭維穴と曲鬢穴を結ぶ線の下から4分の1のところ）から成るツボである。

【針　法】針2～3分。

【出　典】『福州民間針灸経験録』：「太陽太陰穴とは頷厭，懸顱，懸顱の3穴である。古典の記載によると，頭痛，歯痛を治すことができるとあるが，これは経験と符号するものである」

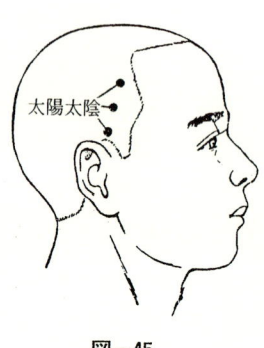

図－45

<眼　部>

睛中（せいちゅう）

【主　治】白内障。

【位　置】瞳孔の中央（図46）。

【針　法】出典の項を参照のこと。

【出　典】『針灸大成』：「瞳孔の真中にある。取穴法はまず布で眼をおおい，冷水をしばらくしたらしてから，三稜針を瞳から1分ほど離れたところにわずか半分の深さに刺入する。そして，三稜針を抜針し，今度はその同じ所に金針を数分の深さに刺入する。傍らから刺入して上層から瞳孔に向けて軽く弾撥していく。視線の角度をしっかりと決めて，挿入すると物がよく見えるようになる。1回の食事時間ほどで抜針し，軽く介助して仰向けに寝かせ，青い布で目をおおい，再び3日3晩，冷水をしたたらせる。

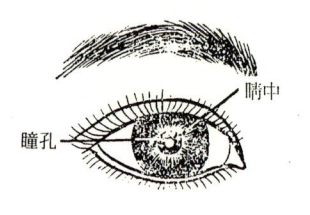

図－46

最初の刺針の時は胡座できちんと坐らせ，箸１束を胸の前で両手で握らせ，心を静めてまっすぐ前を視せるようにすると睛中穴を容易に取穴することができる。同穴は一切の白内障を治し，長年，物が見えないのも，ちょっとの間に光明をもたらす神秘穴である。人間の眼に針を刺すことを学ぶ場合，まず白内障の羊の眼で試し，羊の眼の視力が回復したら人間に刺してもよく，施術は慎重を要す」

太始太素
たいしたいそ

【主　治】成熟白内障，とくに老人性白内障に最も適している。

【位　置】眼球の強膜上に位置する。瞳孔の両側で瞳孔と同じ高さ。虹彩から約１分のところ（図47）。

【取　穴】眼球上に位置する。角膜の３時の方向で角膜の辺縁から１分前後離れた結膜と強膜のところ。内側のを太始，外側のを太素という。

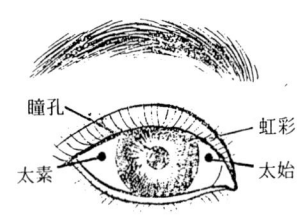

図−47

【針　法】開瞼器で患側の眼を開け拡げ，患者に下を見るように命ずる。左手で眼球固定鉗子をもち，角膜の辺縁７〜８時（角膜を時計と同様に12等分する）のところで，その附近の結膜（気輪――白目）をはさんで眼球を固定する。そこで右手に金針を持って太始穴（右眼）あるいは太素穴（左眼）（太素穴と太始穴は現代の解剖学の部位に基づけば，角膜の３時の方向で，角膜のところにある）に捻じるように〔訳注：捻針の手技とは異なるので注意が肝要〕ゆっくり垂直に約４分の深さまで刺入すると，それが太素穴あるいは太始穴と瞳孔中央との距離の長さでもある（刺入時にあらかじめこの間の距離を推量しておく）。次に針先を水平にして，瞳孔領を横切って白内障を越えていくと，白内障の前面に金針が見えるようにする。この後，再び針先を上方の白内障の頂端（赤道部）の方向にゆっくりと向け，この後面に抵抗感がなくなったら方向をまた変え，下に向かって白内障を圧迫する。白内障は

必ず針に随って下に向かって次第に圧迫されていく。金針が白内障を下に圧迫すると，外からは瞳孔の白色が次第に黒色に変わっていくのが見てとれる。このことは白内障がすでに元来固定していた位置から離れたことを示している。しかし，手術はけっしてこれで終ったわけではなく，医師は針をさらに進め，同時に3～5分間固定する。そうでないと，金針を白内障から抜くと白内障はまたもとの位置に戻ってしまう。針を固定すると同時に，医師は患者に眼前の手指の数がわかるかどうかをたずねる。指の数がわかれば手術が成功したことを示している。その後，金針を上に向けて瞳孔領まで引き，再び最初の垂直の位置に戻して，軽く念じるようにしながら抜針する。眼球固定鉗子をゆるめ，開瞼器を取りはずす。手術が終ったら，消毒ガーゼで両眼をおおい，繃帯で固定する。

内睛明（ないせいめい）

【主　治】網膜出血，視力障害，眼の充血・腫脹・疼痛。

【位　置】内眼角の涙丘上に位置する（図48）。

【取　穴】仰臥位で，外側に向けて斜視するように命じ，内眼角の涙丘のところに取穴する。

【経穴との関係】内睛明穴は睛明穴（膀胱経）とは1分ほど離れている。

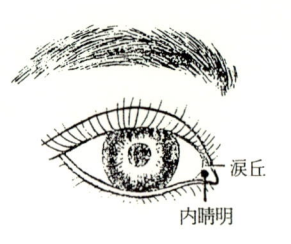

図－48

【針　法】針5～8分。緩圧進針法〔ゆるやかに押圧しながら刺針する術式〕を用い，垂直に刺入するが，捻針はしない。針のひびき：痒脹感〔かゆくはれぼったい感じ〕がおこる。

【出　典】『扁鵲神応針灸玉龍経』：「眼が充血し腫れて，耐えがたい痛みがあり，まぶしくて明かるさを恐れ，煩燥感のあるものには内睛明，魚尾穴に刺針し，太陽穴から血を出すと，完全に治癒する。内睛明穴は内眼角の涙丘の中。針は1分半でやや針先を鼻の方に向ける。瀉法を行なう。禁炎」

脳静（のうせい）

【主　治】流行性脳脊髄膜炎。
【位　置】内眼角の斜め上方で，前頭上顎縫合の陥凹部（図49）。
【取　穴】内眼角の斜め上方2〜3分のところで，眼窩上縁の外方。指先で押して，骨縫合の陥凹部をさぐって取穴する。
【経穴との関係】晴明穴（膀胱経）の存在する眼窩上縁の外側。
【針　法】眼球を下方に推して針を3〜5分刺入。
【出　典】『経外奇穴彙編』：「脳静穴は内眼角の直上2〜3分で，眼窩縁の外側。大よそ晴明穴の上方で，指先で押した時の骨縫合の陥凹部。眼球を下方に押して針を3〜5分刺入する。流行性脳脊髄膜炎を治療する」

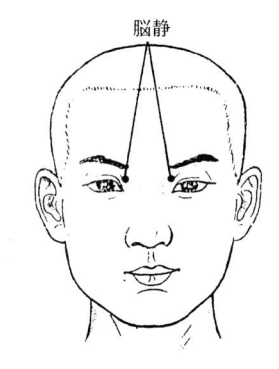

図－49

魚腰（ぎょよう）

【主　治】眼に生じた翳膜，結膜炎，眼瞼縁炎，顔面神経麻痺，眼筋麻痺，眼の充血・腫脹・疼痛。
【位置と取穴】眉弓の中央で，眉毛の中心の陥凹部に位置する。まっすぐ前を見たときの瞳孔の直上に取穴する（図50）。
【経穴との関係】陽白穴（胆経）の下1寸。
【針　法】皮膚に沿って側方に刺針する。額平面と30度の角度で2〜3分刺入する。針のひびき：酸脹感が四方に放散する。
【出　典】(1)『針灸大成』：「魚腰穴は眉の中間にある。眼にカーテンが下っ

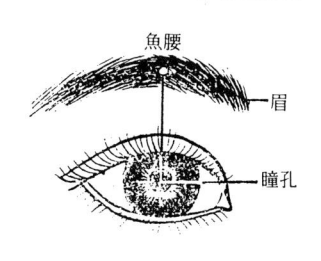

図－50

たように翳膜が生じたのを治す。刺入の深さは1分。皮膚に沿って両側に向けて刺針する」

(2)『医経小学』：「漏経穴法……魚腰は眼の疼きを治す」

(3)『奇効良方』：「魚腰2穴は眉の中間にあるツボで，眼にカーテンが下ったように翳膜が生じたのを治す。刺入の深さは1分。皮膚に沿って両側に向けて刺針する」

(4)『針灸雑誌』（第1巻）：「魚腰は2穴で眉中にある。眼にカーテンが下ったように翳膜が生じたのを治す。針1分。皮膚に沿って両側に向けて刺入する」

(5)『中国針灸学』：「魚腰穴は眉の中間。皮膚に沿って両側に向けて刺す。眼に翳膜が生じたのを主治する」

(6)『針灸孔穴及其療法便覧』：「魚腰は奇穴で眉毛の中間。まっすぐ前を見た時の瞳孔の直上。針1分。あるいは沿皮刺で両側に向け各1寸。眼にカーテンが下ったように生じた翳膜，結膜炎，眼瞼縁炎，眼筋麻痺を主治する。また眼の充血・腫脹・疼痛を治す」

(7)『東医宝鑑』：「魚腰2穴は一名を印堂といい，両眉の中にある。眼疾患を主る。針は2分刺入する」

【別　名】印堂。

光　明〔頭〕

【主　治】眼病による頭痛・片頭痛，結膜炎，眼瞼縁炎，眼筋麻痺。

【位　置】まっすぐ前を見た時の瞳孔の直上で眉毛の上縁（図51）。

【経穴との関係】陽白穴（胆経）の直下で眉毛の上縁。奇穴の光明穴は胆経の光明穴（位置は下腿外側下部で外果上縁の上5寸，腓骨前縁の近く）と同名であるが位置は異なる。

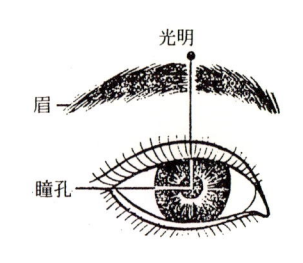

図－51

【針　法】刺針1〜2分。針のひびき：局所に酸脹感がおこる。
【出　典】(1)『銀海精微』：「眼病による頭痛・片頭痛の灸穴……百会1穴，神聡4穴，臨泣2穴，聴会2穴，耳尖2穴，風池2穴，光明2穴，太陽2穴，率骨2穴。光明穴とは瞳孔の直上の眉の中の光明穴である」
　　(2)『針灸孔穴及其療法便覧』：「光明〔頭〕は奇穴である。眉弓の中央で，魚腰穴のやや上方の眉毛のないところに位置する。針1〜2分，灸3壮。結膜炎，眼瞼縁炎，眼筋麻痺を主治する」

顖顬（じょうじゅ）

【主　治】時季の流行性熱性疾患，頭痛，眩暈，顔面神経麻痺，眼病。
【位　置】顔面部に位置する。眉の外端と外眼角を結ぶ線の中点（図52）。
【取　穴】眉外端と外眼角の中間に取る。
【経穴との関係】糸竹空穴（三焦経）と外眼角を結ぶ線の中点。
【針　法】針1〜3分。針のひびき：局所に酸脹感がおこる。
【出　典】『備急千金要方』：「顖顬穴は眉の外端と外眼角の中間阜近にある絡脈のところ。針1〜3分。時季の流行性熱性疾患を主治する。また頭痛，眩暈，顔面神経麻痺及び眼科疾患を主治する」

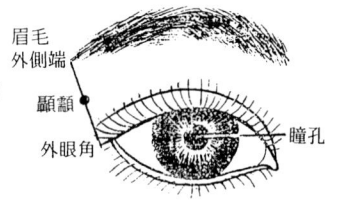

図－52

魚尾（ぎょび）

【主　治】眼科疾患による頭痛・片頭痛，眩暈，すべての眼科疾患，顔面神経の痙攣及び麻痺，歯齦炎。
【位　置】外眼角の外方約1分のところ（図53）。
【経穴との関係】瞳子髎穴（胆経）のやや内側。
【針　法】針2〜3分。針のひびき：局所に酸脹感がおこる。

【出　典】(1)『銀海精微』：「魚尾穴は目尻の横紋の尽きるところ」「爛弦火穴法……魚尾2穴」
　(2)『針灸孔穴及其療法便覧』：「魚尾は奇穴。眼の外眼角の端で，瞳子髎穴のやや内方にある。針2～3分。一切の眼科疾患を主治する。また顔面神経痙攣あるいは顔面神経麻痺，片頭痛，歯齦炎を治す」

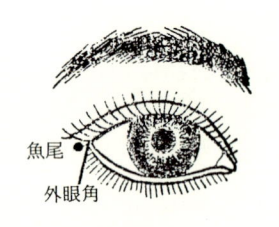

図－53

　(3)『浙江中医雑誌』：「内瞳子髎穴〔魚尾〕は眼窩縁の内側で，眼窩と眼球の中点。涙腺神経が支配している。針は眼窩と眼球の間に刺す。皮膚を通過したら針先をやや外側に向け，眼球の赤道部を越えたら針先をやや内方に向ける。刺入は1寸4分の深さまではかまわないが，外側直筋や眼球を傷つけないためには1寸5分ないし2寸が限度である。刺針の際は患者に鼻の方を見るように命ずる。内瞳子髎穴に深刺すると，針先が上眼窩裂附近に達するので，眼神経，外転神経，動眼神経などを刺激することがある。本穴の効能は球後穴と同じであるが，その作用力はやや劣る。このほか，涙腺の分泌不全，外側の強膜炎，漏胞性結膜炎，角膜炎などを治すことができる――眼部のツボ及びその刺針手法。杭州市第一医院眼科夏腎閩著」

【別　名】内瞳子髎。

球　後　(きゅうご)

【主　治】視神経萎縮，視神経炎。
【位置と取穴】坐位をとらせる。眼窩下縁を4等分した時の外から4分の1のところ（図54）。
【経穴との関係】承泣穴（胃経）のやや外上方。
【針　法】眼窩下縁に沿って刺針する。外下方から斜めに内上方に向け，視神経管の方向に4～5分の深さに刺入する。針のひびき：眼球全体に脹感が拡がる。

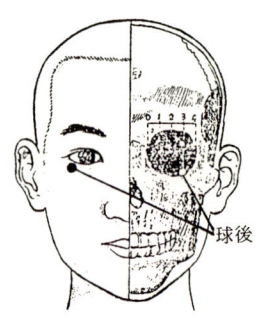

図－54

【出　典】『常用経穴解剖学定位』

太　陽
（たい　よう）

【主　治】眼病による頭痛・片頭痛，眼瞼縁炎，風〔邪気の一つ〕による顔面の歪み，頭風，かすみ目，目がごろごろする，麦粒腫及び一切の眼科疾患。

【位　置】眉毛外端と外眼角との中点から外方に向けて水平線を引いた時の線上で，前頭骨の頬骨突起と頬骨の前頭突起から成る前頭頬骨縫合後方の陥凹部（図55）。

【取　穴】眉弓の後方1寸の陥凹部に取穴する。

【経穴との関係】糸竹空穴（三焦経）と瞳子髎穴（胆経）を結ぶ線の中点から外方1横指のところ。

【針　法】針3～5分。針のひびき：局所に酸脹感がある。皮静脈を刺して少量出血させてもよい。禁灸。

【出　典】(1)『銀海精微』：「眼病による頭痛・片頭痛の灸穴……百会1穴，神聡4穴，臨泣2穴，聴会2穴，耳尖2穴，風池2穴，光明2穴，太陽2穴，率骨2穴。……太陽穴は外眼角の外方5分のところにある」「爛弦〔眼瞼縁炎〕火穴法……魚尾2穴，睛明2穴，上迎香2穴，攢竹2穴，太陽2穴」「風による顔のゆがみには頬車穴，耳門穴（口をあけて取穴する），太陽穴，水溝（人中）穴，承漿穴に灸をすえる。ゆがみが左にある場合は右側に灸を

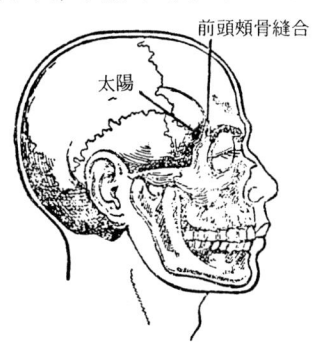

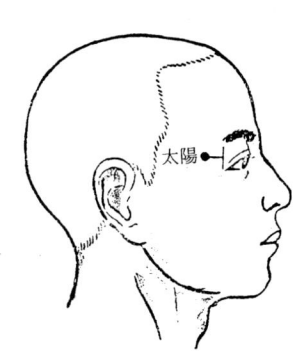

図－55

すえ，右の場合は左にすえる。罹患したばかりの時は治りやすく，長期間経たものは難治である」

(2)『聖済総録』：「外眼角の後方1寸の太陽穴は傷つけてはならない。傷つけると目が乾燥して治らない」

(3)『太平聖恵方』：「前関2穴は目の後半寸にあるツボで，別名太陽穴である。風を埋め，眼の充血と頭痛，かすみ目，目がごろごろするのをを治す。針は3分の深さ」

(4)『扁鵲神応針灸玉龍経』：「目がごろごろして，突然，眼が痛んで血脈が眼を貫き，異物感があって羞明を伴なう場合は，太陽穴から毒血を除けば，刺針しなくてもおさまる。太陽穴は額の紫脈〔浮き出た血管〕上で，三稜針で刺して出血させる。睛明穴と対応する」

(5)『医経小学』：「漏経穴法……太陽穴は両眉毛の上傍で，眼の充血・腫脹・疼痛に用いる」

(6)『奇効良方』：「太陽2穴は眉の後の陥凹部の太陽紫脈〔太陽穴の部位で浮き出た血管〕上にあるツボで，眼の充血・腫脹及び頭痛を治すには三稜針で出血させるのがよい。出血の方法は，絹の紐を項頸にしっかりと巻きつけて額のところに血管を浮きだたせるか，手で頸部をきつく絞めて血管を浮きだたせる。浮き出た血管に三稜針を刺して出血させるとすぐに治癒する」

(7)『針灸大成』：「太陽2穴は眉の後の陥凹部で太陽紫脈のところのツボである。眼の充血・腫脹及び頭痛を治すには三稜針で出血させる。その出血の方法は，絹の紐を項頸部にきつく巻きつけると太陽紫脈が現われここを刺して出血させると立ちどころに治癒する。別の方法は，頸を手できつく絞めて血管を浮きだたせるもので，浮き出た血管のところを刺して出血させると極めて好い効果がある」

(8)『本草網目』：「八月朔日〔1日〕に露水を収集して墨をすり，太陽穴につけると頭痛が止まる」

(9)『外治寿世方』：「眼皮生珠〔麦粒腫〕は俗に偸針という。生南星（すりつぶして粉末にしたもの）と生地黄を同分量搗いて軟膏にし，両太陽穴に貼ると麦粒腫の腫脹が自然に消える」

(10)『験方新編』:「風火による眼痛には,黄丹と白密をあわせて太陽穴に塗布すると立ちどころに効く」

(11)『良方集腋』:「頭痛・片頭痛,頭風には1匹の斑蝥〔ハンミョウの乾燥したもの〕から頭,足,翅をとりさり,紙の上から細かくすりつぶして粉末にし,篩をかけて殻をのぞき,少量の粉末を膏薬の上に置いて,左側が痛む時は右の太陽穴に貼り,右側が痛む時は左の太陽穴に貼る。まる半日たったらとりはずすと永い間,発作がおきない」「頭風で痛みがひどく片方の眼が使えない場合,川貝母1粒,白胡椒7粒をいっしょにすりつぶし,葱の汁で柏子大〔かしわの木の種子〕の丸薬にし,膏薬で太陽穴に貼ると眼が非常によくなる」

(12)『針灸雑誌』(第1巻):「太陽は2穴で,眉の後の陥凹部にある。眼の充血・腫脹及び頭痛を主治する。三稜針を用いるのがよい」

(13)『中国針灸学』:「太陽穴(別名当陽)は眉稜骨〔眉弓〕の後方1寸の陥凹部にある。針5分。片頭痛と一切の眼病を主治する」

【別　名】当容。

当　容(とう　よう)

【主　治】肝労邪気(訳注カ・1)による眼の充血。

【位　置】外眼角の外方で外眼角と同じ高さ。頬骨前頭突起の外縁の陥凹部(図56)。

【取　穴】外眼角近くの外方で,太陽穴(奇穴)のやや下方に取る。

【経穴との関係】瞳子髎穴(胆経)の外方。

【灸　法】灸100壮。

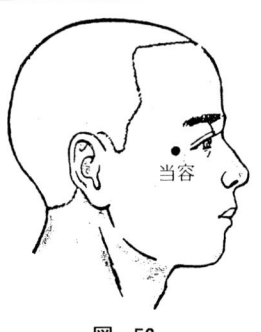

図-56

【出　典】(1)『備急千金要方』:「肝労邪気による眼の充血には当容穴に灸を100壮すえる。両方とも各100壮。ツボは外眼角近くの外方で耳の前方にあたる。ここは三陽三陰の会うところで,両手で押すと上下に横切る脈がある。

当容穴は耳門穴と向かいあっているツボである」

(2)『千金翼方』に記載されている当陽穴の部位と『備急千金要方』のそれの相違点は，前者には「外眼角近く」という文字が見られないことである。

(3)『外台秘要』の記載によれば，当陽穴の部位は耳下の前に「客主人」の3字がみられる。

顴骨（けんこつ）

【主　治】鼻部，口部の疔。
【位　置】顔面部で頰骨の隆起部（図57）。
【取　穴】珠後（奇穴）穴の後方に取る。
【経穴との関係】瞳子髎穴の直下方。
【針　法】針1〜2分。
【出　典】『針灸雑誌』（第1巻）：「顴骨とは，頰骨のことである。鼻部，口部の疔を治す」

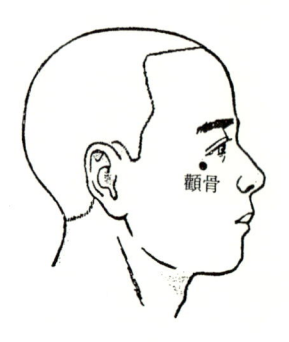

図－57

<鼻　部>

山根（さんこん）

【効　能】覚醒，安神。
【位　置】両眼の内眼角の中点（図58）。
【経穴との関係】督脈の鼻部の循行径路上で，両側の睛明穴（膀胱経）の中点。
【推　拿】母指の爪甲で，捏法〔爪先で押揉む〕を5〜10回行なう。
【出　典】『中医推拿学講義』：「山根は印堂の下で，両内眼角の中点である。母指の爪甲を使

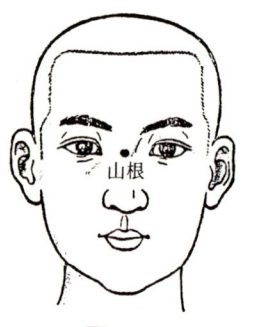

図－58

って5〜10回捏法を行なう。効能は醒目，安神。
備考―本穴は診察穴になる。もし青筋が露出していればひきつけ内傷（訳注ナ・1）の現象である）」

年寿（ねんじゅ）

【主　治】ひきつけによる突然の仮死状態。
【位　置】内眼角を結ぶ線の中点の下2分のところ（図59）。
【推拿法】母指の甲で5〜10回捏法を行なう。
【出　典】『中医推拿学講義』：「年寿穴は山根の下2分。母指の甲を使って5〜10回捏法を行なう。ひきつけによる突然の仮死を主治する。（付記―このツボは診断にも用いることができる。このツボに眼と同じ高さの浮腫が現われた場合は，病気の重篤な徴候を示している）」
【別　名】延庭。

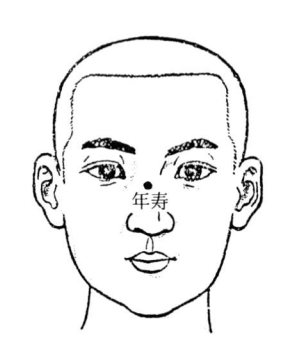

図－59

鼻交（びこう）

【主　治】脳出血，脳振盪，後弓反張，癲癇による人事不省，眩暈，肝病，牙関緊急，卒倒，健忘，嗜眠，黄疸。
【位　置】鼻背部の正中線に位置する。鼻骨基底上方の鼻骨間縫合の中にある（図60）。
【取　穴】指で眉間から鼻背を下に向かって撫でおろした時，鼻骨の隆起部にあたるが，そのやや上方の陥凹部に取穴する。
【針灸法】針1〜2分，灸1〜3壮。
【出　典】(1)『千金翼方』：「鼻交頞中穴は1穴。針は6分の深さに刺入し，得気があれば瀉法である。三呼吸の間留針する。五呼吸すれば瀉である。補

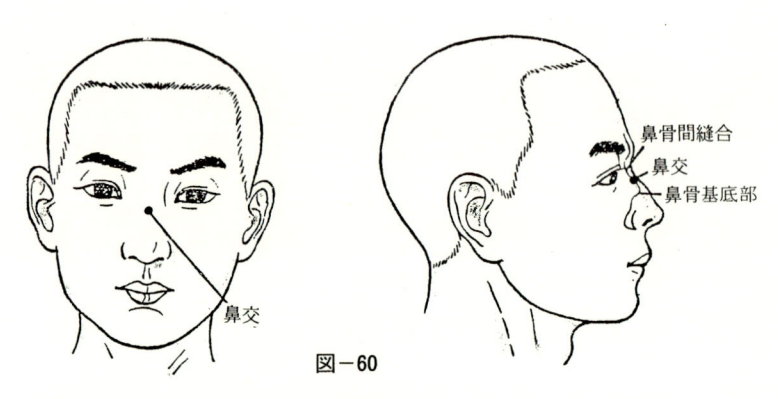

法は行なわない。灸も宜いが針には及ばない。このツボは癲癇による人事不省，後弓反張，羊癇，癲病などの悪性皮膚病，緑内障，熱病で皮膚に虫がはうような感じのもの，脳出血様疾患，嗜眠，健忘，心の乱れ，牙関緊急，卒倒，意識障害，黄疸を主る。急性黄疸の8種類もこの1穴がすべて主る。神験の現われなかったものはない。酒，麺，生物，冷たい物，酢，ぬるぬるした物，豚，魚，にんにく，そば，漿水〔糟を醸して作った液〕を慎むこと」

(2)『中国針灸学』：「指を眉心から鼻背に沿って下に撫でおろした時に，鼻骨の最も隆起したところのやや上方に触れる陥凹部。灸1壮。後弓反張，眩暈，脳出血，脳振盪，人事不省，肝病を主治する」

(3)『針灸経外奇穴治療訣』：「鼻交穴は眉心から鼻背に沿って指を撫でおろした時に，鼻骨の最も隆起したところのやや上方に触れる陥凹部。後弓反張，眩暈，脳出血，脳振盪，人事不省，肝臓疾患，虫がはうような感じの面風，嗜眠，健忘，牙関緊急，黄疸を主治する。灸1～3壮」

【別　名】鼻交頞中

鼻　準（び　じゅん）

【主　治】酒皶。
【位　置】鼻背の下前端部で鼻穴のところ（図61）。
【経穴との関係】督脈の素髎穴と同位置。

【針　法】三稜針で刺し出血させる。
【出　典】(1)『針灸大成』：「鼻準穴は，鼻柱の先端にある。鼻の上に酒皶が生じたのを専ら治す。三稜針を刺して出血させるのが宜い」

(2)『針灸雑誌』(第1巻)：「鼻準穴は1穴で，鼻柱の先端にある。鼻の上に酒皶が生じたのを主治する。三稜針を用いるのが宜い」

(3)『中医推拿学講義』：「鼻準穴は鼻先の軟口蓋の中点。母指の爪甲で5〜10回，捏法を行なう。外感の風寒を主治する」

(4)『針灸腧穴索引』：「鼻準穴は鼻柱先端のツボである。三稜針で出血させる。鼻の上に酒皶が生じたのを治療する」

鼻　柱（びちゅう）

【主　治】眼瞼縁炎による目の搔痒・充血・疼痛。
【位　置】人中溝の根部で，鼻中隔の下縁のところ（図62）。
【取　穴】人中溝の鼻柱に近く，仰臥位で取穴する。
【経穴との関係】水溝穴（督脈）の上方。
【灸　法】灸1〜2壮。
【出　典】『備急千金要方』：「眼瞼縁炎による目の搔痒・充血・疼痛には人中溝の鼻柱の近くに灸をすえる。仰臥位で灸をすえる」

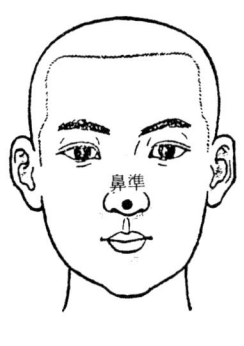

図−61 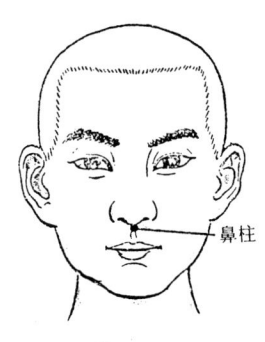　　　　　図−62

内迎香(ないげいこう)

【主　治】中悪(訳注チ・3),急性角膜炎による突発性の眼の痛み,人事不省,急性咽喉炎。

【位　置】鼻孔内の鼻粘膜上に位置する(図63)。

【取　穴】鼻孔内の中上端。

【針　法】三稜針で刺針し出血させる。

【出　典】(1)『備急千金要方』:「中悪の治方……葱の芯の黄色い部分を鼻孔の中に差しこみ出血させると癒る」

(2)『外治秘要』:「人事不省,あるいは先ず痛みを伴う病があり,あるいは日常的に倒れても,突然息が絶えても,すべて中悪である。治療法は葱を鼻中に1～2寸入れて,眼から出血すればよい。もう一つは耳の中に出血させればよいともいう。これは扁鵲法である」

(3)『扁鵲神応針灸玉龍経』:「急性角膜炎では心血が炎上して両眼が赤くなる。蘆葉〔あしの葉〕を鼻の中に入れて引き,もし血が流れ出れば非常によく,眼の中に清涼感があるとはっきりした妙効がある。内迎香穴は鼻孔内にある。蘆葉あるいは熊笹の葉を巻いて鼻の中に入れて引き出血させるとよい。合谷穴を組み合わせる」

(4)『針灸大成』:「内迎香の2穴は鼻孔の中にあって,目熱による突発性の眼の痛みを治す。蘆の管を鼻に入れて引き,出血させると最も効果がある」

(5)『良方集腋』:「急性咽喉炎で牙関緊急をおこしている場合は,巴豆7粒を紙で包んで油をしみこませ,それを棒状にして燃し,その煙で鼻の中を熏ずると牙関緊急が緩解する。雄黄,胆礬末〔硫酸銅の粉末〕を箸でつまんで喉につけ,

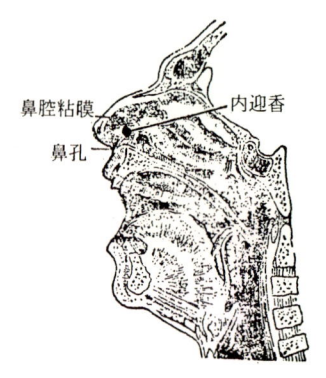

図-63

痰涎を吐き出させるとすぐ癒る」

(6)『針灸孔穴及其療法便覧』：「内迎香は奇穴で鼻孔の中上端にある。長い三稜針か長く太い針で軽く刺して出血させる。旧説では蘆の管を鼻の中に差しこんで出血させるという。突発性の眼の発赤・腫脹・疼痛を主治する」

上迎香 (じょうげいこう)

【主 治】アレルギー性鼻炎，肥厚性鼻炎，眼瞼縁炎，風にあたると涙が出るもの。
【位 置】鼻根の両側に位置する。内眼角の下方5分のところ（図64）。
【経穴との関係】睛明穴（膀胱経）の傍で，同穴から5分下った鼻の側面。
【針 法】針3～5分。
【出 典】『銀海精微』：「爛弦穴法……魚尾2穴，睛明2穴，上迎香2穴，攅竹2穴，太陽2穴」「風にあたると涙がいつまでも流れる場合は上迎香2穴，天府2穴，第9椎から左右に等しく1寸の肝兪2穴に灸をすえる」

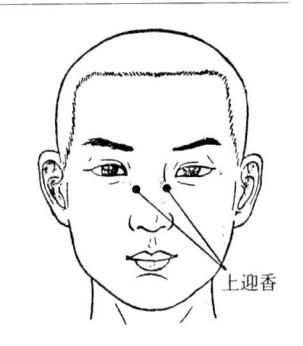

図-64

鼻穿 (びせん)

【主 治】鼻茸，頭部・顔面部の疔，鼻閉，顔面神経麻痺，急性鼻炎。
【位 置】顔面部に位置する。鼻根（山根穴）と鼻の先端を結んだ線の中点から両側に水平線を引き，鼻部と頬部の境界のところ（図65）。
【取 穴】鼻背の中央から両側に水平線を引き，鼻部と頬部の境界のところに取穴する。
【経穴との関係】鼻穿穴は四白穴（胃経）との水

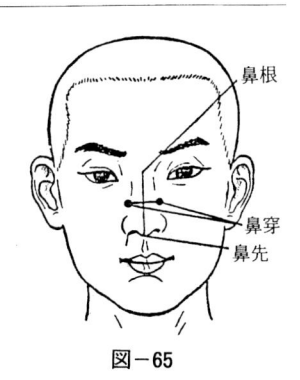

図-65

平線上。

【針　法】針2分。針のひびき：局所に酸脹感がある。

【出　典】(1)『針灸雑誌』(第1巻)：「穿鼻穴は鼻骨の両側にある」

(2)『針灸経外奇穴治療訣』：「鼻穿穴は鼻骨の中央から両側に水平線上を引き，頬部と接するところ。鼻茸，頭部・顔面部の疔瘡を主治する。針2分，灸はしない」

(3)『針灸孔穴及其療法便覧』：「鼻穿穴は奇穴で鼻骨の中央から両側に水平線上を引き頬部と接するところ。針2分。鼻茸，頭部・顔面部の疔瘡を主治する。また鼻閉，顔面神経麻痺，急性鼻炎も治す」

【別　名】穿鼻。

夾鼻（きょうび）

【主　治】萎縮性鼻炎，鼻部の瘤，臭鼻症，アレルギー性鼻炎，嗅覚障害。

【位　置】鼻部に位置する。鼻骨と鼻軟骨の境界部（図66）。

【経穴との関係】督脈の鼻部の循行径路の両側。素髎穴（督脈）の両側の斜め上方。

【針　法】刺針1分前後で強刺激を持続し，30分間留針する。

【出　典】『中医雑誌』：「針灸の耳鼻咽喉科疾患99例に対する治効報告——朱康堯著」

【附　記】朱康堯氏は上述の各疾患を治療する際，夾鼻穴以外に迎香，素髎，禾髎，手三里，合谷，曲池，足三里の各穴を組み合わせている。

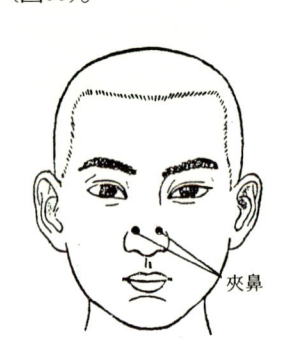

図−66

鼻　環(び かん)

【主　治】酒皶，疔瘡，顔面部の組織の炎症。
【位置と取穴】鼻翼外側面の鼻翼が最も外方に膨出したところ。鼻翼と顔面部との接合によって形成されるすじの中間（図67）。
【経穴との関係】迎香穴（大腸経）のやや内方。
【針　法】針2分。少し出血させてもよい。
【出　典】(1)『針灸雑誌』（第1巻）：「鼻環穴は鼻の両側で鼻翼と顔面の接する鼻唇溝のところ」

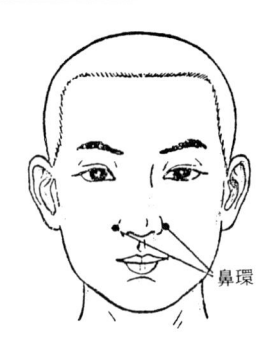

図－67

　(2)『針灸経外奇穴治療訣』：「鼻環穴は鼻翼の半月形の紋の中間で，顔面部と接するところ。疔瘡，酒皶を主治する。針2分で少し出血させる。灸はしない」

　(3)『針灸孔穴及其療法便覧』：「鼻環は奇穴。鼻翼の半月形の紋の中間で，顔面部と接するところ。刺針2分。少し出血させる。酒皶，疔瘡を主治する。また顔面部の組織の炎症を治す」

鼻　流(び りゅう)

【主　治】鼻炎，鼻汁，鼻閉，嗅覚減退，咀嚼筋痙攣，顔面神経の麻痺あるいは痙攣，中風。
【位置と取穴】鼻孔部で鼻中隔小柱と鼻翼を結ぶ線の中点（図68）。
【経穴との関係】禾髎穴（大腸経）の上方で，鼻孔の中央。
【針　法】針2～3分。針のひびき：局所に疼痛，搔痒感がある。

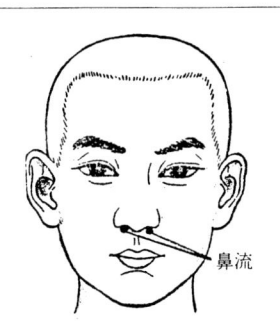

図－68

【出　典】(1)『備急千金要方』：「鼻水が止らない場合は，灸を両鼻孔の鼻中隔小柱と同じ高さのところに7壮すえる」

(2)『針灸孔穴及其療法便覧』：「鼻流は奇穴。鼻穴孔のところで禾髎穴の上方。鼻孔の中間。針2〜3分。鼻炎，鼻流を主治する。また鼻閉，嗅覚減退，咀嚼筋痙攣，顔面神経の麻痺あるいは痙攣を治す」

立　命（りつめい）

【主　治】精神不安，狂乱した言辞，鼻閉，嗅覚減退，口唇や頬部の炎症。

【位置と取穴】顔面部に位置する。鼻翼のやや外方で人中溝の上から3分の1のところと同じ高さ。鼻孔両側のやや下方の陥凹部に取る（図69）。

【経穴との関係】禾髎穴（大腸経）のやや外方。

【針灸法】針1〜3分。針のひびき：酸麻脹感〔だるさ，しびれ，はれぼったさ〕が上唇に放散する。灸3壮。

【出　典】『針灸孔穴及其療法便覧』：「立命は奇穴である。鼻孔両側のやや下方の陥凹部。針1〜3分，灸3〜壮。精神不安，狂乱した言辞を主治する。また鼻閉，嗅覚減退，口唇や頬部の炎症を治す」

散　笑（さんしょう）

【主　治】鼻閉，疔瘡，顔面神経の麻痺あるいは痙攣，急性鼻炎，顔面部の組織の炎症。

【位置と取穴】顔面部の鼻唇溝の中点（大腸経）（図70）。

【経穴との関係】迎香穴の外下方で，鼻唇溝の中間。

【針　法】針2〜3分。針のひびき：酸脹感が上唇に放散する。

【出　典】(1)『針灸雑誌』（第1巻）：「散笑穴は迎香穴から3分離れたところ」

(2)『針灸経外奇穴治療訣』：「散笑穴は鼻唇溝の中間で迎香穴の近くのところにあるツボである。鼻閉，疔瘡を主治する。針3分，灸はしない」

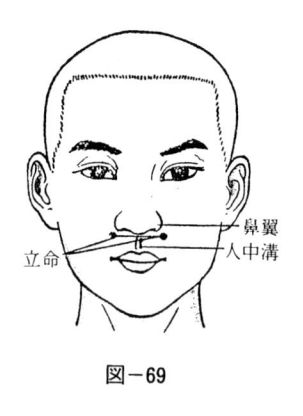

頭部・顔面部 67

立命　鼻翼　人中溝

図-69

散笑

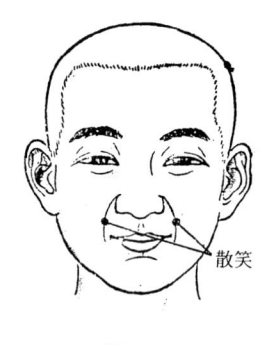

図-70

<口　部>

燕口(えんこう)

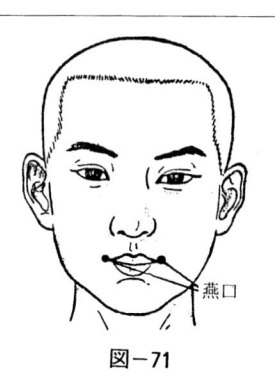

【主　治】精神錯乱してののしるもの，小児の痙攣，小児の排尿・排便障害，便秘，口裂の筋群の痙攣，顔面神経の麻痺，三叉神経痛。

【位　置】口角の外方で，皮膚と口唇粘膜の境のところ（図71）。

【経穴との関係】口角両側の赤白肉際〔粘膜と皮膚の境〕のところで，地倉穴（胃経）のやや内側。

燕口

図-71

【針灸法】針1～3分。針のひびき：局所に痛麻感〔痛みやしびれ感〕がある。灸3～7壮。

【出　典】(1)『備急千金要方』：「狂走し，人を刺す，あるいは自殺したがる，人をののしり続ける，神や鬼の言辞をはくものには，口角の赤白肉際のところに灸を1壮すえる。また両肘の内に屈するところに5灸すえる。また両肩甲骨の中間に3壮，報灸〔灸法語。回数を分けて灸をすえること〕する。倉公法は神効を奏す」「狂って人をののしったり，打ったり刺したりするのを

熱陽風と呼ぶ。両口角の赤白肉際のところに灸を各1壮すえる」「小児の排尿・排便障害には両口角に各1壮灸をすえる」

(2)『針灸孔穴及其療法便覧』:「燕口は奇穴で,口角両側の赤白肉際のところ。地倉穴のやや内側。針1～3分,灸3～7壮。精神錯乱してののしるもの,小児の痙攣,便秘,尿閉を主治する。また口裂の筋群の痙攣,顔面神経麻痺,三叉神経痛も治す」

上齦裏 (じょうぎんり)

【主　治】ウイルス性肝炎。
【位　置】口腔前庭に位置する。上唇粘膜部の上唇小帯上。外側にある人中溝の上3分の1のところの裏面（図72）。
【経穴との関係】上齦裏穴は水溝穴と相対する。水溝穴は上唇の外側にある。上齦裏穴は上唇の内側にある。
【針　法】針1～2分。
【出　典】『備急千金要方』:「上齦裏穴は,ちょうど水溝穴の裏側。針3回。ウイルス性肝炎などの病を治す」

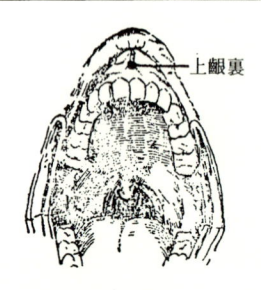

図-72

懸命 (けんめい)

【主　治】精神錯乱,でたらめな言辞,卒中,小児の癲癇,癲狂。
【位置と取穴】口腔前庭部て上唇の内側。上唇小帯の中央にある。上唇をめくって取る（図73）。
【経穴との関係】齦交穴（督脈）のやや上方。
【針　法】針1～2分。
【出　典】(1)『肘後備急方』「卒中による死を救

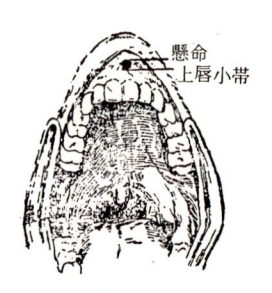

図-73

う方法……上唇の内側で弦のようになっているところを見て，粟つぶ大の白い部分を針でつぶして除く」

(2)『備急千金要方』:「精神が錯乱してでたらめな言辞をはく場合，懸命穴に灸を14壮すえる。ツボは口唇の内側中央の弦のところにある。別名鬼禄。また鋼の刀で弦を切ると佳い」

(3)『太平聖恵方』:「黄帝灸法では，精神錯乱，癲狂，尊卑をわきまえぬ言辞を治療するには上唇の内側中央の弦状になった部分に，小麦大の艾を1壮すえる。また鋼の刀で切断するとさらに佳い」「小児の癲癇では鬼禄穴に1壮灸をすえる。ツボは上唇内側中央のかたまりのところ。艾は小麦大。鋼の刀で切断するとさらに佳い」

(4)『中国針灸学』:「懸命穴は上唇中央の弦の上。灸14壮。精神錯乱，でたらめな言辞を治す。その弦の上の粟つぶ大の青色ポリープを針でつぶして除去する」

【別　名】鬼禄。

上　顎（じょうがく）

【主　治】ウイルス性肝炎，四季の流行病。

【位置と取穴】口腔内で上顎の横口蓋ひだの前端。歯齦の上縁。口を開いて取穴する（図74）。

【針　法】針1～2分。少し出血させる。

【出　典】『備急千金要方』:「上顎穴は口腔内上顎の赤白の脈〔横口蓋ひだと歯齦〕の境目にある。針は3回。ウイルス性肝炎，四季の流行病を治す」

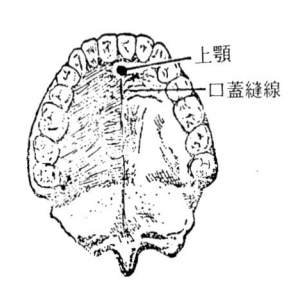

図-74

聚泉（しゅうせん）

【主　治】消渇（訳注シ・3），舌筋麻痺，喘息発作，咳嗽，舌胎〔舌上面に胎を生じる〕，舌の強ばり。

【位置と取穴】舌背の舌正中溝の陥凹部に位置する（図75）。

【針　法】針1〜3分。出血させる。

【出　典】(1)『針灸大成』：「聚泉1穴は舌上の舌中央にある。舌を口から出して，舌正中溝の陥凹部に求める。喘息発作，長期間治らない咳嗽を主治するが，灸の場合，7壮を越えない。灸法は生姜を銭の厚さに切って舌上のツボのところに置き，その上から灸をすえる。熱嗽〔熱性疾患で強い咳・痰が出て発汗するもの〕では雄黄末少量を艾にまぜて灸をすえる。冷えによる痰咳では款冬花〔フキタンポポの花蕾〕を粉末にし艾にまぜて灸をすえる。灸が終ったら生姜を細かく噛みくだいて茶と共に飲み込む。また舌のできもの，舌の強ばりも治すことができる。小さな針を用いて出血させる」

(2)『中国針灸学』：「聚泉は舌上面の中央，3分刺針して出血させる。消渇，舌筋麻痺を主治する」

(3)『針灸雑誌』（第1巻）：「聚泉は1穴で，舌中央に在る。喘息発作，咳嗽，舌のできもの，舌の強ばりを主治する。また舌を出して取穴し，生姜灸をすえる」

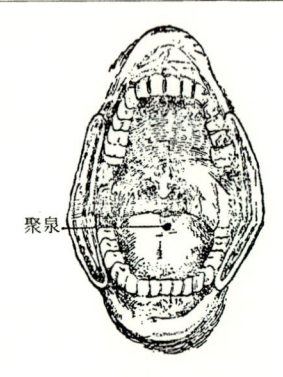

図－75

舌下穴（ぜっかけつ）

【主　治】黄疸，急性咽喉炎，急性扁桃炎，急性の吐血。

【位置と取穴】舌の両側縁。舌を伸して口から出した時，口角と相対するところが同穴である（図76）。

【針　法】針1～2分。
【出　典】(1)『備急千金要方』：「舌下穴は舌の両辺（口角と相当する）のツボで、ここへの刺針は黄疸などの病気を治す」
　(2)『針法穴道記』：「熱中症を治すツボは10カ所ある。……舌下の両側はただの急性咽喉炎、急性扁桃炎だけに用いられる。急性の吐血を嚥下してはならない」
【別　名】舌下両傍。

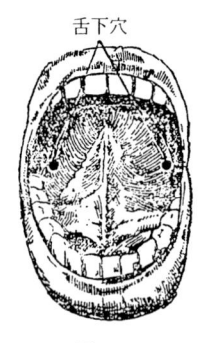

図－76

海　泉（かいせん）

【主　治】消渇、横隔膜痙攣、重舌の腫脹、高熱による言語障害。
【位　置】口腔内の舌下面に位置する。舌小帯の中央（図77）。
【取　穴】舌を上に巻いて上の門歯で舌を固定する。舌下中央の舌小帯のところで、金津・玉液穴（奇穴）の中間。
【針　法】針2分で出血させる。ただし出血させすぎてはいけない。

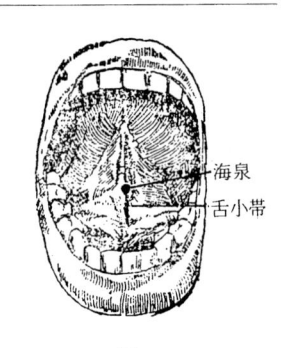

図－77

【出　典】(1)『黄帝内経素問』「刺禁論」篇：「舌下中央の筋脈に刺す。刺し過ぎて出血が止らないと瘖〔言語障害〕になる」
　(2)『類経図翼』：「海泉穴は舌下中央の脈上にある。消渇を主治する。刺針して出血させる」
　(3)『針灸大成』：「海泉は1穴で、舌下中央の脈上にある。消渇を治す。三稜針で出血させる」
　(4)『針灸大全』：「重舌の腫脹、高熱による言語障害を治す。十宣10穴、海泉1穴は舌小帯の中にある。金津1穴は舌下の左辺、玉液1穴は舌下の右

辺」

(5)『中国針灸学』:「舌下中央の舌小帯上にある。金津・玉液の中間のやや後。針は2分刺して出血させる。消渇,横隔膜痙攣を主治する」

金津玉液
きんしんぎょくえき

【主 治】舌の急性の腫脹,口角のできもの,舌炎,扁桃炎,消渇,重舌,急性咽喉炎,失語症,啞症,コレラ。

【位 置】口腔の舌底面に位置する。舌小帯両側の采状ひだのところで,舌静脈に当る（図78）。

【取 穴】舌先を上に巻き,上の門歯で舌をしっかり挟んで固定する。舌下正中の舌小帯の両側を通る静脈のところで,左は金津,右は玉液と名づけられている。あるいは金津玉液と総称される。

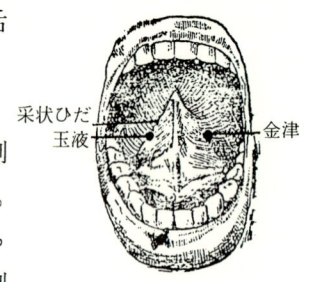

図－78

【針 法】針を2〜3分刺して出血させる。あるいは三稜針で刺して出血させる。

【出 典】(1)『備急千金要方』:「舌が突然腫れて,息ができず,すぐに治さないと死んでしまうのを治す方法……舌下両辺の大きな静脈を刺して出血させるが,中央にある静脈を刺してはいけない。出血が止まらないと死んでしまう。癒らない時は6〜8滴血を出してから,赤く焼いた三稜針で傷口を数回焼くと血がとまる」

(2)『世医得効方』:「舌が強ばり豚の膀胱のように腫れたのを治すのには,針を舌下両辺の大きな静脈に刺して出血させると消えるが,中央に現われている静脈を決して刺してはならない。出血が止らない場合は,銅の箸を焼いて,傷口に押しつける。血が止らないと死んでしまう。あるいは釜の下のススを酢で練って舌に外敷する。はがれたらまた外敷するようにすると,暫くして腫れが消える。この方法は患者の多くが知らない。治療を逸すると死んでしまう」

(3)『針灸大成』:「舌下両側の紫の脈〔静脈〕の上がツボである。舌を巻いて取穴する。重舌で舌が腫れて痛み，気道が塞がれているのを治す。白湯で煮沸した三稜針で出血させる」

(4)『針灸大全』:「重舌で腫脹し，高熱による言語障害がある場合は，十宣10穴，海泉1穴（下小帯のところ），金津1穴（舌下の左辺），玉液1穴（舌下の右辺）」

(5)『類経図翼』:「左は金津，右は玉液で，舌下両側の紫の静脈のところ。消渇，口のできもの，舌の腫れ，急性咽喉炎を主治する。三稜針で出血させる」

(6)『医経小学』:「漏経穴法……舌底の紫の静脈のところにツボが2つある。左が金津，右が玉液」

(7)『針法穴道記』:「急性におきたすべての言語障害が必ず舌の強ばりと関係する。金津穴，玉液穴の両穴は舌底にあり，俗に両大血管と呼ばれている。血管に刺して血を出すことが肝要である」

(8)『針灸経外奇穴治療訣』:「金津・玉液は口内の舌下面正中の舌小帯の両側にある静脈の上。左を金津，右を玉液と呼ぶ。口のできもの，舌炎，消渇，扁桃炎，コレラ，急性咽喉炎を主治する。針2分。出血させる」

(9)『針灸孔穴及其療法便覧』:「金津玉液は奇穴で，舌下正中の舌小帯の両側にある静脈の上。左を金津，右を玉液と呼ぶ。舌を巻いて取穴する。針2〜3分（出血させる）。あるいは小さな三稜針で刺針して出血させる。口のできもの，舌炎，扁桃炎，消渇を主治する。一説に重舌，喉の閉塞したのも治す」

中　矩（ちゅうく）

【主　治】中風の舌の強ばりによる言語障害，舌の乾燥。

【位　置】口腔の下顎骨の内側で，口底と歯齦粘膜の移行部の中線のところにある（図79）。

【取　穴】口を開いて取穴する。口腔内で口底と歯齦の境界のところに取る。

【針　法】針1～2分。
【出　典】『医心方』：「一名垂矩。頤の下骨の裏，曲骨の中に在り。此の一穴は，華佗の伝に出づるなり。中風にて舌強ばり，語ることを能ず，舌の乾燥を主る」
【別　名】垂矩。

舌　柱（ぜっちゅう）

【主　治】重舌。
【位　置】口腔の底部に位置する。舌小帯と舌下ひだが十字に交叉するところ（図80）。
【取　穴】口を開け，舌を上にあげて舌の下になっている筋のところ。
【針　法】刺針して出血させる。
【出　典】(1)『針灸甲乙経』：「重舌には排針〔ゆっくりと針を深く刺入する針法〕で舌柱に刺す」
　(2)『類経』：「舌の下に小舌が生じるのを重舌という。舌柱とは舌の下の柱のようになっている筋のこと。鈹針と呼ばれる第5針でここを刺す」

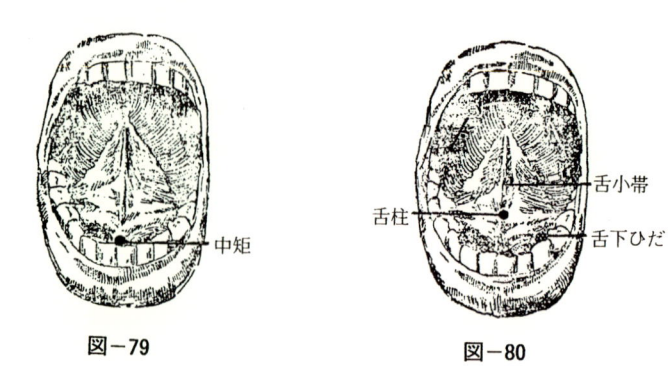

図－79

図－80

唇　裏
しん　り

【主　治】肝臓病，歯齦炎，牙関緊急，口臭，口内炎，顔面頬部の腫脹，ウイルス性肝炎。

【位　置】口腔前庭部に位置する。下唇の粘膜上で，歯肉に近い下唇の溝の中にある（図81）。

【経穴との関係】唇裏穴と承漿穴（任脈）は相対している。承漿穴は下唇の外側で，唇裏穴は内側に位置している。

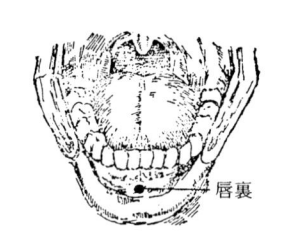

図－81

【針　法】三稜針で刺して出血させる。

【出　典】(1)『黄帝内経素問』「骨空論」：「髄空は1つは齗基〔下歯齦部〕の下にある（下顎骨の陥凹部で，豆が入る穴があり，その中を下頤穴と呼んでいる）」

(2)『備急千金要方』：「唇裏穴はちょうど承漿穴の内側で，歯齦に近いところ。針3分。ウイルス性肝炎，四季の熱性伝染病などの疾病を治す」

(3)『聖済総録』：「オトガイ下部は傷つけてはならない。傷つけると舌根が動かなくなる。治療は耳の後の曲折しているところから5分の部位であるが，刺激が強すぎるとまた傷つけてしまう」

(4)『中国針灸学』：「下唇の内側で，外側は承漿穴。歯齦に近い口腔前庭の唇の溝の中にある。針3分。肝臓病，歯齦の腫脹，牙関緊急を主治する」

(5)『針灸経外奇穴治療訣』：「唇裏穴は下唇の内側で，外側は承漿穴。歯齦に近い口腔前庭の唇の溝の中。肝臓病，歯齦の腫脹，顔面頬部の腫脹，牙関緊急，口臭を主治する。針3分」

【附　記】下頤穴は唇裏穴の異名。唇裏穴はオトガイ下部に位置する。『聖済総録』は「オトガイ下部は傷つけてはならない」と記載する。したがって，このツボに刺針する時は慎重にすべきである。

【別　名】下頤，髄空。

頬裏（きょうり）

【主　治】小児の栄養失調による口腔潰瘍，歯齦の潰瘍糜爛，ウイルス性肝炎，四季の熱性伝染病。

【位　置】口腔内の頬の粘膜のところ。口角から約1寸入ったところで，口角と同じ高さ（図82）。

【取　穴】口角から口腔内に約1寸入ったところ。口を開けて取穴する。

【針　法】針2分で出血させる。

【出　典】(1)『備急千金要方』：「頬裏穴は口角から頬の内側に向って1寸入ったところ。針はウイルス性肝炎，四季の熱性伝染病などの病を主治する。両方の頬とも同じ方法で行なう」

(2)『中国針灸学』：「口角から頬筋内側に1寸入ったところ。針2分で出血させる。小児の栄養失調による腔潰瘍，歯齦の潰瘍糜爛，黄疸を主治する」

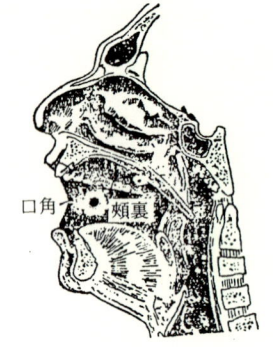

図−82

＜顎下部＞

地合（ちごう）

【主　治】頭部・顔面の疔瘡，歯槽膿漏，下歯痛。

【位　置】顎下部に位置する。オトガイの正中で前につけ出た隆起部のところが本穴である（図83）。

【経穴との関係】承漿穴（任脈）の直下方。

【針　法】針2分，針のひびき：局所に酸脹感がおこる。

【出　典】(1)『針灸雑誌』（第1巻）：「地合穴はオトガイの正中」「頭部・顔面，耳下項部，肩部の疔を治療する」

(2)『針灸孔穴及其療法便覧』：「地合穴は奇穴で，下顎骨の正中にある。針2分，頭部・顔面の疔瘡，歯槽膿漏，下歯痛を主治する」

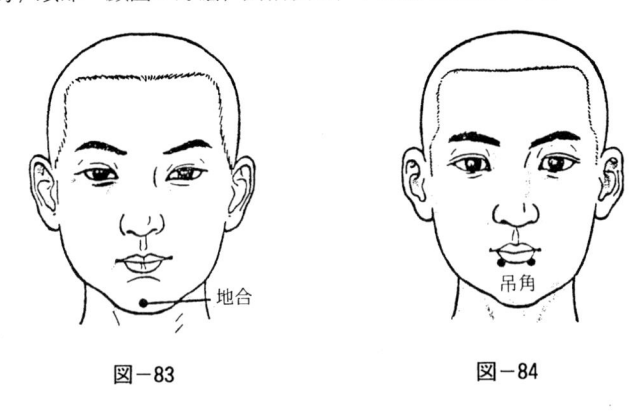

図−83　　　　　　　　　　図−84

吊角(ちょうかく)

【主　治】疔症。
【位　置】口部に位置する。下唇の紅色の部分から皮膚に移行するところで，両口角の斜め内方（図84）。
【取　穴】下唇の下縁と同じ高さで両口角の斜め内方に取穴する。
【経穴との関係】地倉穴（胃経）の斜め内下方。
【灸　法】灸3〜7壮。
【出　典】『針灸雑誌』（第1巻）：「吊角は下唇の両角で唇の下縁と同じ高さ。両口角の斜め内方」

侠承漿(きょうしょうしょう)

【主　治】歯齦の潰瘍糜爛，口角の歪み，唇や口の疔瘡，顔面頬部の浮腫，ウイルス性伝染病。
【位　置】オトガイ部に位置する。オトガイ唇溝の中点の両側約1寸（図85）。
【経穴との関係】承漿穴の左右の傍約1寸のところ。

【針灸法】針1～3分。針のひびき：酸脹感が四方に放散する。灸3壮。

【出　典】(1)『備急千金要方』：「俠承漿穴は承漿穴の両側各1寸のところ。ウイルス性伝染病などの病を治す」

　(2)『中国針灸学』：「承漿の両側各1寸。針2分。主治は歯齦の潰瘍糜爛」

　(3)『針灸経外奇穴治療訣』：「俠承漿穴は承漿穴の両側各1寸。歯齦の潰瘍糜爛，唇や口の疔瘡，顔面頬部の浮腫を主治する。針2分，灸はしない」

　(4)『霧灸孔穴及其療法便覧』：「俠承漿は奇穴で，承漿穴の左右約1寸。針1～3分，灸3壮。歯齦の潰瘍糜爛を主治する。また口角の歪みを治す」

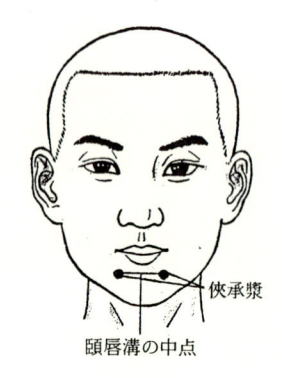

図－85 ／ 俠承漿 ／ 頤唇溝の中点

頰髎（がいりょう）

【主　治】急性歯髄炎，根尖性歯周炎，歯頸部性歯周炎，三叉神経痛，下歯槽の神経痛。

【位　置】オトガイ部に位置する。下顎骨オトガイ孔のところ（図86）。

【経穴との関係】地倉穴の直下方で承漿穴と同じ高さ。

【針　法】針2～3分。針のひびき：放射状に感覚がおこる。

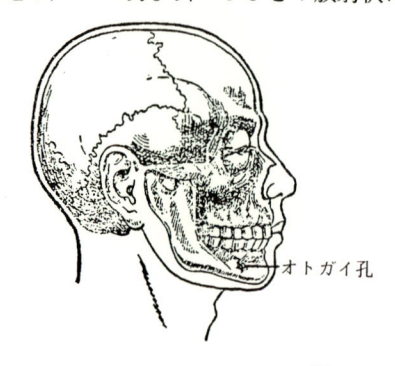

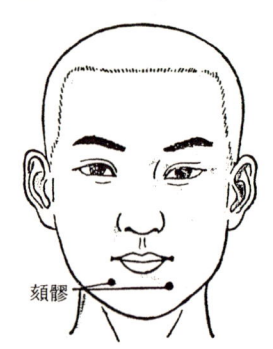

図－86 ／ オトガイ孔 ／ 頰髎

【出　典】『ハルビン中医』「新たに発見された2つの腧穴—季志文著」：
「痛関〔頬髎〕は口角の外下方。口角の外4分の地倉穴の直下で承漿穴と同じ高さにある。同所を押すと筋肉が陥没する。坐位または仰臥位で取穴する。針3〜5分。前方に向けて斜めに刺入する。灸3〜5壮。下歯槽の神経痛，下歯痛を主治する」
【附　記】『中華口腔科雑誌』「急性歯髄炎，根尖性歯周炎に対する刺針療法の止痛効果—耿温琦介著）：「常用穴：毎回必ず一側（対側か同側）あるいは両側の合谷穴を取る。上歯痛には舌関穴を加え，上の前歯の痛みにはさらに四白穴か顴髎穴，水溝（人中）穴などを加える。下歯痛には下関穴と頬車穴を加え，さらに時には承漿穴か頬髎穴を加える。急性歯頸性歯周炎には下関穴，頬車穴を加え，時にはさらに天容穴を加える」
【別　名】頬点，痛関。

面　巌 （めん　がん）

【主　治】顔面・耳項部の疔。
【位　置】顔面部に位置する。両鼻翼の隆起したところと同じ高さで，眼窩下縁を4等分した時の外眼角から4分の1のところの直下（図87）。
【経穴との関係】顴髎穴（小腸経）の内方。
【針　法】針2〜3分。

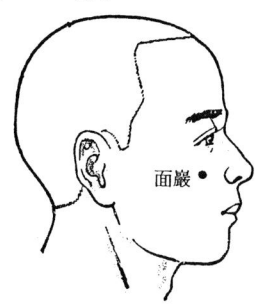

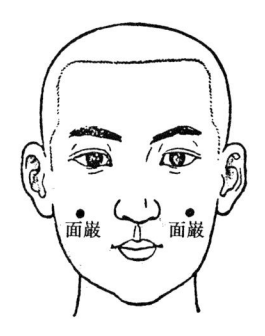

図-87

【出　典】『針灸雑誌』（第1巻）：「面巌は頬骨の下にある。顔面・耳項部の疔を治す」

牙咬(がこう)

【主　治】眉部の疔。
【位　置】顔面部で，頬骨の後下縁の陥凹部と下顎角を結ぶ線の中点（図88）。
【経穴との関係】顴髎穴（小腸経）と頬車穴（胃経）の間。
【針　法】針2～3分。
【出　典】『針灸雑誌』（第1巻）：「牙咬は顴髎穴の下方で頬車穴の上方。眉部の疔を治す」

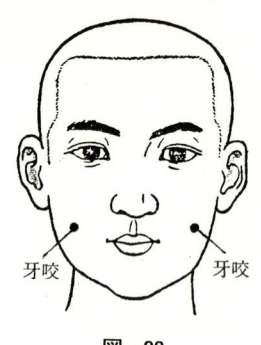

図－88

下関下五分(げかんかごぶ)

【主　治】呼吸困難，歯の神経痛。
【位置と取穴】顔の側面部に位置する。頬骨弓，下顎頭，下顎切痕の間の点から下に5分のところ。口を閉じて取穴する（図89）。
【経穴との関係】下関穴（胃経）の下5分のところ。

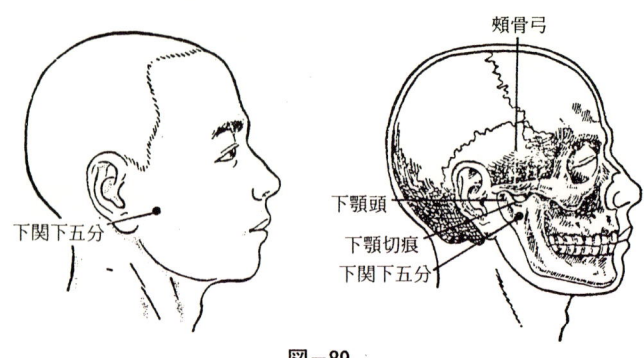

図－89

【針灸法】針3～5分。針のひびき：酸麻感がオトガイ部に伝わる。灸3壮。
【出　典】『針灸孔穴及其療法便覧』：「下関下五分穴は奇穴で，下関穴の下5分のところにある。針3～5分，灸3壮。呼吸困難一般，あるいは刺針後の神経疲労を主治する。大陵穴を組み合わせ，同時に捻針すべきである。同穴はまた歯の神経痛を治す」

鬼　床

【主　治】中風，耳病，項頸部の神経痛，頸部の運動制限，歯齦炎。
【位　置】耳前に位置し，耳垂の下5分のところと同じ高さの陥凹部（図90）。
【経穴との関係】頬車穴（胃経）の上5分。
【針灸法】針3～5分。針のひびき：酸麻脹感が頸部に伝わる。灸3壮。
【出　典】(1)『備急千金要方』：「百邪によっておこった病気には十三の刺針穴があると扁鵲が言う。……第七針は耳前の髪際が曲折し耳垂の下5分のところで鬼床と名づけられているツボ。火針は7回，1回に3針行なう」
　(2)『針灸孔穴及其療法便覧』：「鬼床は奇穴で，耳垂の下約5分（十三鬼穴の鬼床である頬車穴とは異なる）。針3～5分，灸3壮。中風，耳病を主治する。また項頸部の神経痛，頸部の運動制限，歯齦炎も治す」

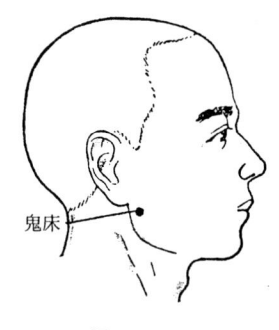

図－90

機　関

【主　治】中風，牙関緊急，咀嚼筋痙攣，下歯の神経痛，口頬部の炎症，顔面神経麻痺，三叉神経痛。
【位　置】下顎角と下顎枝の境界のところで下顎結節部上方の陥凹部（図91）。
【取　穴】耳の下8分のやや前方に取る。

図-91

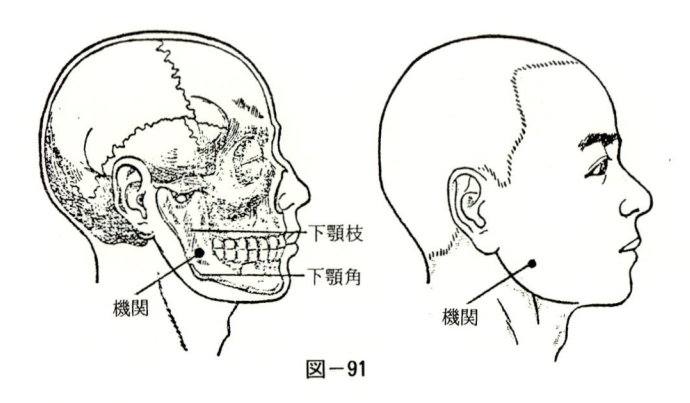

【経穴との関係】頬車穴(胃経)の上2分。

【針灸法】針3〜5分。針のひびき:酸脹感がオトガイに伝わる。灸3〜7壮。

【出　典】(1)『備急千金要方』:「突然の中風,牙関緊急で口が開かない場合は両機関穴に灸をすえる。ツボは耳の下8分前にある。灸を5壮すえれば話ができるようになる。あるいは随年壮灸する。僻〔病害〕がある場合は,僻を逐って左右に灸をすえる」

(2)『針灸雑誌』(第1巻):「機関は2穴で耳の下にある。突然の中風,牙関緊急を主治する。耳の下8分のやや前方にある。灸5壮」

(3)『針灸経外奇穴治療訣』:「機関は耳の下8分のやや前方に取る。中風,牙関緊急を主治する。灸5〜7壮。一説に灸を随年壮すえるとある。急性症の牙関緊急で頬車穴に刺しても無効の時,このツボに刺すと効果がある」

(4)『針灸孔穴及其療法便覧』:「機関は奇穴で,耳の下8分のやや前の所にある。針3〜5分,灸3〜7壮。中風,牙関緊急を主治し,また咀嚼筋痙攣,下歯の神経痛,口頬部の炎症,顔面神経の麻痺,三叉神経痛も治す」

外金津玉液
（がい きん しん ぎょく えき）

【主　治】脳卒中による言語障害,舌筋麻痺あるいは舌筋痙攣,舌炎,流涎症,すべての口腔疾患。

頭部・顔面部 83

【位置と取穴】頸下部に位置する。仰臥位で後頸部のところに枕を当て頭も後に倒して，甲状軟骨がはっきり現われるようにする。同穴は甲状軟骨上方の陥凹部から上に1寸5分の点を求め，そこから両側に3分開いたところにある(図92)。
【経穴との関係】廉泉穴（任脈）の上約1寸5分のところから左右に各3分開いたところ。
【針　法】芒針を使って軽く捻針しながらゆっくり針を進め，1寸5分刺入。
【出　典】『芒針療法』

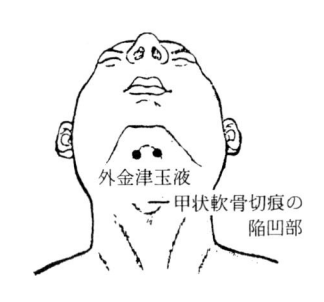

図－92

外金津玉液
甲状軟骨切痕の陥凹部

白喉穴二（はくこうけつに）

【主　治】ジフテリア。
【位　置】顎下部に位置する。顎下三角の中点にある（図93）。
【取　穴】仰臥位で項頸部の後に高い枕を当てて頭を後に倒し，下顎角から内方約1寸のところに取る。
【経穴との関係】顎下三角の中点に位置する。廉泉穴（任脈）の両側で斜め上方。
【針　法】上に向けて直刺で5分から1寸。

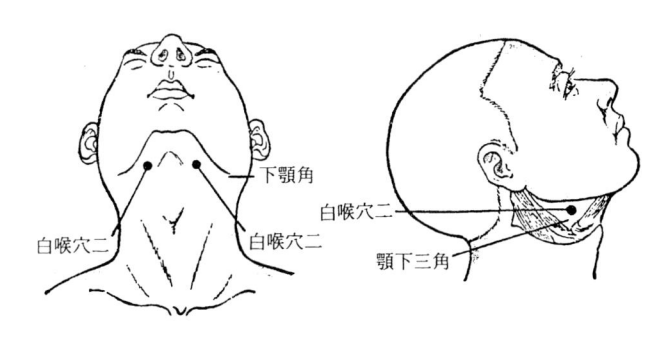

図－93

下顎角
白喉穴二
白喉穴二
白喉穴二
顎下三角

【出　典】『経外奇穴彙編』：「白喉穴二は下顎角から内方1寸のところで、廉泉穴の傍である。上に向かって5〜10分直刺する。ジフテリアを治療する」

蛾　根
（が　こん）

【主　治】急・慢性扁桃炎の腫脹・疼痛。
【位　置】顎下部で下顎骨の下顎角の前方1寸。下顎体の内縁（図94）。
【経穴との関係】蛾根穴は、大迎穴（胃経）よりやや下顎角よりである。
【針　法】針8分。小児の場合は深さを斟酌する。
【出　典】『中医研究工作資料彙編』：「蛾根穴は扁桃炎を治療する。部位は大よそ下顎角の前方1寸で下顎骨の内縁である。針は8分ほどで入れる。小児の場合は深さを斟酌する」

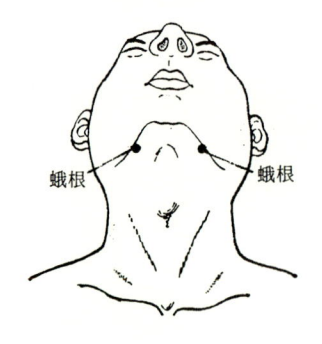

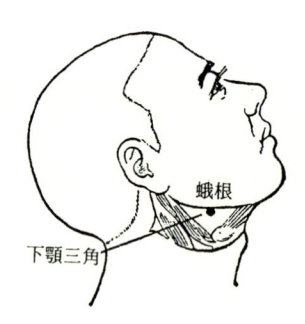

図－94

<前頸部>

洪音(こうおん)

【主　治】急・慢性喉頭炎。
【位　置】上甲状切痕陥凹部の両側5分のところ（図95）。
【経穴との関係】廉泉穴（任脈）の両側5分。
【針　法】針2～3分。
【出　典】『青海衛生』：「経外奇穴―洪音の発見及びその急・慢性喉頭炎にたいする治療効果の観察」：「母指と示指の2本の指を使って患者の頸部の両側を押し撫でて，中央部の舌骨と甲状軟骨をさぐり出す。2つの骨の間に0.5cmの間隙がある。そこが甲状軟骨膜の所在するところである。その高さで正中線から両側に約1cm（半同身寸）のところが上喉頭神経の走路にあたり，ここが洪音穴である。また廉泉穴の傍半寸のところにあたる。一般に毎回両穴に刺針し，毎日1回，毎回20～40分留針する。強い手法を用いる。急・慢性喉頭炎，嗄声，咳嗽，多量の痰，喉部のむず痒さや緊張及び軽微な疼痛を治療する」

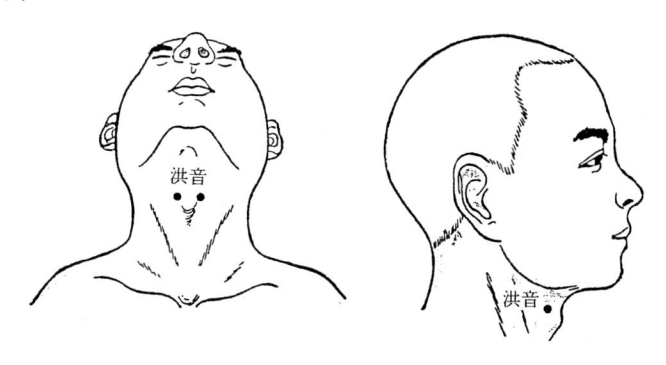

図－95

廉　泉
（れんせん）

【主　治】 マラリア，舌下部の腫脹による言語障害，口の瘡，舌縦〔舌が伸びたままになること〕，流涎，舌根部の拘縮。

【位置と取穴】 上甲状切痕陥凹部と胸鎖乳突筋前縁で，上甲状切痕陥凹部と同じ高さの点を結ぶ線の中点（図96）。

【経穴との関係】 奇穴の廉泉穴と任脈の廉泉穴とは同名で，部位が異なるツボである。奇穴の廉泉穴の経への帰属の問題について『黄帝内経素問』「気府論」篇には「足少陰は舌下，厥陰は陰毛中の急脈，左右各1穴」とあり，王冰注では「足少陰の舌下の2穴は，人迎の前の陥凹部で脈の拍動部の前にあり，日月の本で左右2つ。足少陰の脈気の発するところ。同身寸の4分を刺す」と記している。また『霊枢』「根結」篇には「少陰は湧泉を根とし，廉泉を結とする」とある。これらの記載に基づくと，このツボは足少陰腎経に帰属すべきものであるが，歴代の経穴書ではほとんど腎経に帰属させていないので，ここでは暫定的に奇穴の中にいれておく。

【針灸法】 針3分，灸3壮。

【出　典】 (1)『黄帝内経素問』「刺瘧」篇：「十二経の瘧を治療する時は，先ず異なった発病症状，発病時間から，どの経の病かを区別して治療方法を確定する。一般に発作のおこる約1食前に刺針する。1回の刺針で邪気が衰え，

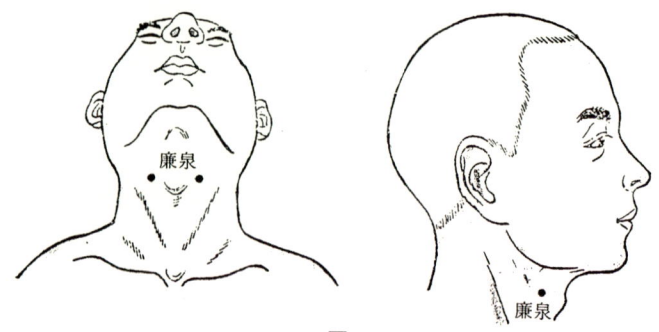

図－96

2回の治療で治療効果をおさめ，3回で病が癒る。もし病が好転しなければ舌下の両脈に刺針して出血させる。舌下の両脈とは廉泉穴のことである」

(2)『医学綱目』：「舌下部の腫脹による言語障害，口の瘡，舌縦，流涎及び舌根部の拘縮には廉泉穴に3分刺し，得気があったら瀉す。灸3壮」

【別　名】舌本，舌下。

啞　穴

【主　治】先天性聾啞，後天性聾啞。

【位置と取穴】このツボは全部で4穴ある。前頸部の2穴は人迎穴（胃経）と水突穴（胃経）の間で，斜め外方2分ばかりのところにある。胸鎖乳突筋の前縁で，深部には総頸動脈があり，拍動が指に触れる。後頸部の2穴は風池穴（胆経）の上4分で，後頭骨の下際にあり，胸鎖乳突筋の停止部。脳空穴（胆経）の直下方（図97）。

【針　法】前頸部の2穴は針2〜3寸。後頸部の2穴は針1〜1.6寸。

【出　典】『中医雑誌』

【備　考】前頸部の2穴に刺針する時は，総頸動脈に刺すと危険性が大きいので充分注意すること。

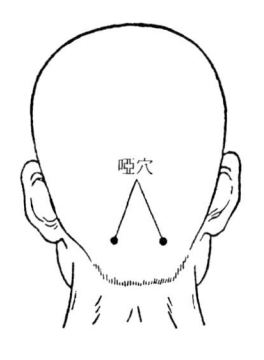

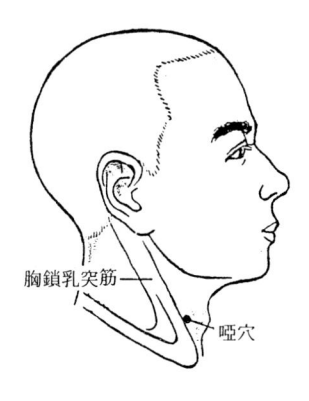

図—97

気堂(きどう)

【主　治】あくびによる顎関節脱臼，トラコーマ，気管支炎，喘息。
【位置と取穴】胸骨頸切痕上方陥凹部の両側で，胸鎖関節の陥凹部（図98）。
【経穴との関係】天突穴（任脈）の両側に位置する。
【針灸法】針2〜3分。針のひびき：局所に脹麻感がある。灸3〜7壮。
【出　典】(1)『備急千金要方』：「あくびによる顎関節脱臼には背の第5胸鎖椎に灸をすえる。1日14壮。3日経っても治らなければ気衝に灸をすえる。前胸部で喉の下の胸鎖関節のところがそうである。別名気堂」
　(2)『針灸孔穴及其療法便覧』：「気堂は奇穴で，天突穴の外側にあり，胸鎖関節の陥凹部。針2〜3分，灸3〜7壮。トラコーマを主治する。また気管支炎，喘息を治す」
【別　名】気衝。

天瞿旁穴(てんくぼうけつ)

【主　治】甲状腺肥大。
【位　置】胸骨頸切痕の陥凹部と同じ高さで両側に各1寸5分のところ（図99）。
【経穴との関係】気堂穴（奇穴）と気舎穴（胃経）の間。

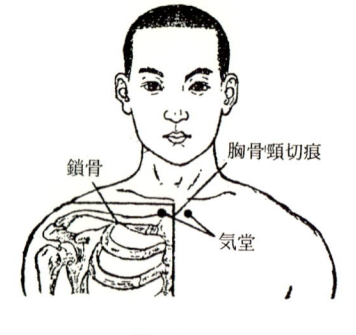

図－98 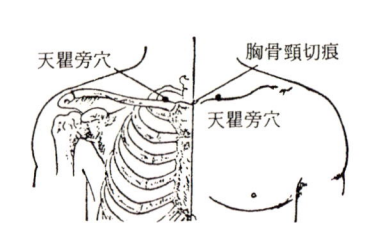　　　　図－99

【灸　法】灸300壮。
【出　典】『千金翼方』:「甲状腺肥大には灸を天瞿旁穴に300壮すえる。両穴の間を横3間寸にとって灸をすえる」

頸臂(けいひ)

【主　治】腕の麻痺，腕の神経痛，肩や腕のリウマチ，手や腕の筋萎縮など。
【位　置】頸部に位置する。鎖骨上縁で鎖骨上窩中央と鎖骨内側端を結ぶ線の中点（図100）。
【取　穴】局所の静脈が浮き出ている場合は，その血管を避けて刺針する。もし静脈がはっきりしない場合は呼吸を暫く止めるように命ずる。頸臂穴は頸両側の静脈の前方で，気舎穴と缺盆穴（胃経）の中点。仰臥位で取穴する。
【針　法】芒針を利用するが，浅刺で一般には2寸ほどの刺針とする。ちょっと捻針すると手指に触電様，あるいは酸麻感が伝わる。そうした感覚が胸背部に伝わるようなら方向をかえて刺針しなおし，手指に伝わるようにする。
【出　典】『芒針療法』

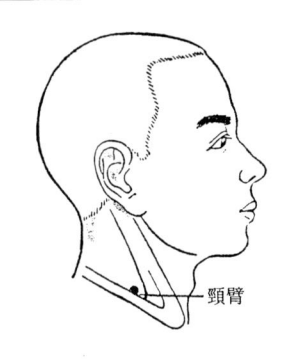

図－100

白喉穴一(はくこうけついち)

【主　治】ジフテリア。
【位　置】外頸部の上部に位置する。耳垂の後下方で，下顎角と乳様突起先端を結ぶ線を3等分した時の乳様突起から3分の1のところ（図101）。
【経穴との関係】翳風穴の下約5分のところで，下顎角の側方。
【針　法】針3～5分。留針しない。
【出　典】『経外奇穴彙編』:「白喉穴一は翳風穴の下約半寸のところで，下顎角の側方にあたる。針3～5分で留針はしない。灸はしない。ジフテリア

図-101　図-102

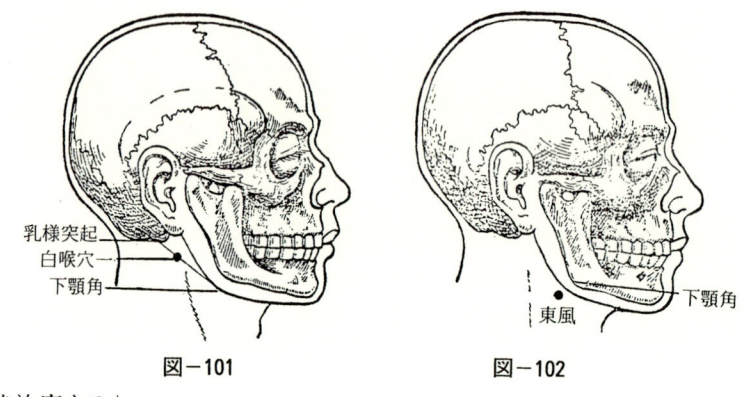

を治療する」

東風(とうふう)

【主　治】扁桃炎。
【位　置】頸部に位置する。下顎角の下縁で頸動脈の前縁（図102）。
【経穴との関係】天容穴（小腸経）の前下方5分。
【針　法】針1〜2分。
【出　典】『遼寧日報』

落頸(らくけい)

【主　治】重い荷物を持って頸部に疼痛，運動障害がおこり，同時に胸背部に極度の牽引痛がある場合，眩暈。
【位　置】頸部の胸鎖乳突筋を3等分した時の上方から3分の1のところ（図103）。
【経穴との関係】小腸経の頸部の循行径路上で，天容穴と天窓穴の間。
【針　法】2寸から2寸5分（同身寸）の深さに

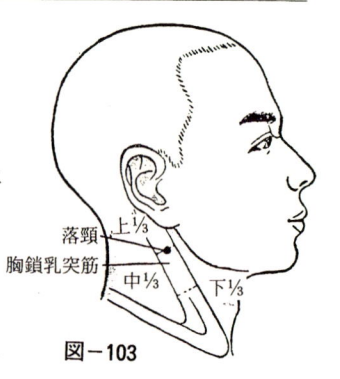

図-103

刺入し、頸椎横突起の前面に触れた時に、捻針しながら針を少し上下に動かし、患者にだるさ、しびれ感、重さの感覚が現われたらやめる。15～20分間留針し、3～5分ごとに1回、雀啄捻針の強刺激を加える。
【出　典】『浙江中医雑誌』

＜後頸部＞

中　接（ちゅうせつ）

【主　治】脳出血、眼疾患。
【位　置】後頭部正中線上で、後髪際から1寸7分入ったところ（図104）。
【取　穴】風府穴（督脈）と外後頭隆起の間に取る。
【経穴との関係】督脈の項部の循行径路上で、風府穴と脳戸穴（督脈）との間にあるが、やや風府穴よりである。
【灸　法】3～5壮。
【出　典】『鍼灸真髄』：「中接は奇穴である。風府と外後頭結節との中央で、督脈上にある。この左右5分のところのツボを右側を陰穴、左側を陽穴という。脳と脊髄とのつながる処であるから中接のツボという。そして陰陽2穴は、背部の第1行の起始で、左右の経がここで交叉している。ここに灸をすると脳出血にも、その他の脳の病にもよく効く。また眼疾患も治す」

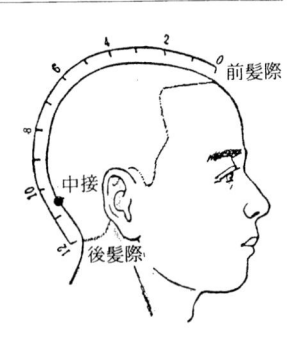

図－104

明　堂（めいどう）

【主　治】鼻出血、後頭痛、精神病、感冒。
【位　置】頭項部正中線上で、隆起した両僧帽筋の間のくぼみにある。後髪際を約7分半入ったところ（図105）。

【経穴との関係】瘂門穴（督脈）と風府穴の間。
【針灸法】針3分。針のひびき：局所に抽脹感〔ひっぱられるような脹ったような感覚〕がおこる。灸3壮。
【出　典】(1)『針灸大全』：「府下5分（府下の「府」は風府を指す）が瘂門である。瘂門の下5分で髪際が終る。さらにすぐ傍に明堂穴が1穴ある」
　(2)『針灸孔穴及其療法便覧』：「明堂は奇穴。項後正中線上で，髪際を入ること約7分半のところ。つまり瘂門穴と風府穴の間である。頭風，鼻閉鼻汁を主る。針3分，灸3壮。鼻出血，後頭神経痛を主治し，また精神病，感冒を治す」

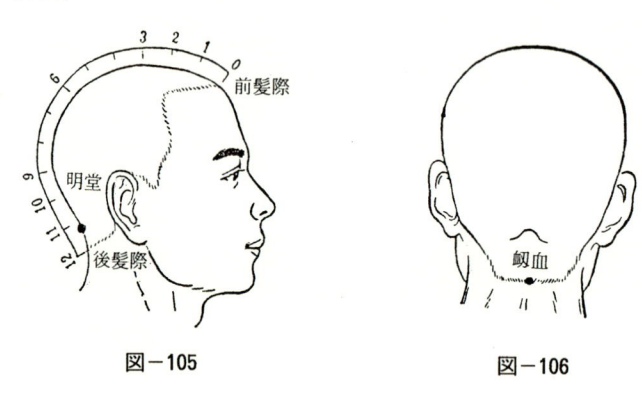

図－105　　　　　図－106

衄　血 (じく けつ)

【主　治】鼻出血。
【位　置】隆起した両僧帽筋の間の凹みの中で，後髪際の中点（図106）。
【経穴との関係】瘂門穴（督脈）の下5分。
【針　法】針1～2分。針のひびき：局所に脹麻感がある。
【出　典】(1)『医説』：「鼻出血に灸をすえる。徐徳瞻は鼻出血を治す場合，すぐ項の後の髪際で両筋の間の凹みのところに3壮灸をすえるが，鼻出血がたちどころに止まる。おそらく血はここから脳に入り，鼻に注がれるからであろう。素人が糸で項の後を絞めても鼻出血は止まるのであるから，この灸

法の効果は疑う余地がない」

(2)『神応経』:「鼻出血では,項の後の髪際で両筋の間の凹みに灸をすえる」

崇骨(すうこつ)

【主　治】感冒,マラリア,肺結核,頸項部の痙攣,百日咳,羊癇〔小児の癲癇発作時に羊,牛,馬,猪,鶏の鳴き声や挙動に類似した発声,動作で癲癇を分類したもの〕,咳嗽,催吐作用。

【位置と取穴】項部正中線上に位置する。隆起した両僧帽筋の凹みの中で,第6・第7頸椎棘突起の間に取る(図107)。

【経穴との関係】大椎穴(督脈)の上方の陥凹部。

【針灸法】針3〜4分。針のひびき:局所に脹麻感がある。灸3〜7壮。

【出　典】(1)『幼幼新書』:「羊癇には大椎の上に3壮灸をすえる」

(2)『中国針灸学』:「椎頂は別名を太祖といい,第6頸椎と第7頸椎の間にある。針3分,灸7壮。マラリアを主治する」

(3)『針灸学』:「崇骨(太祖,椎項)は大椎の上,小椎(第6頸椎)の下にある。咳嗽,マラリア,百日咳を主治し,同時に催吐作用がある。針1〜3分,灸5〜7壮」

(4)『針灸孔穴及其療法便覧』:「崇骨は奇穴で大椎穴上方の陥凹部,すな

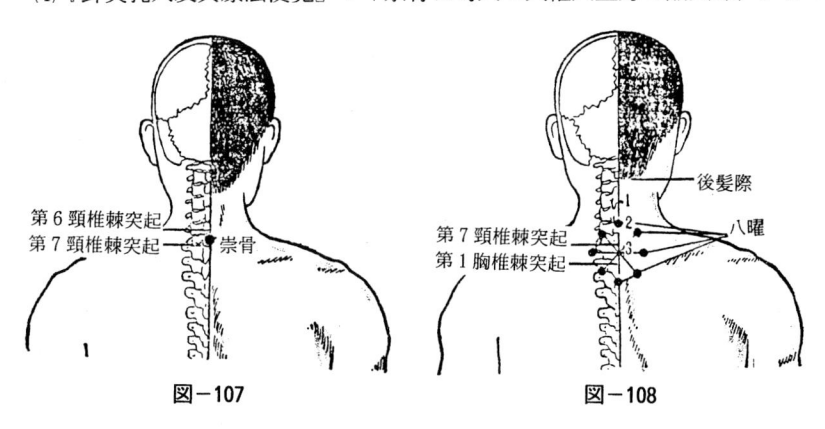

図−107　　　　　　　　図−108

わち第6頸椎と第7頸椎の間にある。針3〜4分、灸3〜7壮。感冒、マラリア、肺結核、頸項部の痙攣を主治する」
【別　名】椎頂、太祖。

八　曜 (はち　よう)

【主　治】胃疾患による嘔吐、妊娠悪阻。
【位置と取穴】大椎穴の上下左右に各々1寸のところと、斜め四方に各々1寸のところ（図108）。
【針灸法】針5分、灸7〜15壮。
【出　典】『腧穴学概論』

頂　椎 (ちょう　つい)

【主　治】消渇による頻尿、消渇。
【位　置】後頸部正中線上で、第7頸椎棘突起の先端（図109）。
【経穴との関係】大椎穴（督脈）のやや上方。
【灸　法】灸3〜7壮。
【出　典】(1)『備急千金要方』：「消渇による頻尿では、両手の小指の尖端と両足の第5趾の尖端及び項椎に灸をすえる。また脊柱中央の棘突起の間1カ所と、左右の腰目穴（腰目穴の項を参照）の3カ所に灸をすえる」

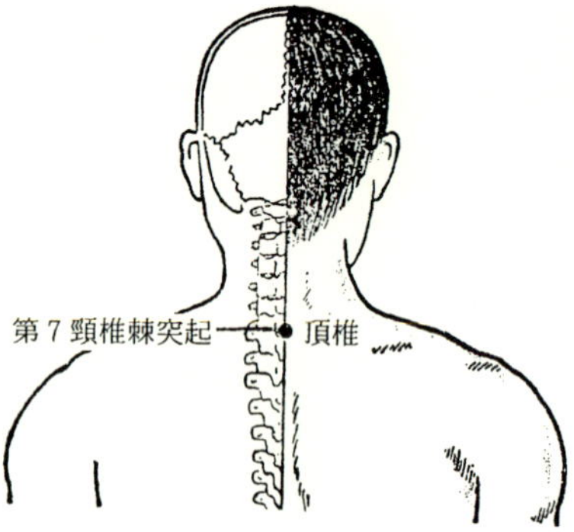

(2)『腧穴学概論』：「頂椎は第7頸椎棘突起の先端にある。消渇を主治する。灸3〜7壮」
【別　名】項椎。

図-109

頭部・顔面部 95

背監（はいかん）

【主　治】マラリア。
【位　置】背部正中線で，第7頸椎棘突起先端のやや下方（図110）。
【取　穴】患者が足を揃えて立ち，足底の周囲を紐で量って切り，その紐を前から首にかけて背部に回し，紐の両端があたる脊柱部分がこのツボである。
【経穴との関係】大椎穴（督脈）のやや上方。
【灸　法】予め背監穴に印をつけておき，マラリアの発作がおこった時には，急いでここに21灸をすえる。
【出　典】『寿世保元』：（このツボを用いるとマラリアを治すのに神効があるとして）「患者を素足にし，平らなところに両足をくっつけて立たせ，紐でその足底周囲を量って切り，その紐を前から首にかけて背部に回し，紐の両端があたる脊柱のところがこのツボである。予め印をつけておき，マラリアの発作の時に急いで艾灸を21壮すえると，悪寒発熱が自然に止まる。この方法はかつて聖人に遇って伝授されたものであるが，絶妙な効果をもっている。このツボを背監穴と言う」

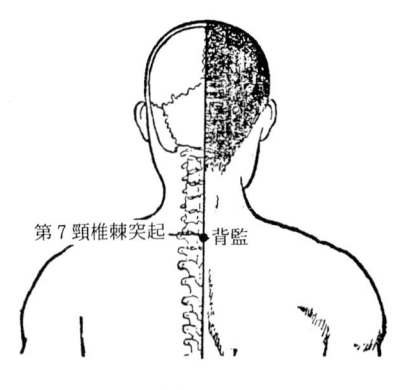

図－110

陽穴（ようけつ）

【主　治】脳出血，眼疾患。
【位　置】後頭部の正中線から左側へ5分。後髪際から1寸7分入ったところ（図111）。
【取　穴】中接穴の左側5分のところに取る。
【経穴との関係】督脈と後頭部を循行する膀胱経の径路の間。風府穴（督脈）

の直上7分の点から左側に5分のところ。

【灸　法】灸3〜5壮。

【出　典】『鍼灸真髄』

陰　穴 (いんけつ)

【主　治】脳出血，眼疾患。

【位　置】後頭部の正中線から右側へ5分。後髪際から1寸7分入ったところ（図112）。

【取　穴】中接穴の右側5分のところに取る。

【経穴との関係】督脈と後頭部を循行する膀胱経の径路の間。風府穴（督脈）の直上7分の点から右側に5分のところ。

【灸　法】灸3〜5壮。

【出　典】『鍼灸真髄』

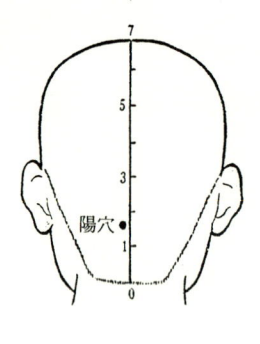

図－111 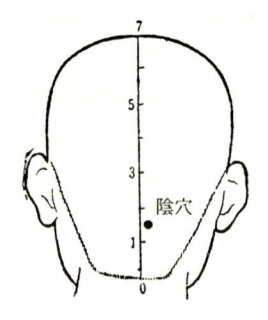　　　　　　　図－112

玉泉（ぎょくせん）〔頭〕

【主　治】構音障害。

【位　置】後頭部に位置する。後髪際を1寸5分入り，さらに正中線から左右に1寸5分のところ（図113）。

【取　穴】膀胱経の玉枕穴の下1寸に取る。

【経穴との関係】足太陽膀胱経の後頭部の循行径路で上，玉枕穴の下1寸のところ。あるいは天柱穴の上1寸5分。

【灸　法】灸を3～14壮。

【出　典】『幼幼新書』：「構音障害には玉泉穴に灸をすえる。玉枕穴の下1寸である。また乳の上3横指のところに灸をすえる。各々14壮」「猫釣で歯に沿って裂目があり舌が上唇に出る場合〔兎唇〕，鼻柱下の水溝（人中）穴に灸をすえる。玉泉穴は外後頭隆起の下1寸で，第4頸椎の両側各々1寸半。各々7壮」

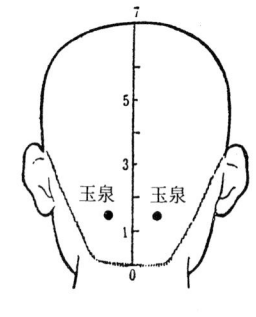

図-113

百労（ひゃくろう）

【主　治】婦人の産後の全身の痛み，頸部リンパ節結核，咳嗽，百日咳，項部筋肉の痙攣や捻挫。

【位　置】項部に位置する。後髪際の下1寸で正中線から左右に1寸のところ（図114）。

【経穴との関係】大椎穴（督脈）の上方2寸で外側に1寸のところ。

【針灸法】針3～5分。針のひびき：抽脹感が肩まで伝わる。灸3～7壮。

【出　典】(1)『針灸資生経』：「婦人の産後の全

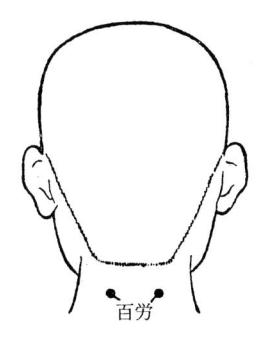

図-114

身の疼みには百労穴に刺針する。痛むところをさがして刺針するが，筋骨及び禁穴を避ける。明堂下経に，産後百日に満たない場合は灸はよくないと記されている」

(2)『針灸孔穴及其療法便覧』：「百労は奇穴で，大椎穴の上方2寸，外方1寸のところにある。針3～5分，灸3～7壮。結核，頸部リンパ節結核を主治する。また項部の筋肉の痙攣や捻挫で首が回らないのを治す」

喘 息

【主　治】喘息，呼吸困難，蕁麻疹。

【位　置】第7頸椎棘突起と第1胸椎棘突起の間の水平で，背部正中線から左右それぞれ1寸のところ（図115）。

【針灸法】針3～4分。針のひびき：酸麻脹感が頸部の周囲に伝わる。灸3～7壮。

【出　典】『針灸孔穴及其療法便覧』：「喘息穴は奇穴で大椎穴の傍1寸。日本人の玉森貞助氏によれば，膈兪穴の外上方約2～3分のところの陥凹部に位置する。喘息患者がそこを按圧されると快感を覚えるので，喘息穴と名づけられた。針3～4分，灸3～7壮。喘息，呼吸困難，蕁麻疹を主治する」

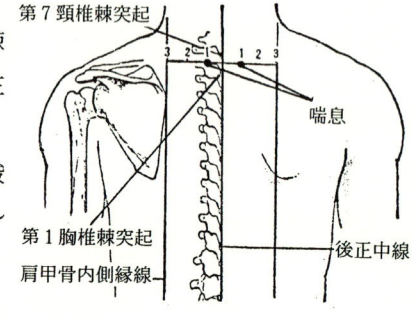

図－115

下百労

【主　治】頸部リンパ節結核，結核，咳嗽，項背部の筋肉の痙攣や疼痛，顔面部，耳下項部，胸部，背部の疔。

【位　置】大椎穴の両側1寸3分（図116）。

【針灸法】針3～5分，灸3～7壮。

頭部・顔面部　99

【出　典】(1)『針灸雑誌』(第1巻)：「百労は大椎骨の傍1寸。足底部，顔面部，耳下項部，胸部，背部の疔を治す」
　(2)『針灸孔穴及其療法便覧』：「下百労は奇穴で大椎穴の傍1寸3分。灸3〜7壮。結核，頸部リンパ節結核，咳嗽を主治する。また項背部の筋肉の痙攣あるいは疼痛を治す」
【別　名】百労。

百労四穴（ひゃくろうしけつ）

【主　治】結核，頸部リンパ節結核，百日咳，項部の筋肉の痙攣や捻挫による首の回旋不能。
【位　置】項部に位置する。後髪際の下1寸で正中線の両側各1寸のところに2穴，第7頸椎棘突起と第1胸椎棘突起の間の点から左右に各1寸3分のところに2穴，合計4穴（図117）。
【針灸法】針3〜5分，灸3〜7壮。
【出　典】『針灸孔穴及其療法便覧』：「百労四穴は奇穴。大椎穴上方2寸で，外方1寸3分のところのあわせて4穴である。針3〜5分，灸3〜7壮。結核，頸部リンパ節結核，咳嗽，百日咳を主治する」

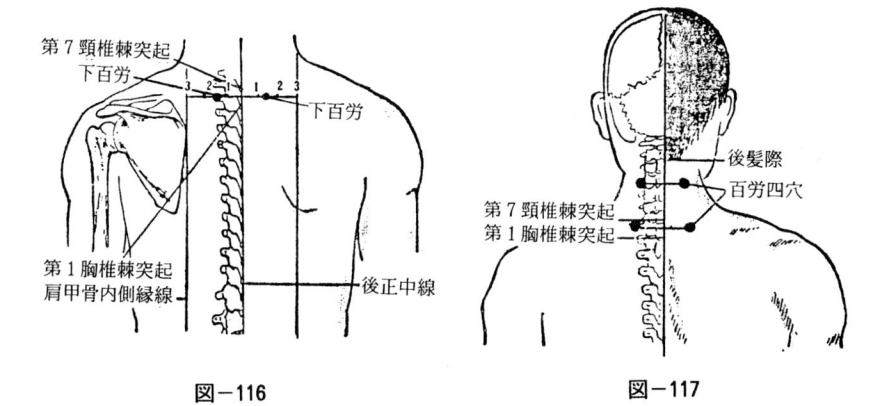

図－116　　　　　　　　　　　図－117

天　柱〔澤田〕

【主　治】口の歪み。

【位　置】後頭部に位置する。後髪際を2寸入ったところで，ちょうど隆起した僧帽筋の外縁の陥凹部（図118）。

【経穴との関係】足陽胆経の後頭部の循行径路上で，風池穴の上方1寸。足太陽膀胱経の天柱穴は項部に位置し，後髪際と水平で，僧帽筋の外縁のところ。したがってこの天柱穴は経穴の天柱穴と同名異位穴である。

【灸　法】灸5～10壮。口の歪みの反対側に施灸する。

【出　典】『針灸真髄』：「奇穴の天柱は耳後乳嘴突起より約5，6分背部正中線に寄った方にあり，風池の1寸程上にある。ここへ灸すると，反対側の口の捩れたのを治す。すべて口の歪みを治すには，その反対側に出ているので，反対側へ灸するがよい」

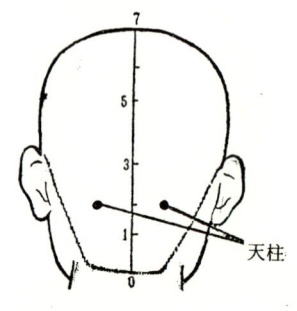

図-118

新　識

【主　治】項部の強ばり，後弓反張，咽喉痛，頸部の神経痛。

【位　置】項部に位置する。第3・4頸椎の間で，傍1寸5分の所（図119）。

【針　法】針3分。

【出　典】『中国針灸学』：「新識は第3・4頸椎の間で，傍1寸5分の所。針は3分刺入。項部の強ばり，後弓反張，咽喉痛，頸部の神経痛を主治する」

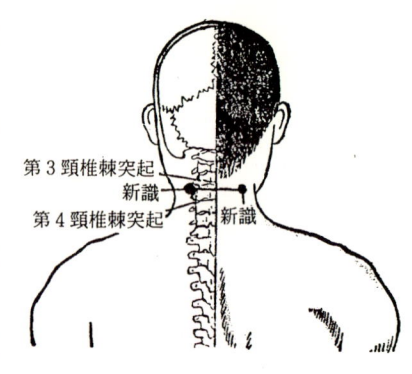

図-119

新　設
しん　せつ

【主　治】後頭神経痛，項部の筋肉の痙攣及び捻挫，項部及び肩甲部の疼痛，喘息，咳嗽，リンパ腺肥大。

【位　置】項部に位置する。第4頸椎横突起の先端で，僧帽筋の外縁（図120）。

【経穴との関係】風池穴（胆経）の直下方で，後髪際の下1寸5分。僧帽筋の外側下の陥凹部。

【針　灸】針3～5分。針のひびき：抽脹感が肩に伝わる。棒艾灸3～15分間。

【出　典】(1)『新針灸学』：「針は3～5分の深さに入れる。棒艾灸は5～15分間。後頭神経痛，項部の筋肉の痙攣及び捻挫，項部及び肩背部の疼痛を治療する」

(2)『針灸孔穴及其療法便覧』：「新設は奇穴で第3頸椎下の外方1寸5分。すなわち風池穴の直下で後髪際の下1寸5分。針3～5分，灸3～7壮。喘息，咳嗽，リンパ腺肥大，後頭神経痛，項部の筋肉の痙攣及び捻挫，項部及び肩甲部の疼痛を主治する」

百　種　風
ひゃく　しゅ　ふう

【主　治】百種風（訳注ヒ・1）。

【位　置】項部に位置する。第7頸椎棘突起と第1胸椎棘突起の間と水平で，背部正中線から左右それぞれ2寸3分（患者の中指同身寸を用いる）のところ（図121）。

【経穴との関係】大椎穴（督脈）と水平で，左右にそれぞれ2寸3分。【灸法】灸100壮。

【出　典】『備急千金要方』：「百種風を治す。脳の後の項部の大椎穴から左右にそれぞれ2寸3分量ったところ。必ず患者の指寸で量る。両穴に灸を各100壮すえると治癒する」

図-120　　　　　　　　　図-121

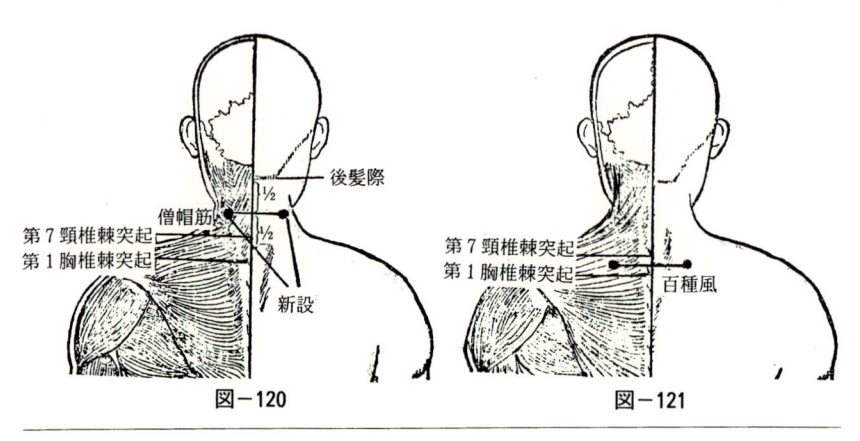

風　巖（ふうがん）

【主　治】精神病。

【位　置】側頸部に位置する。胸鎖乳突筋の後縁で，耳垂と後髪際正中点を結ぶ線の中点からやや前方5分のところ（図122）。

【取　穴】耳垂と後髪際正中点を結ぶ線の中点からやや前方5分に取る。

【針　法】針3〜6分。針のひびき：抽脹感が肩に伝わる。毎回1側に刺針し，左右を交互に用いる。

【出　典】『針灸孔穴及其療法便覧』：「風巖は奇穴。耳垂と瘂門穴を結んだ水平線のやや前方5分のところ。針3〜6分（毎回1側に刺針し，左右を交互に用いる）。主治は精神病。本穴への刺針を風府穴への刺針及び深刺奇穴法の過梁針と比較すると，効果が比較的速く，安全であると言われている」

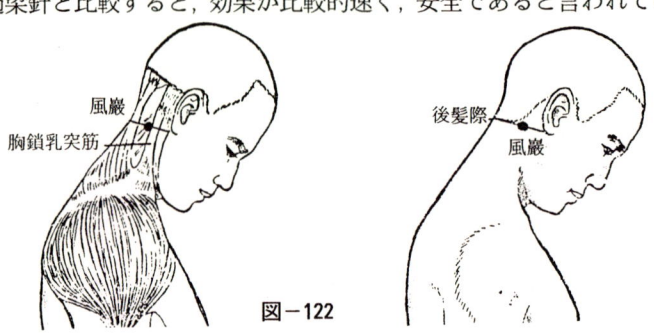

図-122

肩　背
けん　ばい

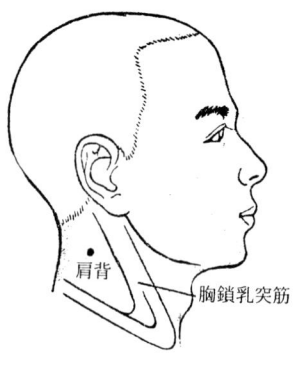

【主　治】肩背部の神経痛, 肩甲部のリウマチ症, 項背部の筋肉の疼痛及び痙攣, マラリア。
【位　置】側頸部に位置する。鎖骨上窩中央の上方約2寸で, 僧帽筋の上縁中部に本穴がある (図123)。
【取　穴】缺盆穴（胃経）の上方約2寸で, 僧帽筋上縁の中点。仰臥位で取穴する。
【針　法】芒針を利用して軽く捻針し, 緩かに進める方法で, 平刺で斜め下方に刺入する。僧帽筋を通過して, 直接陶道穴あるいは身柱穴に達する。
【出　典】『芒針療法』
【附　記】このツボに刺針する時は, 手法に熟練していなければならず, 肺尖を刺さないように気をつけなければならない。

図－123

全　知
ぜん　ち

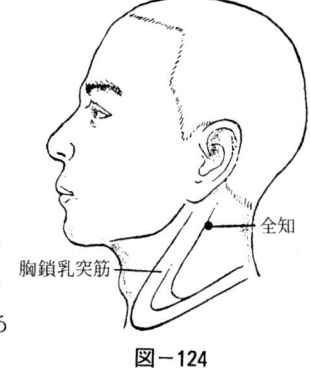

【主　治】頸部の神経痛, 全身の神経痛, リウマチ症, 頸部の筋肉痙攣, 関節炎, 片麻痺。
【位　置】左側頸部に位置する。胸鎖乳突筋の後縁で, 胸鎖乳突筋を10等分した時の乳様突起から3等分のところ（図124）。
【取　穴】左側の完骨穴（胆経）の直下約4横指。天窓穴（小腸経）の上片2寸で左側のみの単穴。仰臥位で頭部をまっすぐにし, やや高めの枕をあてがって取穴する。
【針　法】芒針を利用して軽く捻針し, ゆっくりと刺入する。針は2寸まで刺

図－124

入できる。刺針すると一種の触電様ないしは，だるくしびれた感覚が下肢に放散する。もしそうした感覚が胸背部に放散するようであれば，そのまま刺入を続けるのは好ましくなく，針を少し戻すか，抜針してもう1度やりなおすべきである。

【出　典】『芒針療法』

【附　記】このツボに刺針する時は，手法に熟練していなければならない。そうでないと胸痛や項部強直，全身の不快感などの反応をおこすことがある。

【禁　忌】高血圧症，心臓病，虚弱な者。

理想刺点（りそうしてん）

【主　治】呼吸と血液循環を調整し，甲状腺と副腎の内分泌を促進する。

【位　置】側頸部の正中点に位置する。甲状軟骨の喉頭隆起から両側に水平線を引いた時の胸鎖乳突筋後縁との交点（図125）。

【取　穴】患者を側臥位にする。側頸部の胸鎖乳突筋後縁で，喉頭隆起と同じ高さのところに取る。

【経穴との関係】扶突穴（大腸経）の直後方。

【針　法】針2〜3分。

【出　典】『針灸療法与生理作用』：「喉頭隆起の峰（甲状軟骨の先端）と同じ高さにある頸中点に刺針するが，頸中点は甲状腺を刺激するのに適切な場所である（しびれ感が喉部に伝わる）。……頸中点はまたクローム親性系統（副腎を刺激することにほかならない）を刺激する適切な場所である。……また横隔神経を刺激する適切な場所である（灸が特によい）。要するにここの場所を刺激すると呼吸と血液循環を調整し，2種類の内分泌を促進することができる」

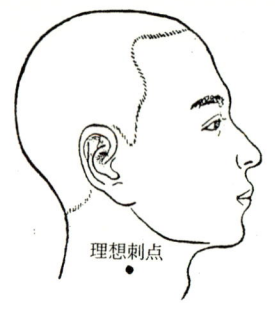

図－125

一　噫
（いち　あい）

【主　治】肩部や上腕部の痛み，熱性疾患で汗が出ない場合。

【位　置】肩部の僧帽筋上縁で，外後頭隆起と肩峰の中点（図126）。

【取　穴】肩上の大きな筋の中央に取る。

【経穴との関係】肩井穴（胆経）のやや上方。

【針灸法】針5〜7分。針のひびき：酸麻感が肩にまで伝わる。灸3〜5壮。

【出　典】『針灸孔穴及其療法便覧』：「一噫は奇穴で肩上の大きな筋の中央にある。針は5〜7分，灸は3〜5壮。肩部や上腕部の痛みと熱性疾患で汗が出ない場合を主治する」

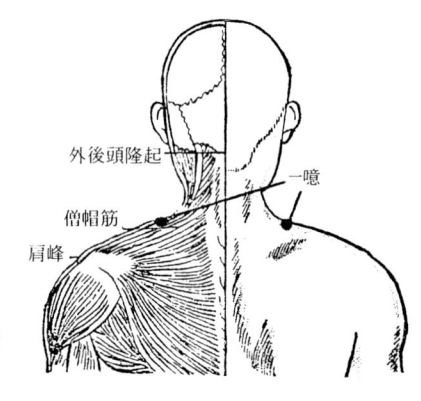

図−126

体 幹 部

<胸　部>

龍　頷
　　りゅう　がん

【主　治】心痛があり冷気の上逆するもの，胃寒(訳注イ・1)，胃痛，肺充血，食道狭窄，喘息，心窩部痛。

【位　置】胸部の正中線上で，胸骨体下端の上5分（図127）。

【経穴との関係】任脈の胸部の循行径路上にある。鳩尾穴の上1寸5分。

【灸　法】灸100壮。

【出　典】(1)『備急千金要方』：「心痛があり，冷気の上逆するものには灸を龍頷穴に100壮すえる。鳩尾穴の上1寸半。針は不可」

　(2)『中国針灸学』：「龍頷穴は鳩尾穴の上1寸半。灸15壮。胃痛，胃寒を主治する」

　(3)『針灸孔穴及其療法便覧』：「龍頷は奇穴で鳩尾穴の上1寸5分。針2分，灸3～7壮。胃寒，胃痛を主治する。また肺充血，食道狭窄，心窩部痛を治す」

【別　名】龍頭。

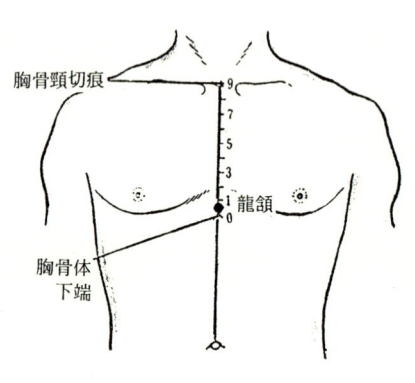

図－127

赤穴（せきけつ）

【主　治】喘息，咳嗽，胸膜炎，肺充血，肋間神経痛。
【位　置】胸骨柄の正中点の両側各1寸（図128）。
【経穴との関係】任脈と足少陰腎経の胸部の循行径路の間で，璇璣穴（任脈）と兪府穴（腎経）の間。
【針灸法】針3分。針のひびき：局部に脹感がおこる。灸3～7壮。
【出　典】『針灸孔穴及其療法便覧』：
「赤穴は奇穴で璇璣穴の両側約1寸の陥凹部。針3分，灸3～7壮。喘息，咳嗽を主治する。また胸膜炎，肺充血，肋間神経痛も治す」

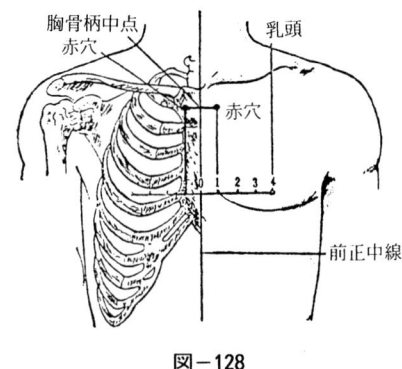

図-128

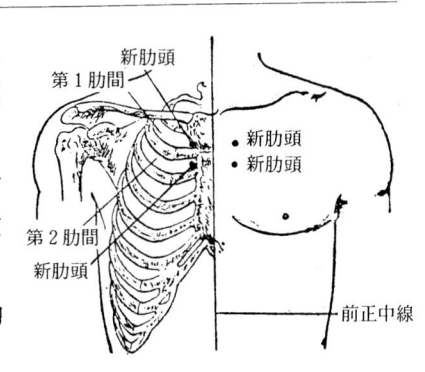

新肋頭（しんろくとう）

【主　治】痃癖〔腹中の移動性の硬結〕，肋間神経痛，胸膜炎，喘息，横隔膜痙攣，呼吸困難。
【位　置】胸骨の両側で，第1・2肋骨間に各1穴，第2・3肋骨間に各1穴（図129）。
【経穴との関係】任脈と足少陰腎経の胸部の循行径路の間で，華蓋穴（任脈）の両側1寸のところと，紫宮穴（任脈）の両側1寸のところ。
【灸　法】灸3～7壮。

図-129

【出　典】(1)『千金翼方』：「瘰癧を治す。患部が左にあれば左に，右にあれば右に灸をすえる。第1肋骨と第2肋骨の間と，第2肋骨と第3肋骨の間が灸点である。初日には3壮，翌日は5壮，翌々日は7壮，最後に10壮すえ，これを繰り返す。にんにくは断ったほうがよいが，他のものは食べてかまわない」

(2)『針灸孔穴及其療法便覧』：「新肋頭は奇穴で，胸部正中線上の両側で肋骨の起始部にある。正中線の両側1寸で第1・2肋間と第2・3肋間にあり，左右あわせて4穴。灸3～7壮。古い説では初日に3壮，次の日に5壮，3日目に7壮，最後に10壮すえ，これを繰り返し，左に患部があれば右にすえ，右にあれば左にすえるとある。瘰癧を主治する。また肋間神経痛，胸膜炎，気管支炎，喘息，横隔膜痙攣，呼吸困難も治す」

胸　堂
きょう　どう

【主　治】吐血，上気厥逆，上気咳逆（訳注シ・4），胸痺（訳注キ・2），背部の痛み，消渇，のどのかわき，気管支炎，喘息，食道痙攣，喀血，乳腺炎，心悸亢進，乳汁分泌不全。

【位　置】両乳頭の間にあり，胸骨体の両側縁で，乳頭と水平の位置（図130）。

【経穴との関係】任脈と足少陰腎経の胸部の循行径路上の間で，膻中穴（任脈）の両側1寸のところ。

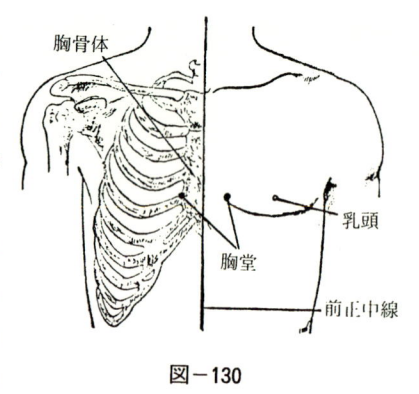

図－130

【灸　法】3～7壮の施灸が普通だが，100壮まですえてもよい。

【出　典】(1)『備急千金要方』：「吐血や唾血〔痰を唾くとともに出る血〕には，胸堂穴に灸を100壮すえる。針は不可」「食べ物を吐いてしまい，腹中に入らぬものは胸堂に灸を100壮すえる」「上気咳逆，胸痺，背部の痛みには灸を胸堂に100壮すえる。針は不可」「消渇でのどのかわきを訴えるものは，

灸を胸堂に50壮すえる」

(2)『針灸孔穴及其療法便覧』:「胸堂は奇穴である。両乳頭の間,胸骨の両側縁。灸3〜7壮。気管支炎,喘息,食道痙攣,喀血,心臓痛を主治する。また乳腺炎,心悸亢進,乳汁分泌不全も治す」

肺　募(はい　ぼ)

【主　治】小児の急性癲癇,腹部が膨満し,呼吸が切迫して腹鳴するもの,上気して咳嗽,息切れをおこしているもの,気が充満して食物の摂取ができないもの。

【位　置】胸部の乳房の上で,第2・3肋骨の間にあり,正中線の両側1寸5分のところ(図131)。

【取　穴】乳房の上で第2・3肋間の陥凹中。瞳孔の直下に取る。

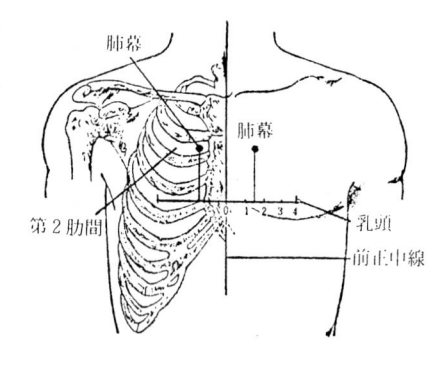

図-131

【経穴との関係】任脈の胸部の循行径路の両側にある。紫宮穴の両側1寸5分。

【灸　法】灸3〜5壮。

【出　典】(1)『備急千金要方』:「小児の急性癲癇で腹部が膨満し息切れがして腹鳴するものには,肺募穴に灸をすえる。両乳房上の第2肋間の陥凹部にあり,紐を瞳のところに当ててたらし,その紐との交点に取る」

(2)『玉機微義』:「上気により咳嗽・息切れのするもの,気が充満して食物の摂取が不能となったものには,灸を50壮肺募穴にすえる」

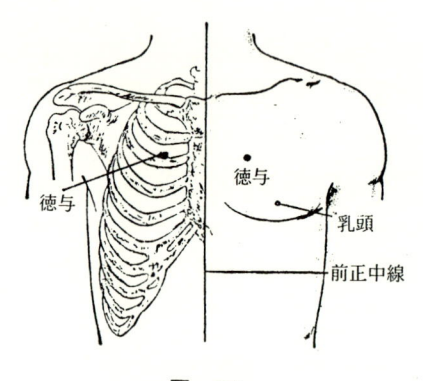

図－132

徳　与
とく　よ

- 【主　治】昏迷。
- 【位　置】胸部正中線の両側2寸2分半で，第2肋骨の上縁（図132）。
- 【取　穴】胸部正中線の両側3横指，第2肋骨の上縁に取る。
- 【経穴との関係】足少陰腎経の胸部の循行径路のわずかに外側。彧中穴の両外側2分半。
- 【針　法】針3寸〔注・同部位に針を3寸刺入するのは気胸などをおこす可能性があり危険と思われる〕。
- 【出　典】『福州民間針灸経験録』：「徳与穴は胸部第2肋間で，正中線の両側の3横指にある。針3寸。昏迷を治す」

小児亀胸（しょうにききょう）

【主　治】小児の鳩胸。

【位　置】胸部正中線の両側2寸5分の線上で，第2・3・4肋間にある（図133）。

【経穴との関係】足陽明胃経の胸部の循行径路の内側1寸5分のところ。乳中穴の内側1寸5分に2穴，膺窓穴の内側1寸5分に2穴，屋翳穴の内側1寸5分に2穴，合計6穴。

【灸　法】6穴に各3壮。春と夏には下から上へ灸をすえ，秋と冬は上から下へ灸をすえる。

【出　典】『太平聖恵方』：「小児の鳩胸は，肺に熱が満ちて，胸膈を攻めることによりおこる。または授乳する母親が熱く辛味のつよい食事をとったため，これが原因で乳児の胸が隆起しておこる。灸を両乳頭の内側1寸5分の線上で，3カ所の肋間，あわせて6穴に各3壮すえる。艾は小麦大とする。春夏には下から上へすえ，秋冬には上から下へすえる。この方法を守らないと灸あたりをおこして治らない」

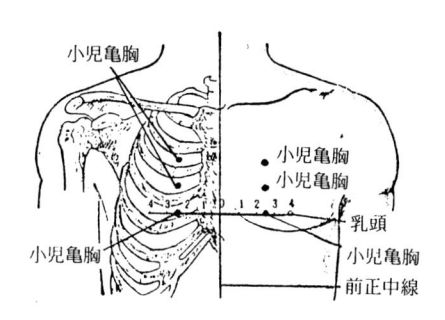

図－133

裏期門（うらきもん）

【主　治】両脇の疼痛。
【位　置】胸骨体下端の下2寸の両側3寸5分のところ（図134）。
【経穴との関係】期門穴の内側5分のところ。
【灸　法】灸3～5壮。
【出　典】『針灸真髄』：「期門のごく近くに裏期門がある」

乳上（にゅうじょう）

【主　治】乳房部の腫瘍や乳腺炎，肋間神経痛。
【位　置】両乳頭の直上で，その距離は患者の両口角の長さ分（図135）。
【経穴との関係】足陽明胃経の胸部の循行径路上，乳中穴の上1口寸〔左右の口角の長さを1口寸という〕。
【灸　法】灸3～5壮。
【出　典】(1)『千金翼方』：「乳房部の腫瘍や乳腺炎の治療は，両口角を紐で量り，その一端を乳頭に当てて，その上端の部位に灸をすえる」
　(2)『胃経小学』では禁針穴の内に入れている。同書には「海泉，顴髎，乳

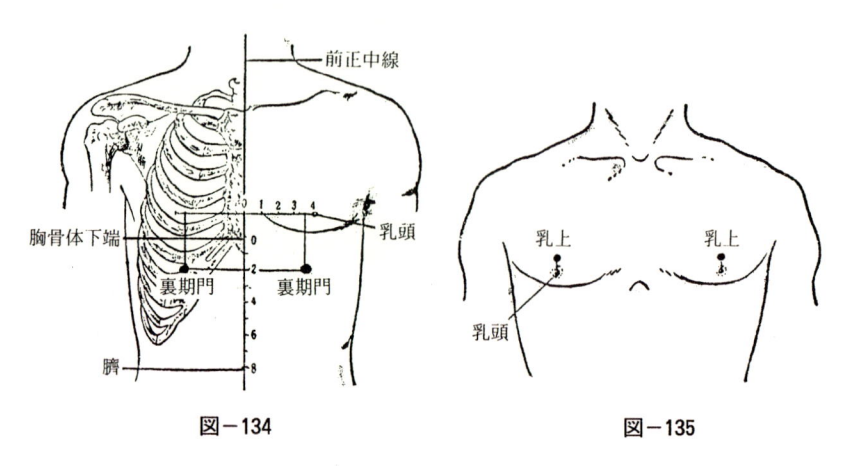

図－134　　　　　　　　　　　図－135

頭上。脊椎間で脊髄に中ると背中が曲ってしまう」と記されている。この書では禁灸穴として「天牖，人迎と乳中」をあげている。(注・上記文中の乳中は胃経の乳中穴を指しているが，乳頭上は間違いなく奇穴を指している)。

(3)『針灸孔穴及其療法便覧』：「乳上は奇穴で，患者の口角（口を閉じている時）の長さを量り，その長さで乳頭から上に当てた位置がこのツボである。灸3～5壮。すべての乳房部の疾患を主治する。また肋間神経痛も治す」

乳　旁

【主　治】喘鳴咳嗽，胸部の煩悶感，嘔吐。
【位　置】両乳頭の外側2分のところ（図136）。
【経穴との関係】乳中穴の外側2分。
【推拿法】中指の先端で10～15回揉捏，または押圧する。
【出　典】『中医推拿学講義』：「乳旁穴は乳頭の外側2分。中指の先端で10～15回。揉捏または押圧する。喘鳴咳嗽，胸部煩悶感，嘔吐を主治する」

鬼　門

【主　治】突発性癲癇，吐舌。

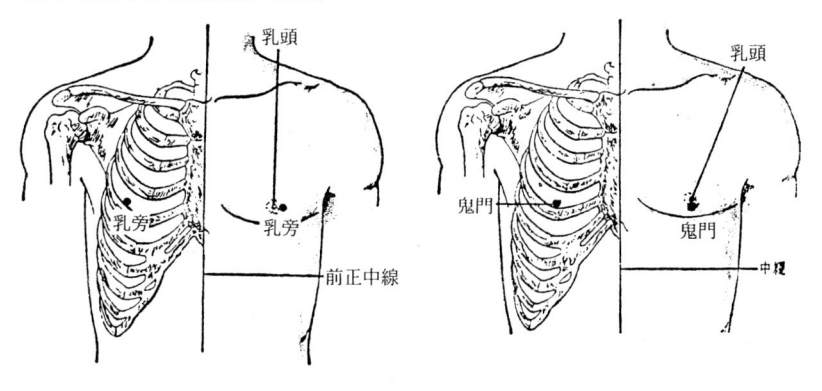

図-136　　　　　　　　図-137

【位　　置】乳頭の下2分（図137）。
【経穴との関係】足陽明胃経の胸部の循行径路上で,乳中穴の下2分の所。
【灸　　法】灸7壮。
【出　　典】『幼幼新書』：「突発性癲癇には，灸を両乳頭にすえる。女性の場合は乳頭の下2分にすえる」「吐舌，弄舌〔舌を煩雑に無意味に運動する〕新生児の破傷風には，乳頭の下，麦1粒分離れたところに灸を7壮すえる」

直　骨
（ちょくこつ）

【主　　治】咳嗽。
【位置と取穴】両乳頭の下約1横指で，乳頭直下の陥凹部。婦人の場合は乳房を下へ押しつけて乳頭の先端のあたるところ（図138）。
【経穴との関係】足陽明胃経の胸部の循行径路で，乳中穴の下1横指。
【灸　　法】灸3〜7壮。
【出　　典】(1)『備急千金要方』：「小児の夏季のマラリアには，灸を両乳頭の直下1横指のところに3壮すえる」

(2)『世医得効方』：「咳逆の灸法……乳頭の直下1横指の肋間中。婦人の場合は乳頭を押しつけてこれを量る。すなわち乳頭の先端のあたるところが本穴である。艾は小豆大で3壮。男は左側，女は右側と1ケ所のみにすえる。火が肌に達すれば効果があるが，効果がないようなら治療をやめること。本穴は乳頭の下の肋骨間の動脈の触れるところにある」

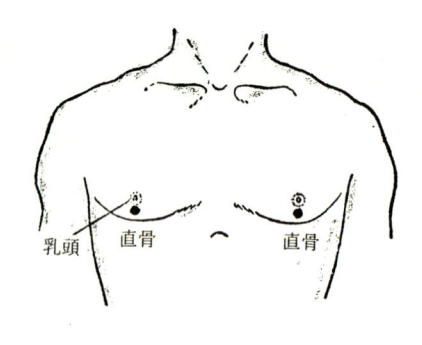

図-138

(3)『針灸集成』：「直骨穴（乳頭の下1横指の陥凹部をさぐり，乳頭の直下にあれば，それが本穴である。婦人の場合は乳頭を下方に押しつけ，乳頭の先端のあたるところにとる）は，長年にわたる咳嗽を主治する。艾は小豆大で3壮すえる。男は左側，女は右側であり，これを間違えてはならない。

咳嗽はすぐ治癒する。効果がないようなら治療を止めること」

(4)『中国針灸学』：「直骨穴は乳の下1寸。婦人は乳頭を押し下げて，その先端のあたるところ。灸7壮。長期の咳嗽，気管支炎を主治する」

乳下（にゅうか）

【主　治】小児の胃拡張，乾嘔〔からえずき〕，反胃（訳注ハ・1）嘔吐，女性で年令に達したのに月経をみぬもの，上腹部痛，長期にわたる咳嗽，気管支炎，乳腺炎，乳汁分泌不全，胸膜炎，乳癌，肋間神経痛。

【位　置】両乳頭の直下約1寸（図139）。

【経穴との関係】足陽明胃経の胸部の循行径路上で，乳中穴の下1寸。

【灸　法】灸を3〜7壮にすえるのが普通だが，100壮すえることもある。艾は小豆大。男は左，女は右にすえる。これを間違えてはならない。

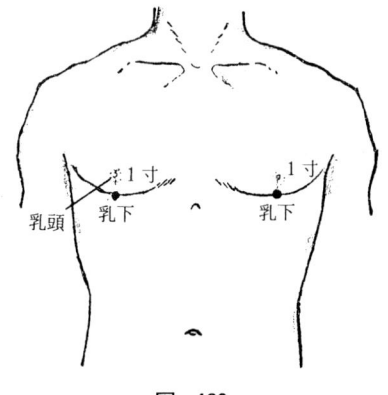

図−139

【出　典】(1)『備急千金要方』：「小児の胃拡張には，灸を両方の乳の下1寸に各3壮すえる」「反胃で食したものをすぐ吐き出す場合には，灸を両方の乳頭の下各1寸にすえる。治癒するまで続ける」「乾嘔には乳頭の下1寸に灸を30壮すえる」

(2)『世医得効方』：「乾嘔は灸を尽1穴，すなわち肘の上の動脈部に3壮すえる。また乳の下1寸に30壮すえる」

(3)『針灸資生経』：「女性の年令に達したのに月経の来ぬものには，黄芩牡丹湯を2剤服用させた後，灸を乳の下1寸の乳輪の際（きわ）に50壮すえる」

(4)『胃宗金鑑』：「反胃を治す灸の奇穴。上のツボは乳の下1寸。下のツボは内果の下に3本の指を斜め前方に当てた点」

(5)『針灸集成』：「乳下穴は上腹部痛を主治する。灸を各20壮」

(6)『針灸孔穴及其療法便覧』：「乳下は奇穴で乳中穴の下1寸。灸3〜7壮。一説では艾の大きさは小豆大とし，男は左，女は右にすえ，これを間違えてはならぬとしている。上腹部痛，慢性の咳嗽，気管支炎を主治する。また乳腺炎，乳房の腫脹，乳汁分泌不全，胸膜炎，乳癌，肋間神経痛も治す。肝兪，脾兪，膈兪，太衝，独陰などのツボと組み合わせると良効を得るとの説もある」

馬蜞斑（ばきはん）

【主　治】皮膚結核症。
【位　置】乳頭の直下1寸5分（図140）。
【経穴との関係】足陽明胃経の胸部の循行径路上で，乳根穴（胃経）の上1分。
【針　法】針でほじくって出血させる。
【出　典】『福州民間針灸経験録』：「馬蜞斑穴は，乳頭の下2横指。針でほじくって出血させる。皮膚結核症を治す」

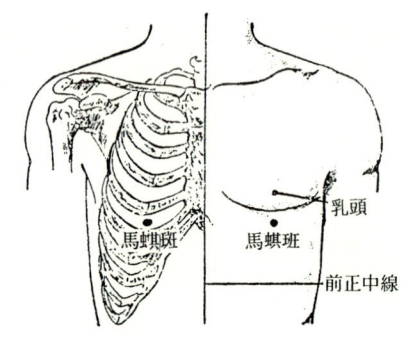

図-140

薜息（へいそく）

【主　治】小児の急性癲癇，腹部が膨満し息が切れて腹鳴するもの。
【位　置】両乳頭の直下で第5・6肋間にある（図141）。
【経穴との関係】乳根穴（胃経）のやや下方。
【灸　法】灸3〜5壮。
【出　典】(1)『備急千金要方』：「小児の急性癲癇，腹部が膨満し息が切れて腹鳴するものには，肺募穴に灸をすえる。……次に薜息穴に灸をすえる。薜息穴は両乳頭の下方で肋骨を1つへだてた陥凹中にある」
　(2)『経外奇穴彙編』：「胸薜穴は，両乳頭の下方で肋骨を1つへだてた陥

凹中。出生後10日目位の乳児は3壮。1月以上となれば5壮すえてもよい。小児の腹部膨満,息切れ,腹鳴を治す」
【別　名】胸薛

通　谷〔胸〕

【主　治】心部痛,悪気（訳注ア・1）が上逆し脇部が痛むもの,胸膜炎,肋間神経痛,乳腺炎。
【位　置】両乳頭の直下2寸（図142）。
【経穴との関係】乳根穴（胃経）の下4分。
【灸　法】灸50壮。
【出　典】(1)『備急千金要方』：「心痛,悪気が上逆して脇部が突然痛むものは,灸を通谷〔胸〕に50壮すえる。乳の下2寸にある」
　(2)『針灸孔穴及其療法便覧』：「通谷〔胸〕は奇穴で乳頭の下2寸。灸3～7壮。心痛,悪気が上逆し脇部が突然痛むのを主治する。また胸膜炎,肋間神経痛,乳腺炎も治す」

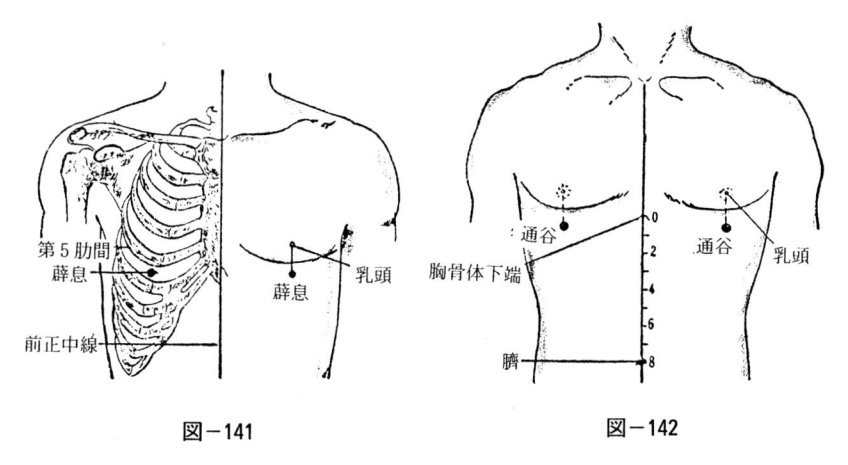

図−141　　　　　図−142

截瘧（さいぎゃく）

【主　治】マラリヤ，胸脇部をつらぬく疼痛。
【位　置】両乳頭の直下4寸（図143）。
【取　穴】紐で患者の両乳頭間を量り，この長さを8寸とする。この紐を2分して4寸とし，乳頭に当てて垂らし，その末端の届くところに取る。
【経穴との関係】乳中穴（胃経）の下4寸，期門穴（肝経）のやや下方。
【灸　法】灸5壮。

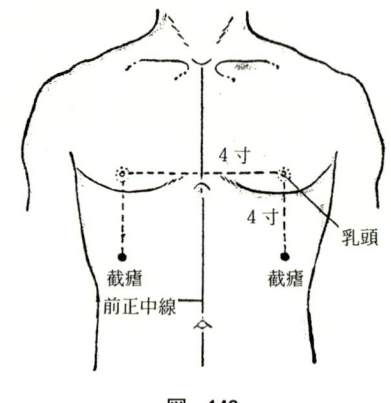

図－143

【出　典】(1)『備急千金要方』：「病気の長期，短期にかかわらず，すべてのマラリヤに効く。患者を仰臥させ，両乳頭間を紐で量り，身体を起こして，その紐の半分を乳頭に当てて末端の届くところに男なら左側，女なら右側に灸を随年壮すえる」

(2)『針灸孔穴及其療法便覧』：「截瘧は奇穴。紐で患者の両乳頭間の距離を量り，これを半分に切って，一端を乳頭にあてて下に垂らし，紐の末端の届くところ。灸5壮。マラリヤを主治する。また胸脇部をつらぬく疼痛も治す」

肓募（こうぼ）

【主　治】病後の極度の衰弱，栄養障害，腹腔内腫瘤で疼痛をともなうもの，慢性疾患。
【位置と取穴】胸部にある。紐で乳頭と臍の間を量り，これを半分に切って乳頭の上に置き，下に垂らして末端の当たるところ（図144）。
【経穴との関係】乳中穴（胃経）の直下。期門穴（肝経）の下1寸。

【灸　法】灸3〜7壮，または随年壮。

【出　典】(1)『備急千金要方』：「上腹部の囊腫で針も薬も効果のないものには，灸を肓募穴に随年壮すえる。肓募の2穴は，乳頭より臍へ斜めに距離を量り，その半分の長さだけ，乳頭より下へ量ったところにある」

(2)『中国針灸学』：「肓募は奇穴である。乳頭より臍へ斜めに紐を当て，その紐を半分に切って，乳頭より下に垂らし，紐の末端の達するところ。灸3〜7壮。一説では随年壮。主治は病後の極度の衰弱，栄養障害，腹中の腫瘤で疼痛をともなうもの。古い説では上腹部の囊腫，慢性疾患及び針や薬も効かぬものも治すという」

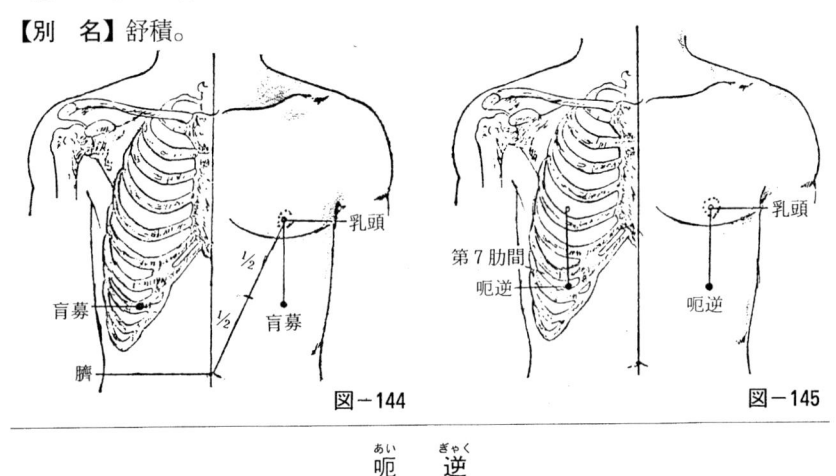

【別　名】舒積。

図－144　　　　　図－145

呃逆（あいぎゃく）

【主　治】横隔膜痙攣，胸膜炎，肋間神経痛。

【位　置】両乳頭の直下で第7・8肋骨の間（図145）。

【経穴との関係】乳中穴（胃経）の直下。日月穴（胆経）の直上5分のところ。

【針灸法】針3〜5分。針のひびき：酸麻感が腹部正中線に伝わる。灸3壮。

【出　典】『針灸孔穴及其療法便覧』：「呃逆は奇穴で乳頭の直下，第7・8肋骨の間。針3〜5分，灸3〜7壮。横隔膜痙攣を主治する。また胸膜炎，肋間神経痛も治す」

【別　名】咳逆。

左宜(さぎ)

【主　治】流行性脳脊髄炎，乳腺炎，胸膜炎，心内膜炎，肋間神経痛。

【位　置】左の乳頭の外側1寸の直下で，第5・6肋骨の間（図146）。

【経穴との関係】左側の乳根穴（胃経）の外側1寸。

【針灸法】針2～3分。針のひびき：局所に沈脹感〔おもくはれぼったい感じ〕がおこる。灸3壮。

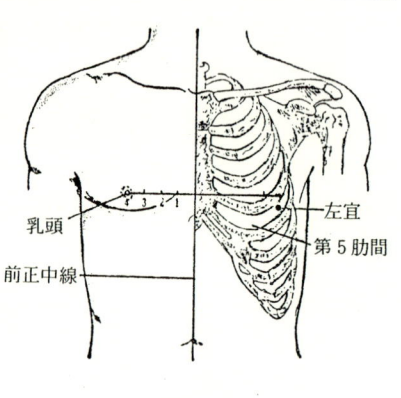

図－146

【出　典】(1)『福州民間針灸経験録』：「左宜穴は第6肋骨と第5肋骨の間の側方。針を1寸半刺入する。流行性脳脊髄炎を治す」　(2)『針灸孔穴及其療法便覧』：「左宜は奇穴で左の乳頭の傍で肋骨1本分下。針2～3分，灸3壮。流行性脳脊髄炎を主治する。また乳腺炎，胸膜炎，心内膜炎，肋間神経痛も治す」

右宜(うぎ)

【主　治】小児の夏季熱，乳腺炎，胸膜炎，心内膜炎，肋間神経痛。

【位　置】右の乳頭の外側1寸の直下で，第5・6肋骨の間（図147）。

【経穴との関係】右側の乳根穴（胃経）の外側1寸。

【針灸法】針3分。針のひびき：局所に沈脹感がおこる。灸3～5壮。

図－147

【出　典】(1)『福州民間針灸経験録』：「右宜穴は第6肋骨と第5肋骨の間の

側方。0.5寸刺針。小児の夏季熱を治す」

(2)『針灸孔穴及其療法便覧』:「右宜穴は奇穴で右の乳頭肋骨1本分下の側方。針3分,灸3〜5壮。小児の夏季熱を主治する。また乳腺炎,胸膜炎,心内膜炎,肋間神経痛も治す」

紀　門 (きもん)

【主　治】産褥熱,胸膜炎,乳腺炎,肋間神経痛。
【位　置】両乳頭の外側1寸の直下で,第6・7肋骨の間(図148)。
【経穴との関係】期門穴(肝経)の両側1寸。
【針灸法】針3分。針のひびき:局部に酸脹感を感じる。灸3〜5壮。
【出　典】(1)『福州民間針灸経験録』に「紀門穴は,第三条の六条骨の側方。刺針1寸半。婦人の産褥熱を治す」とあり,芭州氏の注記として「この本では,乳の下の第5・6・7・8・9・10の肋骨を六条骨とよんでいる。したがって第三条の六条骨とは第7肋骨のことを指す」

(2)『針灸孔穴及其療法便覧』:「紀門は奇穴で乳頭の下,肋骨2本分の側方。針3分,灸3〜5壮。産褥熱を主治する。また胸膜炎,乳腺炎,乳房部の腫脹,肋間神経痛も治す」

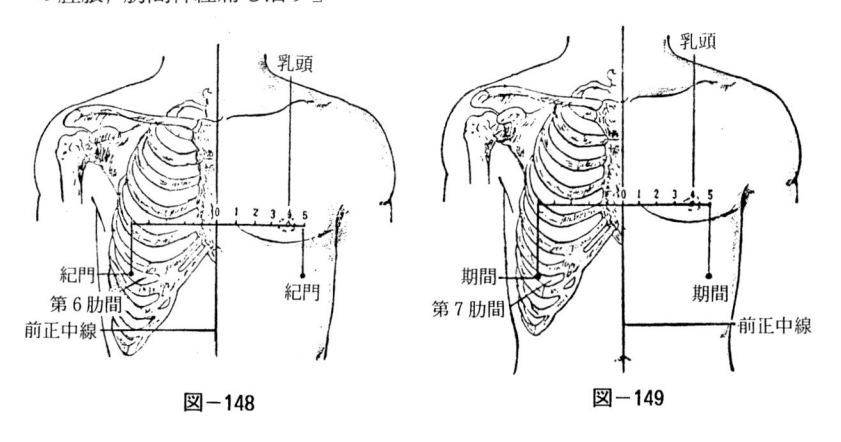

図-148

図-149

期間（き かん）

【主　治】産褥熱, 胸膜炎, 肋間神経痛。
【位　置】両乳頭の外側1寸の直下方で, 第7・8肋骨の間（図149）。
【経穴との関係】天地穴（心包経）の直下。期間穴の別名を期門というが, 足厥陰胆経の期門とは同名異穴。
【針灸法】針3分。針のひびき：局部に酸脹感がおこる。灸3〜5壮。
【出　典】(1)『福州民間針灸経験録』：「期間穴は, 第四条の六条骨の下〔第7肋骨のこと〕。針1寸半。婦人の産褥熱を治す」
　　(2)『針灸孔穴及其療法便覧』：「期門（胸）は奇穴で乳頭の斜め下方, 第7肋骨の下。針3分, 灸3〜5壮。産褥熱を主治する。また胸膜炎, 肋間神経痛も治す」
【別　名】期門（胸）。

石関（せき かん）

【主　治】出産後の両足の急性疼痛。
【位　置】両乳頭の外側1寸の線上で, 胸骨体下端の下4寸の高さのとそろに位置する（図150）。
【経穴との関係】中脘穴（任脈）両側5寸のところ。
【灸　法】灸50壮。
【出　典】『衛生宝鑑』：「石関2穴は, 心の下2寸の両側各5寸。灸50壮。出産後に両足が急に堪え難いほど痛むものを主治する」

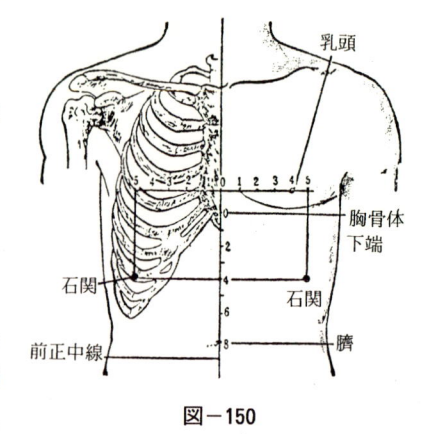

図－150

左兪

【主　治】疫痢，胃疾患，腸疝痛。
【位　置】左側の乳頭の外側1寸の下方で，第9・10肋骨の間（図151）。
【経穴との関係】左側の腹哀穴（脾経）の外側1寸。
【針灸法】針3〜7分。針のひびき：酸麻感が腹部中央に放射する。灸3〜5壮。
【出　典】(1)『福州民間針灸経験録』：「左兪穴は第9肋骨の下方にある。針2寸。疫痢を治す」
　(2)『針灸孔穴及其療法便覧』：「左兪は奇穴で左側乳頭の下，第10肋骨の側方。針3〜5分，灸3〜5壮。疫痢を主治する。また胃疾患，腸疝痛も治す」

右兪

【主　治】冬瘟（訳注ト・1），肝疾患，腸疝痛。
【位　置】右側の乳頭の外側1寸の下方で，第9・10肋骨の間（図152）。
【経穴との関係】右側の腹哀穴（脾経）の外側1寸。

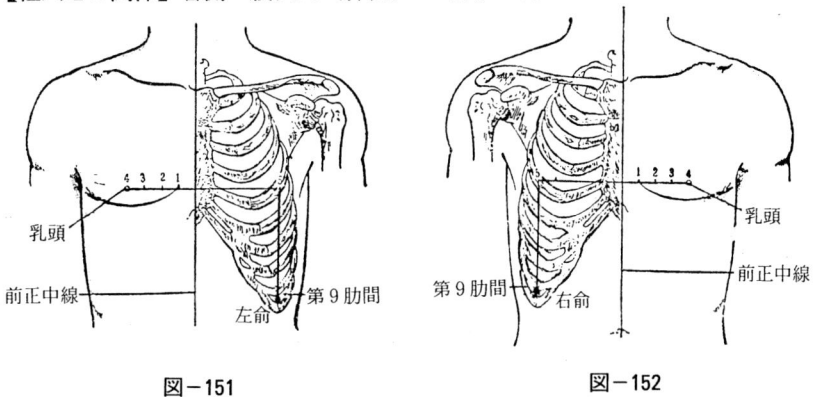

図-151　　　　　図-152

【針灸法】針3〜5分。針のひびき：酸麻感が腹部の中央に放射する。灸3〜5壮。

【出　典】(1)『福州民間針灸経験録』：「右兪穴は第9肋骨の下方にある。針2寸。冬瘟を治す」

(2)『針灸孔穴及其療法便覧』：「右兪は奇穴で右側乳頭の下，第10肋骨の側方。針3〜5分，灸3〜5壮。冬瘟を主治する。また肝疾患，腸疝痛も治す」

肋頭 (ろくとう)

【主　治】下腹部が硬く膨大するもの，胸中の膨満，消化不良，婦人のるい痩，癲癇，瘰癧，麻痺，肝硬変，胸膜炎，腸炎，高血圧症。

【位　置】両側胸部で，第10肋骨の前端部（図153）。

【経穴との関係】腹哀穴（脾経）と章門穴（肝経）とを結ぶ線の中央。

【針灸法】針3〜5分。針のひびき：酸麻感〔しびれ，だるさ〕が腹部中央へ放射する。灸3〜7壮。

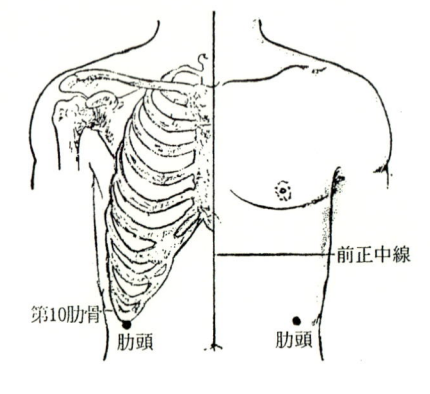

図－153

【出　典】(1)『備急千金要方』：「下腹部が硬く大きくなったもの，胸中の膨満，消化不良，婦人のるい痩には，髪の毛の灰1方寸ヒ〔薬の用量基準の一つ〕を温水にて日に2回服用させ，さらに肋骨下端に灸をすえる」

(2)『針灸孔穴及其療法便覧』：「肋頭は奇穴で第10肋骨端。針3〜5分，灸3〜7壮。麻痺，肝硬変，卵巣の神経痛を主治する。また胸膜炎，腎炎，腹膜炎，腸炎，高血圧症も治す」

痰喘（たんぜん）

【主　治】痰喘（訳注タ・1），肺気腫，喘息。

【位置と取穴】紐を使って，患者の前腋窩横紋のところにある極泉穴（心経）から乳中穴までを量り，その紐を半分に切って，一端を極泉穴に当て，末端を膻中穴の方向へ引っぱって，末端が達するところ。ほぼ第4肋間にあたる（図154）。

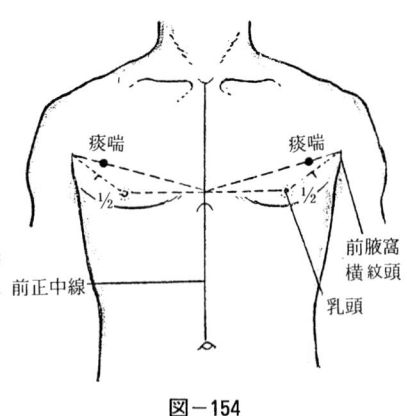

【出　典】『中国針灸学』：「痰喘穴は，紐を使って前窩横紋頭の極泉穴より乳中穴までを量り，これを半分に切り，一端を極泉穴に当てて，膻中穴の方向へ斜めに引っぱって，もう一方の紐の端が達する肋骨の間。左右あわせて2穴ある。灸5壮。肺気腫，喘息を主治する」

図－154

飲郄（いんげき）

【主　治】腹部が腫れふくれ臍の側方がひきつれて痛むもの，腹痛，肺炎，肺充血，肋間神経痛，胸膜炎。

【位　置】両乳頭の外側2寸の線上で，第6・7肋骨の間（図155）。

【経穴との関係】食竇穴（脾経）の下方約1寸の肋骨間。

【針灸法】針3分。針のひびき：局所に酸脹感がおこる。灸3壮。

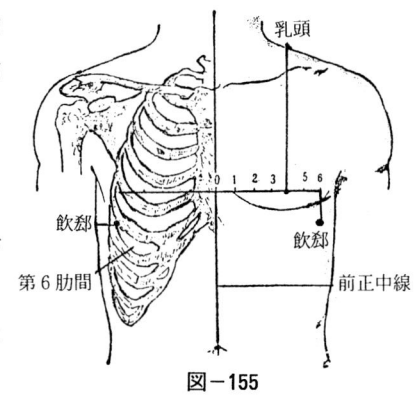

図－155

【出　典】(1)『外台秘要』：「飲郄穴は食竇の下1寸の肋間の陥凹中。腹部が腫れてふくれて臍の側方がひきつれて痛むもの，腹部に水があるような音のする腹鳴を主治する。仰臥させて取穴する」

(2)『針灸孔穴及其療法便覧』：「飲郄は奇穴で食竇穴の下約1寸の肋間中。針3分，灸3壮。腹痛，腹鳴，胸部が腫れて臍の側方がひきつれて痛むものを主治する。また肺炎，肺充血，肋間神経痛，胸膜炎も治す。右側のツボは肝臓の疼痛にも有効である」

応突（おうとつ）

【主　治】飲食を受けつけぬもの，腹部の膨満，大便の排泄が一定せぬもの，腹鳴，下痢，肋間神経痛，胸膜炎，肺炎，肺充血。

【位　置】両乳頭の外側2寸の線上で，第6・7肋骨間の下1寸（図156）。

【経穴との関係】食竇穴（脾経）の下2寸のところ。

【針灸法】針3～4分。針のひびき：局所に脹麻感〔はれぼったさ，しびれ感〕がおこる。灸3壮。

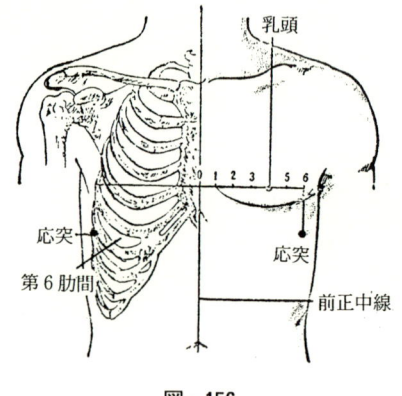

図－156

【出　典】(1)『外台秘要』：「飲郄穴の下1寸。主治は飲食を受けつけぬもの，腹部の膨満，大便の排泄が一定せぬもの，腹鳴，下痢。仰臥させて取穴する」

(2)『針灸孔穴及其療法便覧』：「応突は奇穴で飲郄穴の下1寸。針3～4分，灸3壮。飲食を受けつけぬもの，腹部の膨満，腹鳴，下痢を主治する。また肋間神経痛，胸膜炎，肺炎，肺充血も治す」

命関（めいかん）

【主 治】脾臓肥大，消化器系障害，出産後の腹部の膨満・浮腫。

【位置と取穴】両側胸部にあり，中脘穴（任脈）より乳中穴（胃経）に至る線を1辺とする正三角形を描き，その底辺角が本穴（図157）。

【灸 法】灸5壮，または500壮。

【出 典】(1)『扁鵲心書』：「扁鵲灸法……命関2穴は脇の下の陥凹中。腕を挙げて取穴する。中脘穴より乳頭に至る線を1辺とする三角形の底辺角。このツボは脾経に属し，別名を食竇穴とい

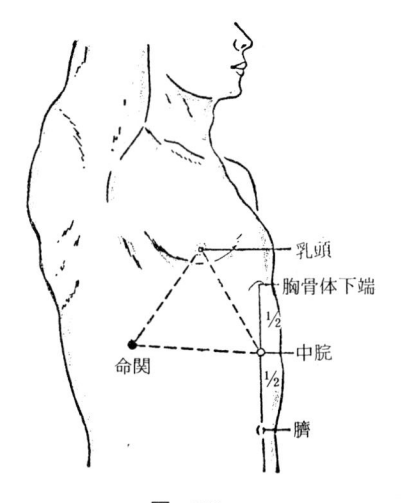

図－157

う。脾臓の真気を接続することができ，36種の脾病を治す。どんなに病気が重くても，わずかなりとも真気がありさえすれば，ここに灸を200〜300壮すえると死なずにすむ。すべての脾に属する大病はこれで治る。脾は五臓の母であり，後天の本であり，土に属するので，万物を成長させている。脾の気さえあれば，病気が重くとも死には至らない。この法を試すと著効が得られる」「黄帝灸法……長く患っている脾瘧〔慢性マラリヤで脾臓肥大するもの〕には灸を命関に500壮すえる。……黄疸は灸を命関に200壮すえる。……産後で腹部が腫れ浮腫をおこしている婦人には灸を命関に100壮すえる」「竇材灸法……傷寒太陰の証で，身体や足が極度に冷え，六脈（両手の寸関尺の脈）が弦緊で，黄疸や紫斑ができ，多量のよだれを出し，燥熱があり，あくびの出るものには，すぐ灸を命関と関元に300壮すえる……浮腫ではれあがり，小便不通で，呼吸困難となり，横臥できないのは，脾の気が非常に損われたためにおきたのである。この場合はすぐに灸を命関に200壮すえ，脾気を救わなければならない。その上関元にも300壮すえて腎水（訳注シ・9）を助けれ

ば，自然に治っていく。脾泄注下〔腹水で腹部膨満し下痢して，食べても嘔逆するもの〕は，脾と腎の気が損われたものであり，2，3日中に人の生命を奪いかねない。これも命関と関元に各200壮灸をすえる。休息痢〔下痢と便秘が交互にきて久しく治らないもの〕で，五色の膿を排泄するものも，脾の気の損傷で，半月もすれば生命にかかわるようになる。これも灸を命関と関元に各300壮すえる。翻胃すなわち食した物をすぐ吐くものは，飲食の不節制により脾気が損傷されたものである。灸を命関に300壮すえる。脇が痛んで止まらないものは，飲食により脾が傷つけられたためにおこるので，灸を左の命関に100壮すえる。両脇の痛みが心にまで達するのは，激しい怒りが肝・脾・腎の三経を傷つけたためにおきたものなので，灸を左の命関に200壮，関元に300壮すえる。脾の病で，皮膚の色が黒ずみ，黄色く萎びてしまい，飲食のすすまぬものには，灸を左の命関に50壮すえる。同じ症状で，皮膚の色がどす黒くなったものは，腎が損われたもので，左の命関とともに関元にも200壮すえる。老人で大便を失禁するのは，脾腎の気が衰えたためである。灸を左の命関と関元に，各200壮すえる」

(2)『針灸孔穴及其療法便覧』：「命関は奇穴。中脘穴と乳頭を結ぶ線を底辺とする正三角形の頂天角が本穴である。灸5壮。一切の脾病を主治する」

肩内髃（けんないぐう）

【主　治】肩・上腕部痛。

【位　置】胸部の上外方。肩甲骨烏口突起内側の陥凹部の下1寸6分で，その外方5分の陥凹中（図158）。

【経穴との関係】中府穴（肺経）の外方5分。

【針灸法】針3〜5分，灸3〜7壮。

【出　典】『経外奇穴彙編』：「肩内髃穴は，内肩髃穴の斜め下方の陥凹中で，

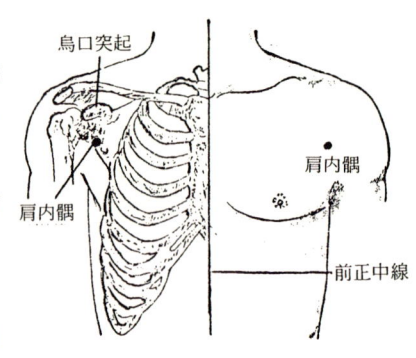

図−158

中府穴の外方5分にある。針3～5分，灸3～7壮。肩・上腕部の疼痛で腕を挙上できないものを治す」

天霊（てんれい）

【主　治】躁状態で他人や自分を傷つけるもの，意味のないことを絶えずしゃべりつづけるもの。痴呆症の場合には軽刺を行なう。

【位置と取穴】両側の前腋窩横紋直上1寸の内側5分。腕をさげて取穴する（図159）。

【針　法】やや外方へ斜刺で5～6寸。

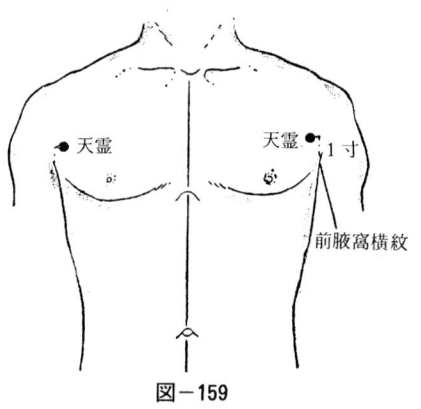

【出　典】『中医雑誌』：「奇穴へ深刺する『過梁針』による精神病治療の方法とその治療効果の紹介──王振周・田従豁氏」

図－159

伝屍（でんし）

【主　治】五屍（訳注コ・1），心内膜炎，肋間神経痛，腰背部の痙攣，胸膜炎。

【位　置】側胸部で両乳頭の外側3寸のところ。乳頭と同じ高さ（図160）。

【経穴との関係】天谿穴（脾経）の外側1寸のところ。

【灸　法】灸5～14壮。

【出　典】(1)『備急千金要方』：「五屍とは飛屍，遁屍，風屍，沈屍，屍疰をいう。どれも一つの処方で治療できる。

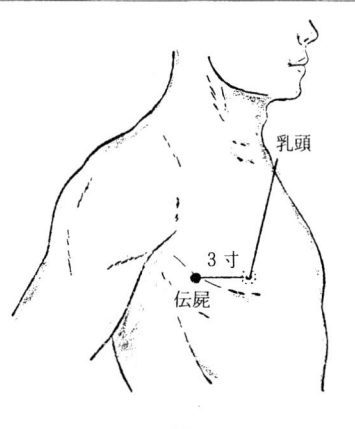

図－160

その症状は，腹部が急に腫れて痛み，呼吸困難となり，気が上衝して心胸部を襲い，一方では両脇部を攻める。時には積塊が体内を遊走し，時には腰背が痙攣する。この治療法は，灸を乳頭の後方3寸で，男なら左，女なら右へ14壮すえる。それでも治癒しなければ，壮数を増やし，治癒するまで続ける」

(2)『針灸孔穴及其療法便覧』：「伝屍は奇穴で乳頭の外側3寸。灸5壮。心内膜炎，肋間神経痛，腰背部の痙攣を主治する。また胸膜炎も治す」

【別　名】乳後三寸。

肋䬔（ろくか）

【主　治】五屍，肋間神経痛，胸膜炎，腹膜炎。

【位　置】側胸部で両乳頭の外側4寸の肋間隙（図161）。

【取　穴】紐で患者の両乳頭間の距離を量り，その紐を半分に切って，一端を乳頭に当て，外方へ水平に引っぱって，その紐の末端が本穴。

【経穴との関係】天谿穴（脾経）の外側2寸。

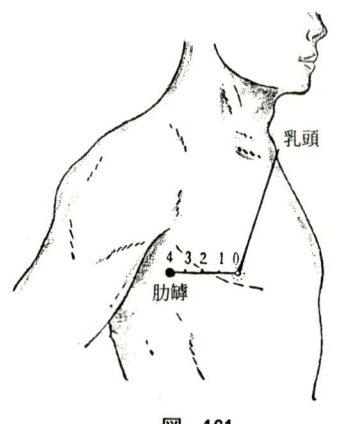

図－161

【灸　法】灸3〜14壮。

【出　典】(1)『備急千金要方』：「五屍を治す。細い紐で患者の両乳頭間の長さを量り，これを半分に切って，乳頭にその一端を当てて，外方に引っぱり，その末端の届く肋間隙のところに，灸を3〜7壮すえる。男は左，女は右にとる」

(2)『針灸孔穴及其療法便覧』：「肋䬔は奇穴である。紐で患者の両乳頭間を量り，その紐を半分に切って，一端を乳頭に当てて，末端を水平に引っぱり，その末端の達するところの肋間が本穴である。針3〜5分，灸3〜7壮。肋間神経痛，胸膜炎，腹膜炎を主治する。古い説では飛屍（症状は腹部が痛

み腫れて，呼吸も困難となり，気が上衝して心胸部や両脇部を襲うもので，時には積塊ができて遊走したり，腰背部が引きつれる）を治すのに，本穴に灸を14壮，男なら左，女なら右にすえ，治癒しなければ壮数を増やせとある」

転　穀
（てん　こく）

【主　治】消化不良で嘔吐を繰り返すもの，胸膜炎，腹筋の痙攣，肋間神経痛。
【位置と取穴】側胸部で前腋窩横紋の直下，第3・4肋骨間にある。上腕を挙げて取穴する（図162）。
【針灸法】針3～5分。針のひびき：局所に酸脹感がおこる。灸3壮。
【出　典】(1)『外台秘要』：「腋窩の傍で2本の肋骨の間の陥凹中。脇胸支満〔肋骨弓下部の膨満感〕，食欲不振，消化不良，嘔吐を繰り返すものを主治する。腕を挙げて取穴する」
　(2)『針灸孔穴及其療法便覧』：「転穀は奇穴で腋窩の肋骨間。腕を挙げて取穴する。針3～5分，灸3壮。消化不良で嘔吐を繰り返すものを主治する。また胸膜炎，胸筋痙攣，肋間神経痛も治す」

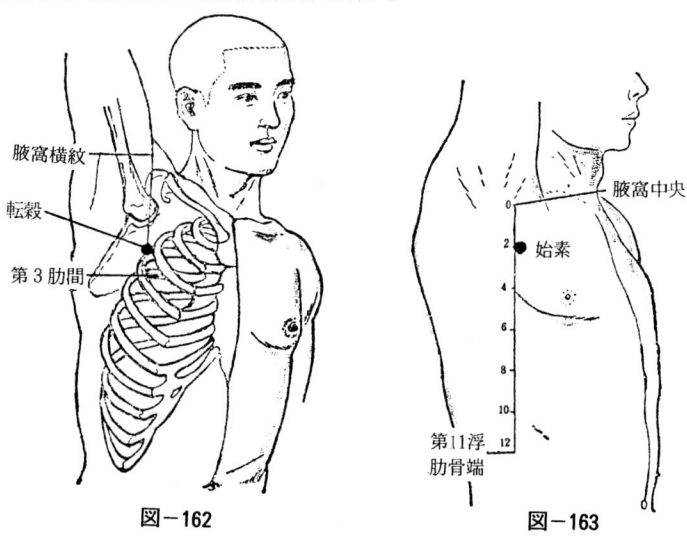

図－162　　　　図－163

始素(しそ)

【主　治】脇部の膨満煩悶感，腰痛の腹部までひびくもの，筋痙攣，胸悶による呼吸困難，肋間神経痛。
【位　置】側正中線のやや前方で，腋窩の下2寸（図163）。
【経穴との関係】淵腋穴（胆経）の上1寸の肋間隙。上腕を挙げて取穴する。
【針灸法】針3分。針のひびき：局所に脹感がおこる。灸3壮。
【出　典】『外台秘要』：「始素穴は脇窩の下2寸の陥凹中にある。脇部の膨満煩悶感，腰痛が腹部にまでひびくもの，筋痙攣，胸悶による呼吸困難を主治する。上腕を挙げて取穴する」

腋門(えきもん)

【主　治】わきが，各種の流行病によって起こるひきつけ。
【位　置】側正中線上で，腋窩の下1寸（図164）。
【経穴との関係】淵腋穴（胆経）の斜め上方2寸のところ。
【灸　法】灸3〜7壮。
【出　典】(1)『備急千金要方』：「腋門穴は腋窩の腋毛中央の下1寸にあり，別名を太陽陰とも腋間ともいう。灸を50壮。各種の流行病によって起こるひきつけを主治する」

　(2)『外台寿世方』：「腋窩の孤臭は鳳仙花の花を赤色でも白色でも良いから摘んできて，ついて団子状にし，腋窩に挟み，乾いたら換えるようにして日に3，4回取りかえると，2〜3日中に腋窩に黒いこぶ状のものができる。これをススと水でといたもので洗い落とせば根治する」
【別　名】太陽陰，腋間。

腋　下（えき　か）

- 【主　治】おくび, 膈中に気の閉塞したもの, わきが, 食道の狭窄, 横隔膜痙攣, 胸膜炎, 肋間神経痛。
- 【位　置】側正中線上で, 腋窩の下1寸5分のところ（図165）。
- 【経穴との関係】淵腋穴（胆経）の斜め上方1寸5分。
- 【針灸法】針3〜6分。針のひびき：局部に麻脹感がある。灸3壮。
- 【出　典】(1)『千金翼方』：「おくび, 膈中に気の閉塞したものには, 腋窩の発毛部の下の肋骨下の陥凹部に灸を50壮すえると奇効を奏する」
　(2)『針灸孔穴及其療法便覧』：「腋下は奇穴。腋毛の下の陥凹中。脇堂穴のやや上方にあたる。針3〜6分, 灸3壮。わきが, 食道狭窄, 横隔膜痙攣を主治する。また胸膜炎, 肋間神経痛も治す」

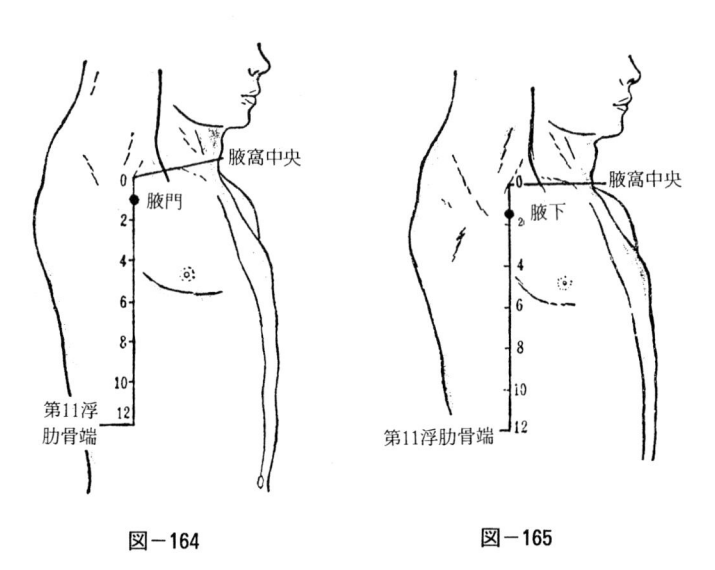

図－164　　　　　図－165

脇堂(きょうどう)

【主　治】肝臓病, 心内膜炎, 胸膜炎, 肋間神経痛, 胸筋痙攣, おくび, 呼吸逼迫, 目の黄ばみ。遠視。

【位置と取穴】側正中線上で, 腋窩の下2寸。腕を挙げて取穴する (図166)。

【経穴との関係】淵腋穴 (胆経) の斜め上方1寸のところ。

【針灸法】刺針3～4分。針のひびき: 局部に酸脹感がおこる。灸3壮。

【出　典】(1)『外台秘要』:「脇堂穴は腋窩の下で, 2本の肋骨の陥凹中にある。胸脇支満, 腹部膨満, 賁豚 (訳注フ・2), おくび, 呼吸逼迫, 目の黄ばむものを主治する。上腕を挙げて取穴する」

(2)『太平聖恵方』:「脇堂2穴は腋窩の下の2本の肋骨の間の陥凹中にある。腕を挙げて取穴する。灸5壮。胸脇部の膨脇部の膨満煩悶感, おくび, 呼吸逼迫, 目の黄ばみ, 遠視を主治する」

(3)『針灸孔穴及其療法便覧』:「脇堂は奇穴で腋窩の下2寸の陥凹中にある。淵腋穴の斜め上方1寸。針3～4分, 灸3壮。肝臓病, 心内膜炎, 胸膜炎, 肋間神経痛, 胸筋痙攣を主治する。別説では, おくび, 呼吸逼迫, 目の黄ばみ, 遠視を主治するとある」

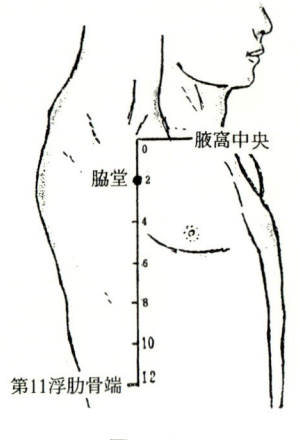

図-166

旁庭 (ぼうてい)

【主　治】突然の飛屍・遁屍（訳注コ・1「五屍」を見よ），胸脇支満，嘔吐，呼吸逼迫，のどがかわき脇部が痛む，胸膜炎，心内膜炎，肋間神経痛。

【位置と取穴】側正中線上にあり，腋窩の直下の第4・5肋骨の間にある。腕を挙げて取穴する（図167）。

【経穴との関係】淵腋穴（胆経）のやや下方にある。

【灸　法】灸3壮。

【出　典】(1)『備急千金要方』：「旁庭穴は腋窩の下の第4肋間にある。高さは乳頭と同じで，乳頭の後方2寸にあたる。俗名を注布穴という。上腕を挙げて取穴する。針を5分刺入，灸を50壮。脳卒中，飛屍・遁屍，胸脇部の膨満感」

(2)『外台秘要』：「脇堂穴の下2肋骨の陥凹中。腕を挙げて取穴する。灸3壮。突然の飛屍・遁屍及び胸脇支満で時として気が心に上衝するもの，嘔吐，呼吸逼迫，咽喉がかわいて脇が痛むのを主治する」

(3)『針灸孔穴及其療法便覧』：「旁庭は奇穴で脇堂穴の下の肋骨の間。針

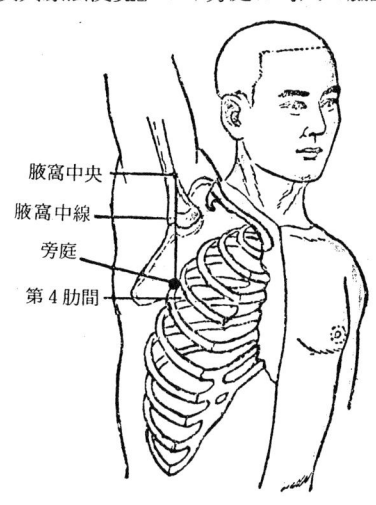

図－167

3〜5分，灸3壮。心内膜炎，胸膜炎を主治する。また肋間神経痛も治す。一説に嘔吐，横隔膜痙攣，のどのかわきを主治するとある」

【別　名】注布。

疰　市 (しゅし)

【主　治】肺結核，胸膜炎，急性腹膜炎。

【位置と取穴】腋窩の直下，第7・8肋骨の間。腕を挙げて取穴する(図168)。

【経穴との関係】大包穴（脾経）のやや前方。

【針灸法】針3〜5分。針のひびき：酸麻感が腹部正中線に放散する。灸3〜7壮。

【出　典】『備急千金要方』：「新しいもの，古いものに関らず一切の肺結核は，患者を仰臥させ，灸を両乳頭から斜め下方に3寸の，乳頭から数えて第3肋間に隨年壮すえる。300壮まで増やしてもよい。臓腑機能失調にも神効が得られる。別名を注市という」

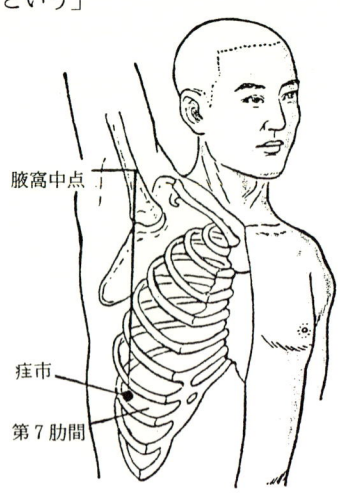

図−168

九曲中府(きゅうきょくちゅうふ)

- 【主　治】胸膜炎, 腹膜炎, 肝・胃・脾などの臓腑の疾患。
- 【位　置】側正中線上で, 第7・8肋骨の間のさらに下方3寸のところ(図169)。
- 【経穴との関係】大包穴と章門穴とを結ぶ線の中央。
- 【針灸法】針5分。針のひびき:酸麻感が腹部正中線に放散する。
- 【出　典】『備急千金要方』:「九曲中府穴は, 洼市穴の下3寸。針を5分刺入。灸を30壮。悪風(訳注オ・1), 邪気, 遁屍, 瘀血を主治する」

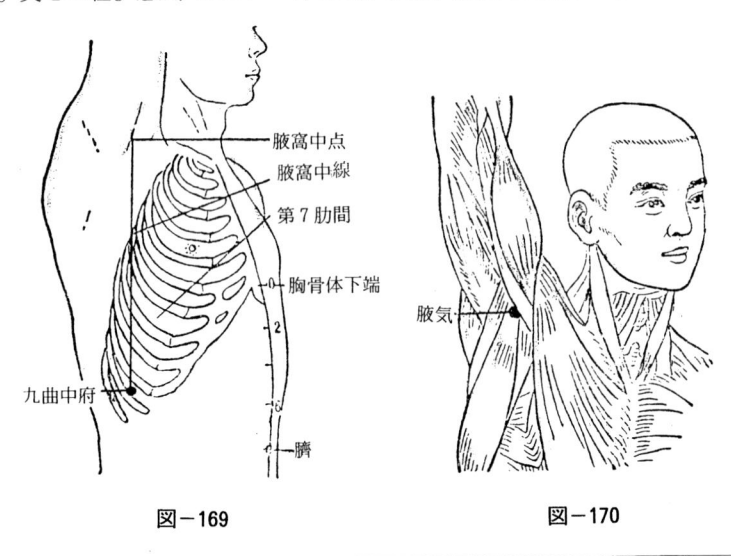

図-169　　　　図-170

腋気(えきき)

- 【主　治】わきが(狐臭)。
- 【位　置】腋窩の腋毛中(図167)。
- 【取　穴】腋毛を剃毛し, 良質の鉛粉を水でとき, 腋窩へ塗りつけ, 6〜7日後に現われる黒い点が本穴。
- 【灸　法】灸3壮。

【出　典】(1)『医経小学』に「漏経穴法」として「腋気は腋窩の発毛部中にあり」との記述がみられる。

(2)『医宗金鑑』：「腋毛は，かみそりで腋毛をきれいに剃り，良質の鉛粉を水でといて患部に塗る。6〜7日すると腋窩に黒い点が現われ，針またはかんざしの先ぐらいの穴があいている。これが気㽲〔気の穴〕である。ここへ米粒大の灸を3〜4壮すえれば治癒し再発しない」

<腹　部>

小児食癇（しょうにしょくかん）

【主　治】小児の突発性痙攣。
【位　置】腹部正中線上で，胸骨体下端の下1分（図171）。
【経穴との関係】任脈の腹部の循行径路上で，中庭穴の下1分。
【針灸法】針3〜5分（皮膚に沿って下方へ斜刺）。
【出　典】『太平聖恵方』：「小児の突発性痙攣は，まず悪寒発熱しぞくぞくしておこる。鳩尾の上5分に，小麦大の灸を3壮すえる」

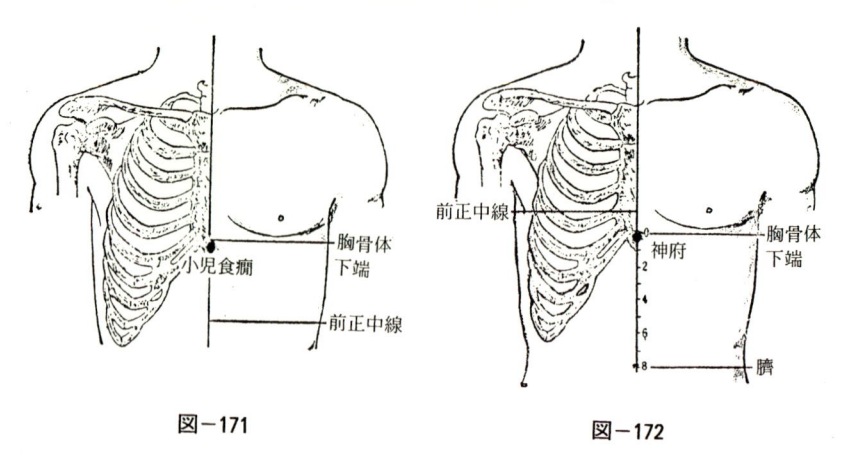

図-171

図-172

神府
しんぷ

【主　治】心部痛。

【位　置】腹部正中線上で，胸骨体下端の下3分(図172)。

【経穴との関係】任脈の腹部の循行径路上で，中庭穴の下3分。

【灸　法】灸3～5壮。

【出　典】『備急千金要方』：「心痛が激しく，息も絶えだえで死にそうなものには，神府穴に100壮灸をすえる。胸骨剣状突起の中心にある。同穴への施灸を忌み嫌うものがいる」

鳩尾骨
きゅうびこつ

【主　治】小児の大泉門の陥凹，頸部リンパ節結核の穿孔，若年者の性交過度による息切れ，小児の栄養障害による羸痩。

【位　置】腹部正中線上で，胸骨体下端の下6分。または胸骨剣状突起の下縁が，このツボである(図173)。

【経穴との関係】任脈の腹部の循行径路上で，中庭穴の下6分。

【灸　法】灸3～数十壮。

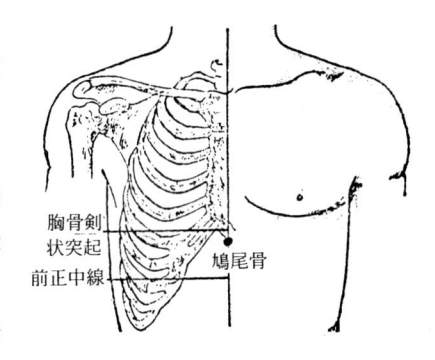

図－173

【出　典】(1)『備急千金要方』：「小児の大泉門の陥凹には，臍の上下各半寸および胸骨剣状突起の先端，または足太陰に各々1壮灸をすえる」

　(2)『千金翼方』：「灸漏法……頸部リンパ節結核が穿孔したときは天池穴に100壮灸をすえる。また，胸骨剣状突起の下の陥凹部に70壮灸をすえる」「若年者が過度の性交で息切れをおこしている時には，胸骨剣状突起の端に，50壮灸をすえる」

(3)『医学綱目』：「小児の栄養障害による羸痩は，胸骨剣状突起の先端に，3壮灸をすえる」

煙草点（たばこてん）

【主　治】喫煙癖。

【位　置】腹部正中線上で，胸骨体下端の下2寸（図174）。

【経穴との関係】煙草点と任脈の巨闕穴は同じ位置である。

【針　法】銀針で2〜5分。

【出　典】『最新国外針灸文献彙編』：「まず銀針で巨闕（ウェイバー氏の煙草点に相当する），胃倉，足三里，大陵に刺針する。これ以外に鼻骨の下縁にも対称位置に各1本刺針する。さらに金針で百会，天髎（圧痛がある場合），合谷，気海（痩身弱体で眩暈もちの人や情緒不安定な人には特に適す），心兪（圧痛がある場合）に刺針する。その上で巨闕と華蓋を結ぶ線上に圧痛点を求め，この内3〜4ケ所に刺針する。上記のツボに刺針すると，被施術者は煙草に似た渋味を感じるようになり，多量の唾液を分泌することがある。鼻部に刺針の際は流涙することもある。1年間のテストの結果は，70％が満足すべき効果を挙げ，10％が中等度の効果（喫煙量の減少），20％が無効であった。"刺針法により喫煙癖をなおす―トレット（Thoret）"」

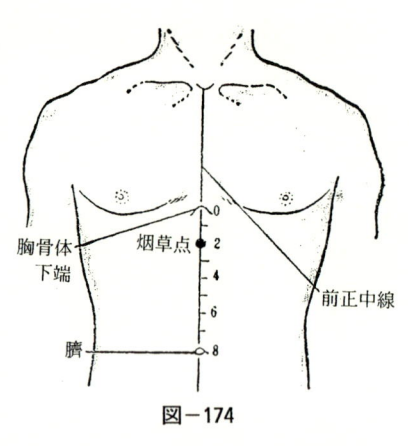

図－174

梅花（ばいか）

【主　治】上腹部痛，心窩痛，急・慢性胃炎，胃拡張，消化不良，食欲不振。

【位　置】腹部正中線上で，胸骨体下端と臍を結ぶ線の中央に1穴，正中線の両側5分で，胸骨体下端より3寸5分に2穴，同じく臍の上3寸5分に2穴。

あわせて5穴（図175）。

【経穴との関係】梅花の中央穴は任脈の中脘穴と同じ位置にある。他の4穴は足少陰腎経の腹部の循行径路上で，陰都穴の上下各々5分のところにある。

【針灸法】針3～5分。針のひびき：おもい感じがおきる。灸3～5壮。

【出　典】『針灸孔穴及其療法便覧』：「梅花は奇穴。中脘穴を基準点とし，患者の両口角の間の距離（口を閉じた時）を紐で2回量り，半分に切って2本にしてX型に交差させ，その交点を基準点の中脘穴に置く。その中央点と四角の5穴が本穴である。針3～5分，灸3～5壮。上腹部および心窩部痛，急・慢性胃炎，胃拡張，消化不良，食欲不振を主治する。上腹部および心窩部に疼痛があり，種々の治療をしても効果のない場合に，本穴に針灸を行なえば良効を得る」

風　痱

【主　治】中風の半身不随で言語障害のあるもの，手足の運動麻痺。

【位　置】上腹部で，胸骨体下端の下4寸5分の正中線上に1穴，その両側各1寸5分に1穴ずつ，あわせて3穴（図176）。

【経穴との関係】任脈の腹部の循行径路上で，中脘穴の下5分に1穴，その両側1寸5分に2穴。

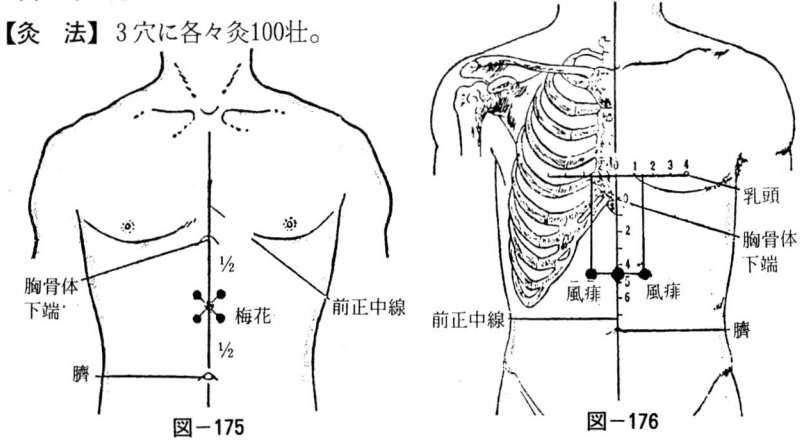

【灸　法】3穴に各々灸100壮。

図－175

図－176

【出　典】『備急千金要方』：「中風の半身不隨で語ることのできぬもの，手足の不隨なるものの灸法は，病者の手の小指の遠位指筋関節から指先までを量って1尺度とし，臍の上にその長さを置いて心下の方向へ印をつける。これを2度繰り返し，さらにもう1つ印をつけたところと，その下の印の中間に基点を取る。次に基点より左右に一尺度半離れた位置を量って2穴を取る。男は左手，女は右手を用いて尺度をとる。3ケ所〔基点とその両側－尺度〕に印をつけたら，同時に火をつけて各100壮灸をすえれば治癒する」

蘭門
らんもん

【主　治】上下の気を通じさせる。
【位　置】腹部正中線上で，臍の上1寸5分（図177）。
【経穴との関係】任脈の腹部の循行径路上で，水分穴と下○穴の間。
【針灸法】針3～6分，灸5～10壮。
【出　典】『臓腑図点穴法』：「蘭門穴は臍の上1寸5分で，上下の気を通じせしめる」

臍中四辺
さいちゅうしへん

【主　治】小児の急性癲癇，慢性腸炎，小児の痙攣，腹部の疼痛，胃痙攣，浮腫，腹鳴，疝痛，胃拡張，消化不良。
【位　置】腹部中央で，臍の中に1穴，その上下左右各1寸に1穴ずつ，あわせて5穴（図178）。
【経穴との関係】任脈の腹部の循行径路上に3穴ある。その3穴は各々，水分穴，神闕穴，陰交穴と同じ位置にある。他の2穴は神闕穴の両側1寸にある。
【針灸法】針5～8分（臍中は施針不可）。針のひびき：臍の下の1穴だけが，下方へ引っぱられるような感じがあり，他の3穴は局所に沈重感〔おもい感じ〕がおこる。灸3～7壮。
【出　典】(1)『備急千金要方』：「小児の急性癲癇では，身体が硬直して死人

の如くになり，腹中が雷鳴のように鳴る。太倉と臍中とその上下両側各1寸，あわせて6ケ所に灸をすえる」

(2)『針灸孔穴及其療法便覧』：「臍中四辺は奇穴で臍の正中とその上下左右各1寸のところ。あわせて5穴。針5～8分（臍中は施針不可）。灸3～7壮。慢性腸炎，小児の一切の痙攣を主治する。また腹部の疼痛，胃痙攣，浮腫，腹鳴，疝痛，胃拡張，消化不良も治す」

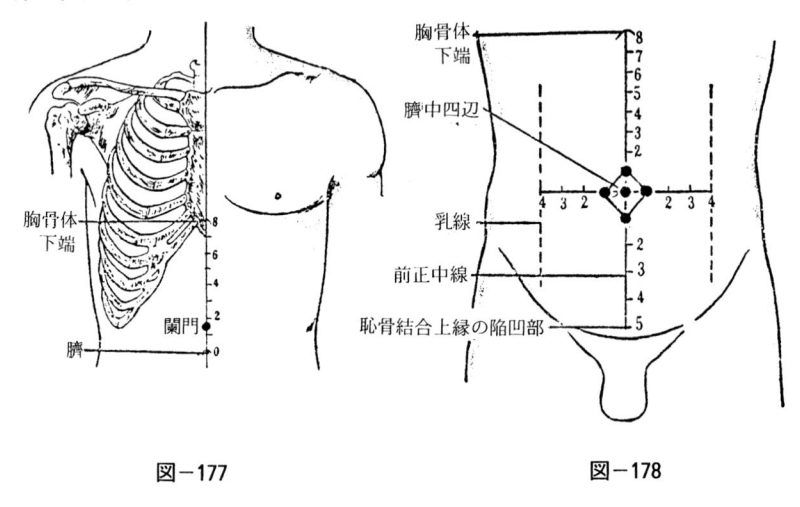

図-177 図-178

臍上下五分（さいじょうげごぶ）

【主　治】小児の泉門閉合不全，腸炎，下痢，浮腫，疝痛，腹鳴，腹直筋痙攣，腹部の膨満。

【位　置】腹部中央で，臍の上5分と臍の下5分（図179）。

【経穴との関係】任脈の腹部の循行径路上で，神闕穴の上下5分にある。

【針灸法】針3～6分。針のひびき：臍の上のツボでは局所に沈重感，臍の下のツボには下へ引っぱられる感じがおこる。灸3～5壮。

【出　典】(1)『備急千金要方』：「小児の泉門の陥凹には臍の上下各半寸および胸骨剣状突起の端，さらに足太陰穴に各1壮灸をすえる」

(2)『太平聖恵方』：「小児の泉門閉合不全には臍上臍下各五分のツボに灸を各3壮すえる。灸瘡のいえぬ前に泉門が閉合する。艾は小麦大」

(3)『針灸孔穴及其療法便覧』：「臍上下五分は奇穴である。針3〜6分，腹鳴，腹直筋痙攣，腹部膨満，婦人科疾患も治す」

【別　名】顖門不合。

身　交（しんこう）

【主　治】胎盤残留，便秘，尿閉，遺尿，白色帯下，腹水，腹部の膨満，腹鳴，腸炎。

【位　置】腹部正中線上で，臍の下3分（図180）。

【経穴との関係】腹部の任脈の循行径路上で，神闕穴の下3分。

【針灸法】針3〜5分。針のひびき：恥骨部まで引っぱられる感じがする。灸3〜15壮。

【出　典】(1)『備急千金要方』：「胎盤残留には臍中に100壮灸すえ，また身交穴に50壮すえるのを3回繰り返す。身交穴は臍の下の横紋中にある」

(2)『針灸孔穴及其療法便覧』：「身交は奇穴で臍下3分。針5〜8分，灸3〜7壮。便秘，尿閉，遺尿，白色帯下を主治する。また腹水，腹部の膨満，腹炎，腹鳴も治す」

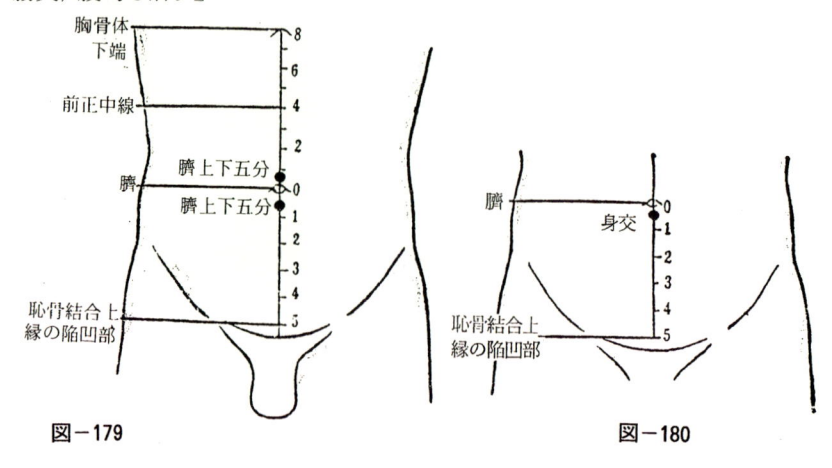

図−179

図−180

臍上下(さいじょうげ)

【主　治】黄疸。

【位　置】腹部正中線上で，臍の上1寸5分に1穴，臍の下1寸5分にもう1穴（図181）。

【経穴との関係】腹部の任脈の循行径路上で，下脘穴の下5分に1穴。もう1穴は任脈の気海穴と同じ位置。

【針灸法】針5〜8分。針のひびき：臍の上のツボは局部に沈重感，臍の下のツボでは恥骨部へ向かって引っぱられる感じがおきる。灸3〜5壮。

【出　典】『外台秘要』：「黄疸を治療するには，臍の上下各1寸半に灸を100壮すえる」

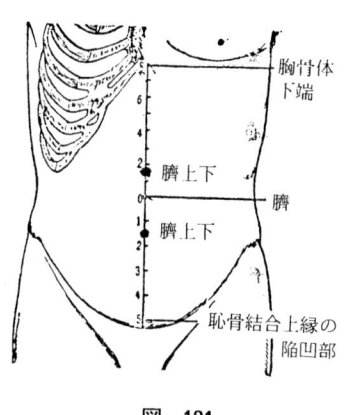

図-181

丹田(たんでん)

【主　治】下痢の止まらぬもの，下腹部の絞扼痛。

【位　置】下腹部の正中線上で，臍の下2寸（図182）。

【経穴との関係】丹田穴と任脈の石門穴は同じ位置にある。

【灸　法】灸100壮。

【出　典】『備急千金要方』：「下痢の止まらぬもの，小腹部の絞扼痛は丹田穴に100壮灸をして，3回繰り返す。」

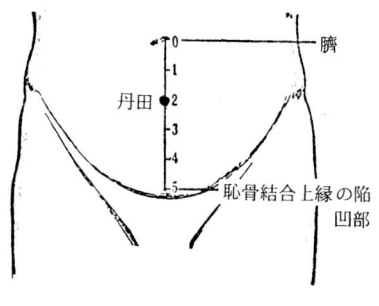

図-182

ツボは臍下2寸にある。針は5分刺入する」

絶孕（ぜつよう）

【主　治】本穴は不妊穴。小児の晩秋の冷えによる下痢も治療できる。

【位　置】下腹部正中線で，臍の下2寸3分（図183）。

【経穴との関係】任脈の下腹部の循行径路で，石門穴の下3分。

【灸　法】灸3〜49壮。

【出　典】(1)『太平聖恵方』：「懐妊中の婦人は月数に関係なく，出産後も100日に満たぬものは，ここに灸をしてはならない。不妊したければ，臍の下2寸3分の拍動しているところに灸を3壮すえる」「小児で晩秋の冷えによる下痢が止まらぬものは，臍下の2寸3分の拍動しているところに3壮灸をすえる。艾は小麦大」

(2)『類経図翼』：「不妊を望むものは，臍下2寸3分に灸を3壮または49壮すえれば，終身妊娠しない」

(3)『景岳全書』：「不妊灸法……不妊を望む場合の一伝方。臍下2寸3分，拍動しているところに灸を3壮すえる。このツボは臍中より恥骨までを5寸として取穴する」

(4)『神応経』：「不妊を望むものは，内果の上1寸にツボを取れ。また一法として，臍下2寸3分に灸を3壮すえる」

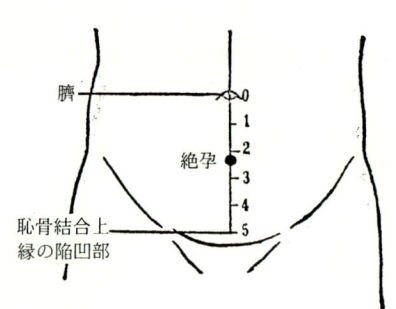

図－183

関寸（かんすん）

【主　治】赤白帯下（訳注セ・2），腸疝痛,腸炎,腹膜炎,膀胱炎,睾丸炎,遺精,遺尿，月経不順。

【位置と取穴】下腹部にある。患者の両口角間と同じ長さの紐をつくり，その紐の一方を関元穴に当てて，下へ垂らして紐の下端を基点とする。基点の両側1寸がこのツボである。さらに基点の下方1寸もツボである。あわせて3穴（図184）。

【針灸法】刺針5～8分。針のひびき：下方へ向けて引っぱられる。灸3～7壮。

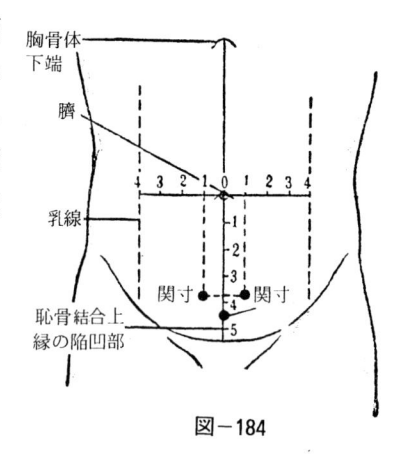

【出　典】『針灸孔穴及其療法便覧』：「関寸は奇穴。紐をもって患者の口寸（口を閉めた時の両口角の距離）を量り，この紐を関元穴より下へ量り，紐の尽きるところを基点とする。基点から左右に1寸離れたところがツボである。また基点より下へ1寸のところもツボである。あわせて3穴。針5～8分。灸5～8壮。赤白帯下を主治し，腸疝痛，腸炎，腹膜炎，膀胱炎，睾丸炎，遺精，遺尿，月経不順も治す」

図－184

中　閘（ちゅうこう）

【主　治】子宮下垂・子宮脱。

【位　置】下腹部正中線上で，臍の下4寸の両側2分。（図185）。

【経穴との関係】中極穴（任脈）の両側2分。

【針　法】針5～7分。

【出　典】『経外奇穴彙編』：「中閘は，中極穴の両側2分のところ。針5～7分。子宮下垂・子宮脱を治療する」

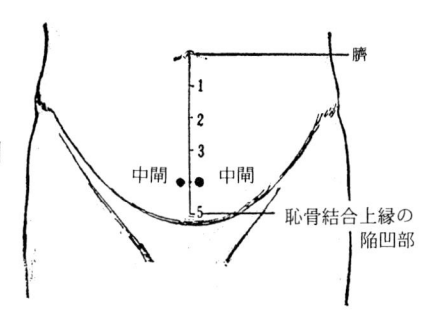

図－185

通関(つうかん)

【主 治】五噎（訳注エ・1），舌に酸味があって唾液の分泌が多い，消化不良，食欲不振，嘔吐。

【位 置】上腹部正中線で，臍の上4寸の両側5分（図186）。

【経穴との関係】通関穴と腎経の陰都穴は同位置にある。中脘穴（任脈）の両側5分。

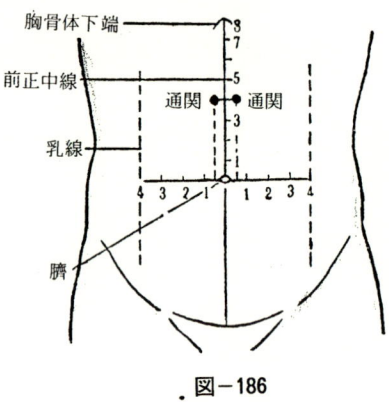

【針灸法】針5〜8分。針のひびき：局所に沈重感がする。左へ捻針すれば食欲が増進し，右へ捻針すれば脾胃が調和する。灸3〜7壮。

【出 典】『医学網目』：(1)「五噎や舌に酸味があって唾液の分泌が多い場合，嘔吐が止まらぬものには，天突穴に5分刺入して3呼吸する間留針し，得気があれば3回呼吸間瀉す。通関穴は中脘の傍各5分にある。針を8分入れて，左に捻針すれば食欲が増進し，右に捻針すれば脾胃を調和させることができる」

(2)『針灸孔穴及其療法便覧』：「通関は奇穴で中4穴の両側5分。針5〜8分，灸3〜7壮。消化不良，食欲不振，嘔吐を主治する。この位置は，腎経の陰都穴であるが，『針灸大成』では中脘穴の両側1寸を陰都穴としている。そこで通関穴を奇穴とした」

図－186

卒風痛(そくふうつう)

【主 治】腹痛。

【位 置】腹部中央で，臍の上下左右各5分（図187）。

【経穴との関係】この内2穴は，任脈の腹部の循行径路上で，神闕穴の上下5

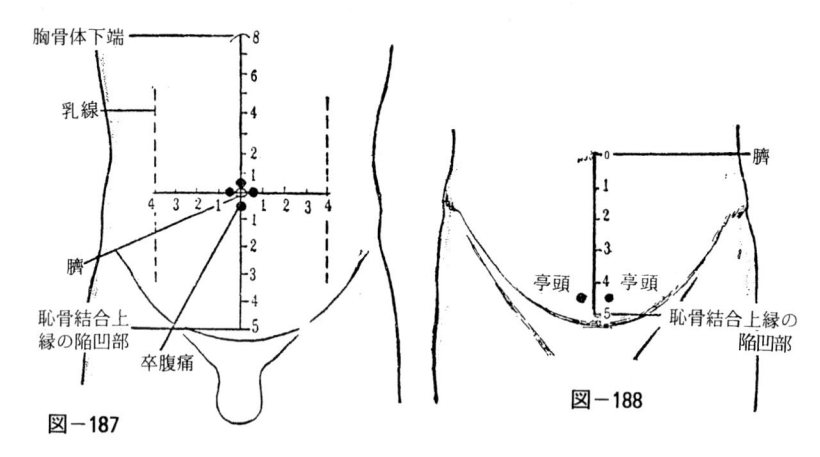

分にある。他の2穴は足少陰腎経の腹部の循行径路上で、神闕穴の両側5分にあって、腎経の肓兪穴と同じ位置にある。

【灸　法】灸3壮。

【出　典】(1)『備急千金要方』:「小児腹痛で、腹部の皮膚の色が突然青黒くなった時は、臍の上下左右、臍を隔たること半寸および胸骨剣状突起の下1寸、あわせて5カ所に各々灸を3壮すえる」

　(2)『神応経』:「突然腹痛をおこし、腹の皮膚の色が青黒くなったものは、臍の4辺各半寸に3壮、胸骨剣状突起の下1寸に灸を3壮すえる」

亭　頭

【主　治】子宮下垂・子宮脱。

【位　置】下腹部の正中線上で、臍の下4寸5分の両側各5分（図188）。

【経穴との関係】足少陰腎経の下腹部の循行径路上で、大赫穴の下5分にある。

【針　法】針5〜6分。

【出　典】『経外奇穴彙編』:「亭頭穴は中極穴の直下5分のところから鼠径部へ向け1横指のところ。針5〜6分。子宮下垂・子宮脱を治療する」

興隆（こうりゅう）

【主　治】心中の冷えと疲れが長年にわたって蓄積され気が上攻するもの。2つの痃（訳注ケ・1）が結して痞塊（訳注ヒ・2）となったもの。

【位　置】腹部中央で臍の上1寸の両側1寸（図189）。

【経穴との関係】水分穴（任脈）の左右1寸のところ。

【針灸法】針5～8分，灸5～10壮。

【出　典】『凌氏漢章針灸全書』：「興隆の2穴は小腸の腑とする。心中の冷えと疲れが長年にわたって蓄積され気が上攻するもの，あるいは2つの痃が結して痞塊となったものを主治する。興隆の2穴に針を通す。そのツボは臍の角の斜め上方1寸で，指が痃を按ずると跳動するところにある。患者を仰臥させて取穴する。1本の紐を取って，1辺が1寸の三角形をつくり，その1角を神闕上に逆三角形に置いて，残りの2つの角が当たるところがツボである」

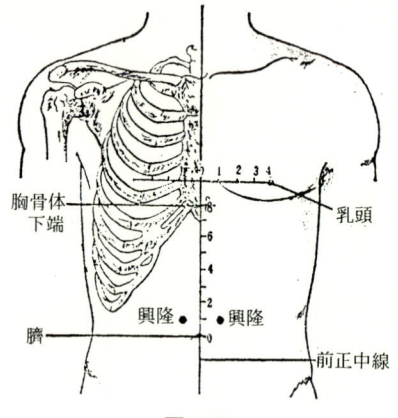

図－189

魂舎（こんしゃ）

【主　治】小腸の疼痛からの下痢で便に膿血が混入するもの，腸炎，胃痙攣，腸疝痛，習慣性便秘。

【位　置】腹部中央で，臍の両側1寸のところ（図190）。

【経穴との関係】神闕穴（任脈）の両側1寸。

【針灸法】針5～8分。針のひびき：局所に沈重感がおこる。灸5壮。

【出　典】(1)『備急千金要方』：「小腸の疼痛からの下痢で便に膿血の混入する場合は，魂舎穴に灸を100壮すえる。小児は灸壮を減らす。ツボは臍を挟

(2)『中国針灸学』：「魂舎は臍の傍各1寸。灸5壮。腸炎，消化不良を主治する」

　(3)『針灸孔穴及其療法便覧』：「魂舎は奇穴で臍の傍1寸。針5〜8分，灸5壮。腸炎，消化不良を主治する。また胃痙攣，腸疝痛，習慣性便秘も治す」

三角灸（さんかくきゅう）

【主　治】奔豚（訳注フ・2）による気の上衝，冷疝（訳注レ・1）による心痛，陰嚢ヘルニア，不妊症。

【位置と取穴】腹部中央にある。細い紐で患者の両口角の距離を1辺とする三角形をつくり，その頂点を臍の上に当てた時の三角形の底辺の2点がこのツボである（図191）。

【灸　法】灸3〜7壮。

【出　典】(1)『神応経』：「陰嚢ヘルニアには，紐をもって患者の口の両角を量り，それを1寸として，それを1辺とする三角形をつくる。1角を臍の中心に当てて，残りの両角が臍の下に位置するところをツボとする。左が患えば右に灸をすえ，右を患えば左に灸をすえる。14壮で立ちどころに治癒する。

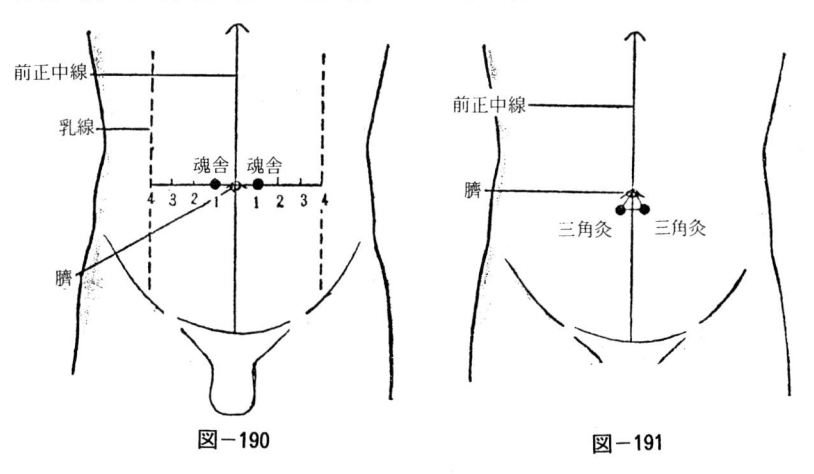

図－190　　　　　　　図－191

2穴ともども灸してもよい」

(2)『針灸集成』：「臍の傍のツボ。紐をもって，患者の両口角距離を量って1寸とし，その3辺で三角形をつくり，1角を臍の中心に当てる。残りの2つの底角が臍下両側であたるところに印をつける。14壮灸をすえると冷心痛〔麻痺性病変のために起こる疼痛〕はすぐ治る。奔豚で気が臍をまわって上衝するのを治すには灸を14壮すえる。陰嚢ヘルニアも灸をすえる。左であれば右に取り，右であれば左に取る。気衝穴にも灸を7壮すえる」

(3)『針灸孔穴及其療法便覧』：「三角灸は奇穴。患者の両口角の距離（口を閉じた時）を1寸として3寸を取り，1辺を1寸とする正三角形をつくる。その頂点を臍の中心に置き，残りの2角が臍下に位置するところをツボとする。3〜7壮灸をすえる（古くは左に病あれば右に灸をすえ，右にあれば左にすえよと言われていた）。奔豚による気の上衝，冷疝による心痛を主治する。また腹部の疾患も治す」

(4)『中風予防名灸』：「受胎の灸。婦人の口の左右の幅を取り，その長さを1辺とする三角形をつくる。1角を臍の下に当てた時の，下方の2角が灸点あなとなる。中程度の灸を11壮すえる。毎月，月のはじめの5日間，ここに灸をすえれば，驚くべき神効がある」

【別　名】疝気，臍旁。

遺　精（いせい）

【主　治】遺精と早漏，陰萎，陰嚢の冷え・湿気・掻痒。
【位　置】男性の下腹部で，臍の下3寸，正中線の両側1寸のところ（図192）。
【取　穴】臍の下4横指で，正中線の両側1寸に取る。
【経穴との関係】任脈の関元穴の両側1寸。
【針　法】捻針しながら刺針し，直刺で5〜8分。一般に平補平瀉法〔ます瀉して後に補す刺針法〕を用いる。実している場合も，相火欝熱なので先に瀉して，後に補さなければならない。刺針後に酸重麻感〔だるい，おもい，しびれなどの感じ〕が陰嚢か陰茎の先端へ放散する。

【付　記】本穴は路志正医師が見つけたものである。

食　関〔胸下〕
　　　しょく　かん

【主　治】消化不良，噎膈（訳注ェ・1）反胃，胃痙攣，胃炎，腸炎。

【位　置】上腹部で，臍の上3寸の両側1寸のところ（図193）。

【経穴との関係】石関穴（腎経）の外側5分にある。

【針灸法】針を5分。針のひびき：局所に沈重感〔おもい感じ〕がおこる。灸3壮。

【出　典】『針灸孔穴及其療法便覧』：「食関は奇穴で臍の上3寸で両側1寸。針5分，灸3壮。消化不良，噎膈反胃を主治する。また胃痙攣，腸炎，十二指腸炎も治す」

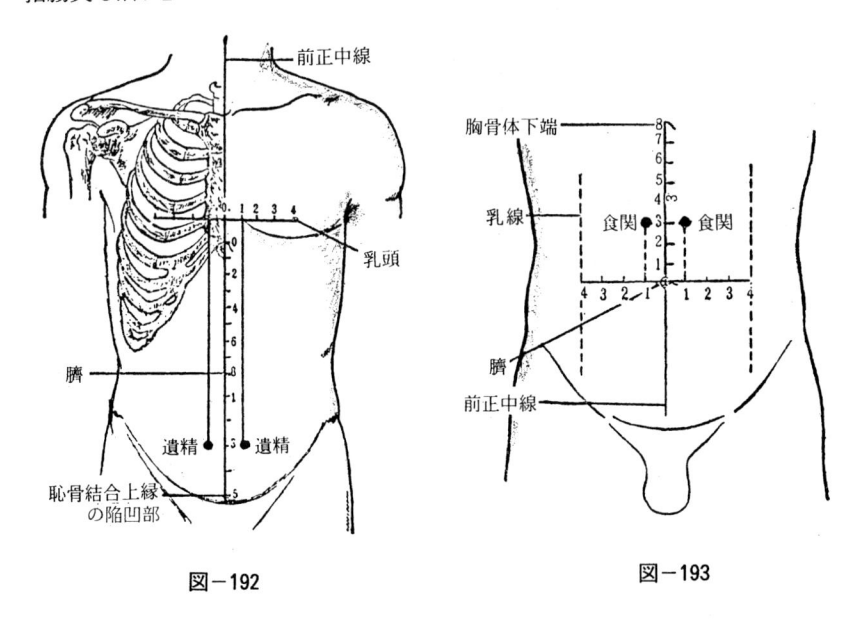

図-192

図-193

左右関（さゆうかん）

【主　治】胃疾患。

【位　置】上腹部で，臍の上3寸の両側1寸5分（図194）。

【経穴との関係】関門穴（胃経）の内側5分。

【針灸法】針5分〜1寸，灸5〜7壮。

【出　典】『臓腑図点穴法』：「左右関は臍の上3寸の両側1寸5分。胃疾患を主治する」

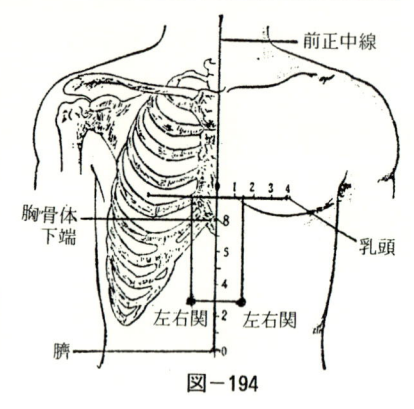

図－194

水分（すいぶん）

【主　治】水腫，息切れ，単蠱脹（訳注タ・2）。

【位　置】上腹部で，臍の上1寸の両側1寸5分のところ（図195）。

【経穴との関係】任脈の水分穴の両側1寸5分。

【針灸法】針を1寸刺入してこれを補す。灸100壮。

【出　典】(1)『千金翼方』：「水腫は水分穴に灸を100壮すえる。針を1寸入れてこれを補う」

(2)『医学綱目』：「水分の傍各1寸半。針2寸半，灸50壮。単蠱脹，息切れを主治する」

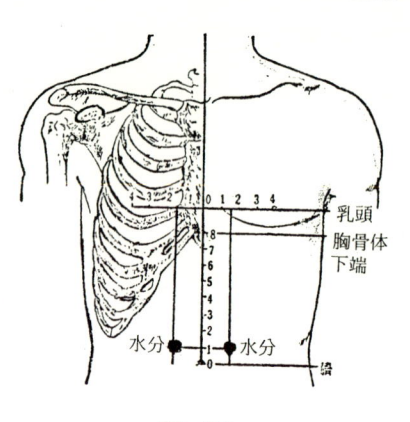

図－195

気中

【主　治】腹痛，腹鳴，婦人の貧血による呼吸困難。
【位　置】腹部正中線上で，臍の下1寸5分の両側1寸5分のところ（図196）。
【経穴との関係】気海穴（任脈）の両側1寸5分。
【針灸法】針2寸5分，灸50壮。
【出　典】『医学綱目』：「気衝は気海穴の傍1寸半にある。刺針2寸半。灸50壮。婦人の貧血による呼吸困難には，気中穴に針を2寸半。まず補し，後に瀉す」
【別　名】気衝。

四満

【主　治】無月経，賁豚，不妊症。
【位　置】下腹部で，臍の下2寸の両側1寸5分（図196）。
【経穴との関係】腎経の四満穴の外側1寸。
【灸　法】灸30壮。

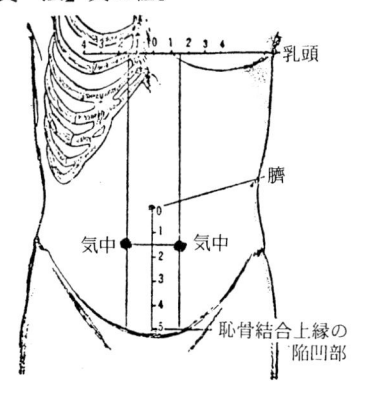

図－196

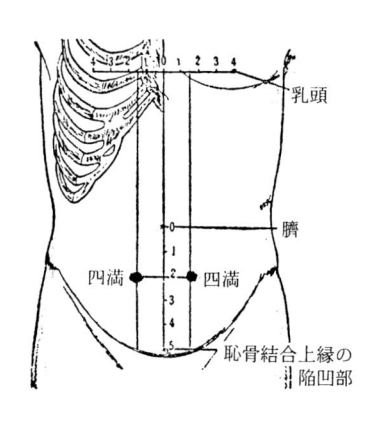

図－197

【出　典】『備急千金要方』：「無月経，賁豚，不妊症には四満穴に灸を30壮すえる。ツボは丹田の両側各1寸半のところ。丹田は臍下2寸」「奔豚には，四満穴に灸を14壮すえる。ツボは丹田を挟んで両側3寸のところ。すなわち心下8寸で，臍の下の横紋のところである」

胞門子戸
（ほうもんしこ）

【主　治】婦人の不妊症，腹部の積聚（訳注セ・3），難産。
【位　置】下腹部で，臍の下3寸の両側2寸。左側を胞門，右側を子戸という（図198）。
【経穴との関係】胞門子戸穴と胃経の水道穴は同じ位置にある。
【針灸法】針5〜8分。針のひびき：下方へ引っぱられる感じがおこる。灸3〜7壮。
【出　典】(1)『備急千金要方』：「婦人の不妊症，流産，腹痛，妊娠中に出血するものは，胞門に50壮灸をすえる。関元穴の左辺2寸がこれである。右辺の2寸を子戸と名づける」

(2)『千金翼方』：「後産が出なかったり、あるいは腹中の積聚には胞門に針を1寸入れ，先に補し，後に瀉す。関元穴を左に隔たること2寸」「子が腹中で死亡した場合および難産の時は，胞門に刺針する」

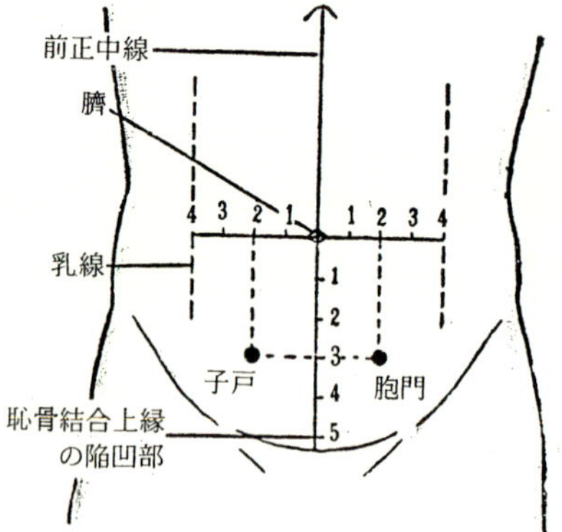

図－198

(3)『扁鵲心書』：「帯下があり子宮が虚寒で，濁気が下焦に凝結し，衝・任脈がともに栄することができず，そのため生ぐさい物が時に下るのには，補宮丸胶艾湯がこれを治療する。そのひどいものには胞門子戸に各々灸を30壮すえる。病気が治るだけでなく，子供が沢山できる」

(4)『針灸資生経』：「婦人の子蔵〔生殖器〕が閉塞して，精疼〔精液〕を受けいれられなければ，胞門に50壮灸をすえる」

(5)『中国針灸学』:「関元穴の左側2寸を胞門とし,右側2寸を子戸名づける。針1寸,灸15〜50壮。腹中の積聚,不妊症を主治する」

(6)『針灸孔穴及其療法便覧』:「胞門子戸は奇穴で,関元穴の両側2寸,左を胞門,右を子戸という。針5〜8分,灸3〜7壮。婦人の不妊症,腹中の積聚を主治する。異説に胞門に50壮施灸すると,不妊症,流産を治せるとある。胎盤残留,子宮内胎児死亡,腹中の積聚は胞門に刺針する」

腸　遶
（ちょう　とう）

【主　治】大便閉塞,男女の生殖器疾患。
【位　置】下腹部の正中線で,臍の下4寸の両側2寸（図199）。
【経穴との関係】胃経の帰来穴と同じ位置である。
【針灸法】針5〜8分。針のひびき:下方へ引っぱられる感覚がおこる。灸を3〜7壮。または随年壮施灸する。針は用いない。
【出　典】(1)『針灸集成』:「腸遶2穴（玉泉を挾んで両側に各2寸のところ）は,大便閉塞を主治する。灸は随年壮とする」

(2)『針灸孔穴及其療法便覧』:「腸遶は奇穴で中極穴の外方約2寸。胃経の帰来穴に相当する。針5〜8分,灸3〜7壮。異説に随年壮数とし,刺針はしないとある。大便閉塞を主治する。また男女の生殖器疾患も治す」
【別　名】腸繞。

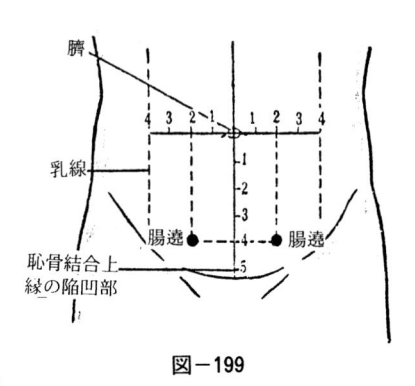

図−199

小江（しょうこう）

【主　治】コレラによる腹部の絞扼痛。
【位　置】腹部で，臍の両側2寸2分半（図200）。
【取　穴】臍の傍3横指に取る。
【経穴との関係】足の陽明胃経の腹部の循行径路よりわずかに外方に位置する。天枢穴（胃経）の両側2分半にある。
【針　法】針5分〜1寸。
【出　典】『福州民間針灸経験録』：「小江穴は臍の傍3横指にある。腹痛を治す」

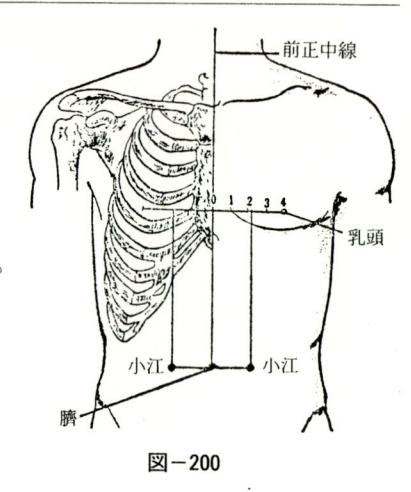

図－200

銭孔（せんこう）

【主　治】黄疸。
【位　置】腹部で胸骨体下端の下3寸，正中線の両側2寸5分（図201）。
【経穴との関係】承満穴（胃経）の外側5分。
【灸　法】灸3〜5壮，または100壮。
【出　典】『備急千金要方』：「銭孔穴は乳より臍中までを結び，肋骨の弓と交わる点である。100壮灸をすえる。黄疸を治す」

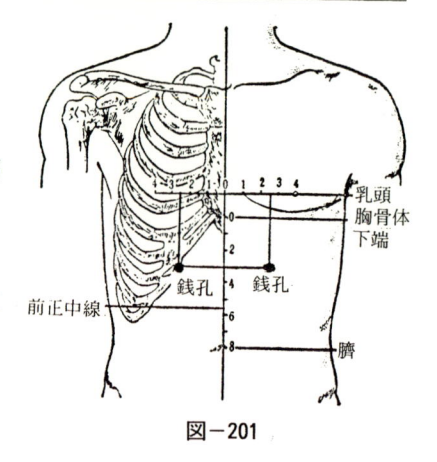

図－201

長　穀
（ちょう　こく）

【主　治】下痢，消化不良，食思不振，水腫，腎炎，慢性の胃腸疾患。
【位　置】腹部中央で，臍と水平で左右に2寸5分離れたところ（図202）。
【経穴との関係】天枢穴の外側5分にある。
【針灸法】針5～8分。針のひびき：局所に沈重感がおこる。灸3～50壮。
【出　典】(1)『備急千金要方』：「下痢で食欲がなく，消化不良のものは，長穀穴に50壮すえる。これを3回繰り返す。ツボは臍を挟んで相隔たること5寸にある。一名循際ともいう」

(2)『千金翼方』：「多汗で，四肢に力がなく挙げられないものは，横紋穴に50壮灸をすえる。臍を挟んで相隔たること7寸にある。また長平穴に50壮灸をすえる。臍を挟んで相隔たること5寸にある。刺針はしない」

(3)『中国針灸学』：「長穀穴は臍の両側2寸5分。7～15壮灸をすえる。消化不良，下痢，食思不振を主治する」

(4)『針灸孔穴及其療法便覧』：「長穀は奇穴で臍の傍2寸5分。針5～8分，灸3～7壮。下痢，消化不良，食思不振を主治する。また水腫，腎炎，慢性の胃腸疾患も治す」

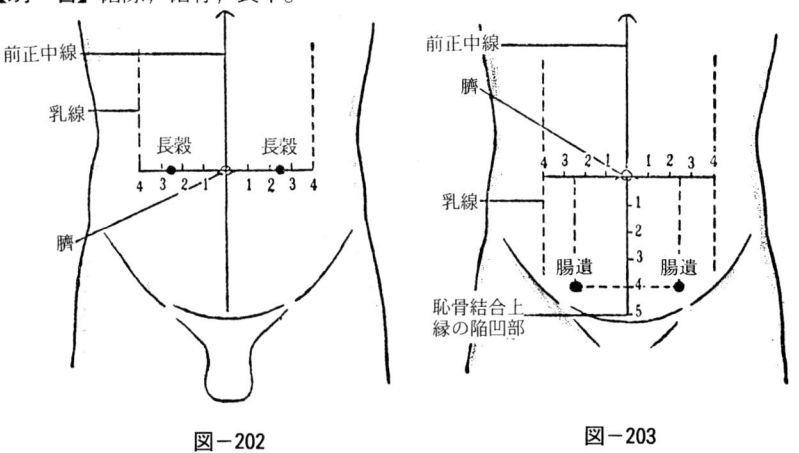

【別　名】循際，循脊，長平。

図-202

図-203

160　針灸奇穴辞典

腸遺（ちょうい）

【主　治】便秘，睾丸炎，陰茎痛，卵巣炎，帯下，月経不順。
【位　置】下腹部で，臍の下4寸の両側2寸5分のところ（図203）。
【経穴との関係】帰来穴（胃経）の外側5分にある。
【針灸法】針5～8分。針のひびき：下方へ引っぱられる感覚がおこる。灸3～7壮。
【出　典】(1)『千金翼方』に排便困難の治療法として「玉泉穴を挟んで相隔たる2寸半の腸遺穴に随年壮灸をすえる」との記述がみられる。
　(2)『中国針灸学』：「腸遺穴は中極穴の傍2寸半。灸15～30壮。便秘を主治する」
　(3)『針灸孔穴及其療法便覧』：「腸遺は奇穴で中極穴の外方2寸5分。針5～8分，灸3～7壮。便秘を主治する。また睾丸炎，陰茎痛，卵巣炎，帯下，月経不順も主治する」

水道（すいどう）

【主　治】三焦熱証，膀胱熱証，腎熱証（訳注カ・2）。
【位　置】鼠径部にある。恥骨結合の上縁と水平の高さで，正中線の両側2寸5分の天（図204）。
【灸　法】灸を随年壮すえる。
【出　典】『備急千金要方』：「三焦熱証，膀胱熱証，腎熱証には水道穴に随年壮灸をすえる。ツボは恥骨結合をはさんで相隔たること2寸5分にある。恥骨結合は臍下5寸にある。恥骨結合端の水道穴は両側各2寸半のところ」

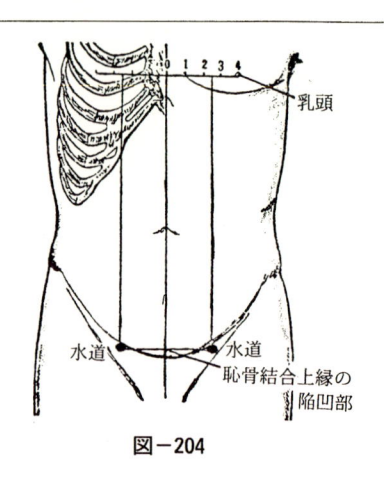

慈　宮 (じきゅう)

【主　治】霍乱（訳注カ・3）による下痢。
【位　置】鼠径部にあり，臍の下6寸で正中線の両側2寸5分（図205）。
【灸　法】灸9～27壮。
【出　典】『備急千金要方』：「霍乱による下痢で死にそうな場合には慈宮穴に27壮灸をすえる。横骨の両側2寸半にある。横骨とは臍下の恥骨のことである」

食　倉 (しょくそう)

【主　治】婦人の腹中の血塊，急性胃炎，食欲減退，消化不良，胃痙攣。
【位　置】上腹部で，臍の上方4寸の正中線の点から，両側へ3寸のところにある（図206）。
【経穴との関係】中脘穴（任脈）の両側各3寸。
【針灸法】針5～7分。針のひびき：局所に沈重感がおこる。灸5壮。
【出　典】(1)『胃経小学』：「漏経穴法……血門は中脘穴の傍3寸」
　　(2)『中国針灸学』：「食倉穴は中脘穴の傍3寸。灸15壮。婦人の腹中の血

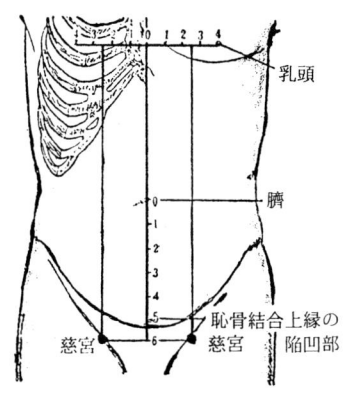

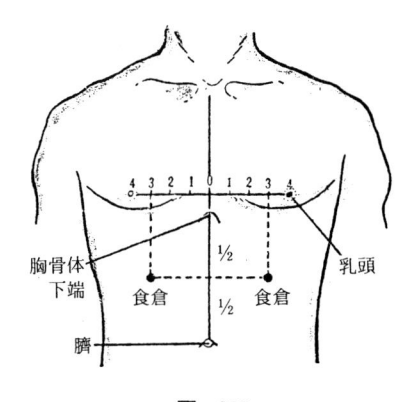

図－205　　　　　　　　図－206

塊を主治する」

(3)『針灸孔穴及其療法便覧』：「食倉は奇穴で臍の上4寸の外方3寸。針5～7分，灸5壮。婦人の血塊を主治する。急性胃炎，食欲減退，消化不良，胃痙攣も治す」
【別　名】血門。

食　関〔胸上〕

【主　治】脾胃の病。
【位　置】上腹部で臍の上方4寸の正中線上の点から，両側に1寸5分のところ（図207）。
【経穴との関係】中脘穴（任脈）の両外側1寸5分。
【針灸法】針5～7分，灸3～5壮。
【出　典】『胃経小学』：「漏経穴法……食倉，食関は脾胃を治す。中脘穴の傍1寸半に位置する」

盲　腸

【主　治】腸の痛み，下痢。

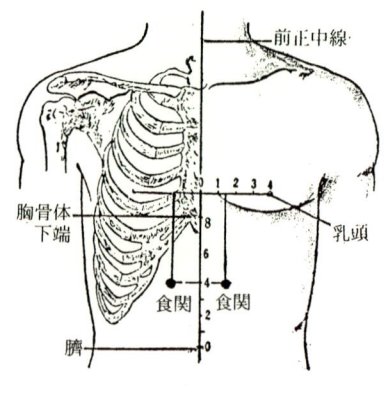

図－207

図－208

【位　置】右下腹部にあり，右側の上前腸骨棘と臍孔とを結ぶ線の中央にこのツボがある（図208）。
【経穴との関係】外陵穴（胃経）と腹結穴（脾経）との中点。
【針灸法】針1寸2分。灸27～50壮。
【出　典】『腧穴学概論』

経　中(けいちゅう)

【主　治】排尿・排便障害，五淋（訳注リ・1），月経不順，赤白帯下，腸炎，腹膜炎。
【位　置】下腹部にあり，臍の下1寸5分の正中線上の点から両側3寸のところ（図209）。
【経穴との関係】気海穴（任脈）の両側3寸。
【針灸法】針5～7分。針のひびき：下方へ引っぱられる感覚がおこる。灸3～5壮。

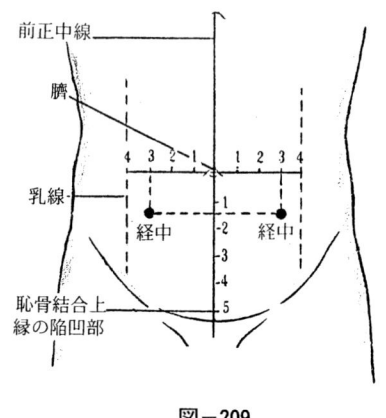

図－209

【出　典】(1)『針灸集成』：「経中穴は排尿・排便障害を治す。灸100壮」。
(2)『針灸孔穴及其療法便覧』：「経中は奇穴で気海穴の外方3寸。刺針5～7分，灸3～5壮。排尿・排便障害，五淋，月経不順，赤白帯下を主治する。また腸炎，腹膜炎も治す」
【別　名】陰都。

気　門(きもん)

【主　治】婦人の不妊症，婦人の出産後に悪露の止まらぬもの，睾丸炎，妊娠中の子宮出血，膀胱炎，尿閉症。

【位　置】下腹部にあり，臍の下3寸の正中線上の点から両側3寸の所（図210）。

【針灸法】針5～8分。針のひびき：下へ引っぱられる感覚がおこる。灸3～7壮。

【出　典】(1)『備急千金要方』：「婦人の不妊症は気門穴に灸をすえる。関元穴の傍3寸で各100壮」「婦人の妊娠中の不正出血には，関元穴の両側3寸に灸をすえる」「石淋及び下腹部の病で小便のでないものには，関元穴に30壮灸をすえ，さらに気門穴に30壮すえる」

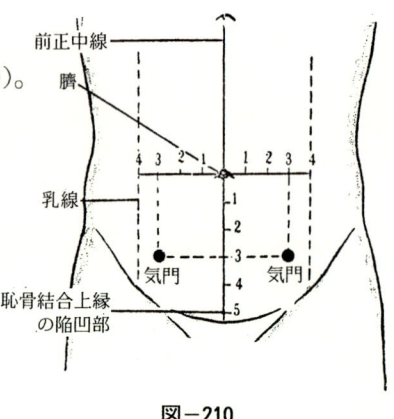

図-210

(2)『千金翼方』：「妊娠しても胎児が育たず，流産して腹の痛む場合や，妊娠中に出血をみる場合は，胞門穴に50壮灸をすえる。胞門穴は関元穴の左辺2寸にある。右辺は子戸という。また気門穴すなわち関元穴の傍3寸に50壮灸をすえる」「妊娠中の不正出血が止まらぬものは，関元穴の両側3寸に100壮灸をすえる」

(3)『衛生宝鑑』：「気門2穴は，臍の下3寸の両側3寸にある。灸50壮。婦人の産後の悪露のとまらぬもの及び一切の淋証（訳注リ・1）を主治する。艾は小麦大」

(4)『中国針灸学』：「気門穴は関元穴の両側3寸。灸50壮。子宮出血，睾丸炎を主治する」

(5)『針灸孔穴及其療法便覧』：「気門は奇穴で関元穴の外方3寸。針5～8分，灸3～7壮。睾丸炎，子宮出血を主治する。また膀胱炎，尿閉症も治す。一説には灸を50壮，妊娠中の不正出血には100壮とある」

子　宮
　　　し　きゅう

【主　治】子宮下垂・子宮脱，婦人の淋証，浮腫，婦人の不妊症，子宮筋腫，

子宮内膜炎，腸疝痛，睾丸炎，虫垂炎。

【位　置】下腹部にあり，臍の下4寸の正中線上の点から両側に3寸のところ（図211）。

【経穴との関係】中極穴（任脈）の両側3寸のところ。

【針灸法】針6分〜1寸。針のひびき：下方へ引っぱられる感覚を覚える。灸3〜14壮。

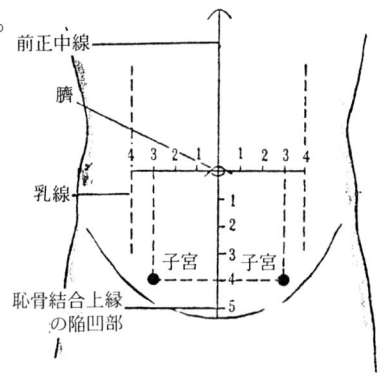

図－211

【出　典】(1)『備急千金要方』：「子宮下垂・子宮脱は玉泉穴を挟む3寸のところに随年壮灸をすえ，3回繰り返す」

(2)『針灸大成』：「子宮2穴は中極穴の両側3寸にある。針2寸，灸14壮。婦人の長年の不妊症を治す」

(3)『針灸療法与其生理作用』：「子宮2穴は，中極穴の両側3寸とも，関元穴の両側3寸ともいわれていて定説がない。これは卵巣の位置が移動して一定していないからである。ほぼ腸骨動脈と尿管の交点のあたりにある。経産婦と未産婦では位置が異なる。分娩後，卵巣の位置が元に戻ることはない。したがって子宮の両側の卵巣の位置なのに子宮穴というツボ名をつけた。だから中極穴の両側でも，関元の両側でもよいわけで，要は医師が酌量すべきことである。施針する場合は周囲にひびかせるようにする。施灸する場合は，上下左右に動かして施灸範囲を拡大すれば，ツボにあたる可能性が高くなる。現代の医者ならば両手の示指で内外からさぐって，卵巣の実際の位置をさがしあてられるのだが，その必要もなかろう」

(4)『中国針灸学』：「子宮穴は中極穴の傍3寸。針2寸，灸15壮。婦人の不妊症を主治する」

(5)『福州民間針灸経験録』に「肖必穴は傍溪穴の傍4横指にある。針4寸。鼓脹虚腫を治す」とあり，これに芭洲氏による次のような注釈がついている。「傍溪穴とは中極穴のことで，肖必穴は子宮穴である。このツボは浮腫を治し，膀胱を通すことができる」

(6)『針灸孔穴及其療法便覧』:「子宮は奇穴で中極穴の外方3寸。針6分〜1寸（古くは2寸との説もある），灸3〜7壮。婦人の不妊症，子宮筋腫，子宮内膜炎を主治する。また腸疝痛，睾丸炎，虫垂炎も治す」

【別　名】侠玉泉。

泉　陰

【主　治】陰嚢腫大，睾丸炎。

【位　置】鼠径部にある。恥骨の両側で前正中線より各3寸のところ（図212）。

【針灸法】針3〜5分。針のひびき：抽麻感〔ひきつったり，しびれたりする感じ〕がおこる。灸3〜7壮。

【出　典】(1)『備急千金要方』:「男子の陰嚢腫大には，泉陰穴に100壮灸をすえ，3回繰り返す。恥骨の傍3寸にある」

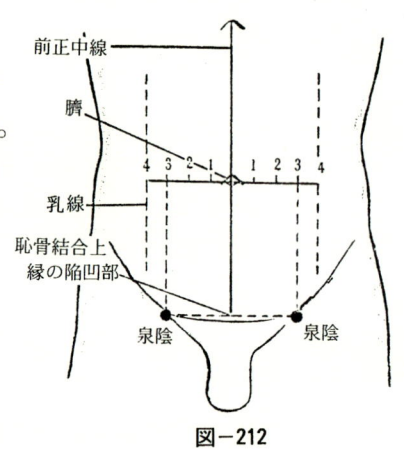

(2)『類経図翼』:「泉陰穴は恥骨の傍3寸にある」

(3)『中国針灸学』:「泉陰穴は恥骨結合部の両側3寸。灸3壮。睾丸炎を主治する」

(4)『針灸孔穴及其療法便覧』:「泉陰は奇穴で恥骨結合部の両側3寸。針3〜5分，灸3壮。睾丸炎を主治する。古い説には陰嚢ヘルニアを治すとある」

【別　名】泉隆。

図-212

横　紋〔腹〕

【主　治】多汗症，四肢に力が入らず挙げられないもの。

【位　置】腹部で，臍の両側3寸5分のところ（図213）。

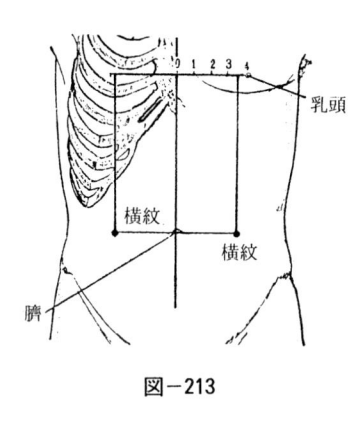

図-213

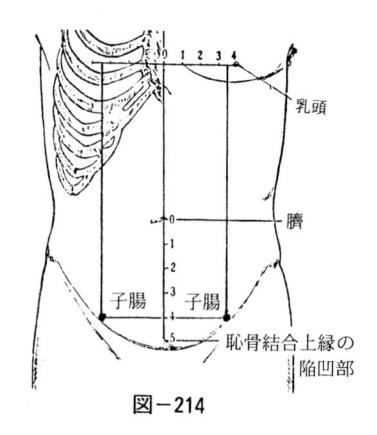

図-214

【経穴との関係】大横穴（脾経）内側5分のところ。
【灸　法】灸50壮。
【出　典】『千金翼方』：「多汗症や四肢に力が入らず挙げられない場合には，横紋穴に灸を50壮すえる。臍を挟んで7寸隔てたところ」

子腸（しちょう）

【主　治】子宮下垂・子宮脱。
【位　置】下腹部で，臍の直下4寸の両側各3寸5分のところ（図214）。
【経穴との関係】中極穴（任脈）の両側3寸5分のところ。
【針　法】針5～7分。
【出　典】『経外奇穴彙編』：「子腸穴は中極穴の両側3寸5分。針5～7分。子宮下垂・子宮脱を治す」

遺道（いどう）

【主　治】遺尿，婦人の陰部の冷感・腫脹・疼痛。
【位　置】臍の下4寸の両側5寸（図215）。
【経穴との関係】中極穴（任脈）ところ。

【灸　法】随年壮。
【出　典】『備急千金要方』：「遺尿は遺道穴に灸をすえる。玉泉穴を挟んで各5寸のところ。随年壮。また陽陵泉穴に随年壮灸をすえる」「婦人の陰部の冷感・腫脹・疼痛は帰来穴に灸を30壮。3回繰り返す。玉泉を挟んで各5寸のところがこのツボである」
【別　名】帰来。

育門（いくもん）

【主　治】婦人の長期におよぶ不妊症。
【位　置】鼠径部の下部にあり，臍の下7寸の両側3寸5分の所（図216）。
【灸　法】灸3～7壮。
【出　典】『針灸孔穴及其療法便覧』：「育門は奇穴で臍の下7寸の両側3寸5分のところ。灸3～7壮。婦人の長期におよぶ不妊症を主治する」

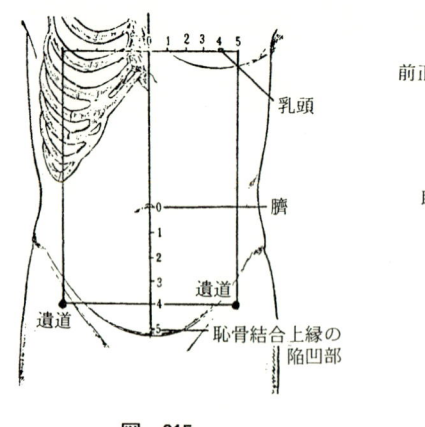

図－215

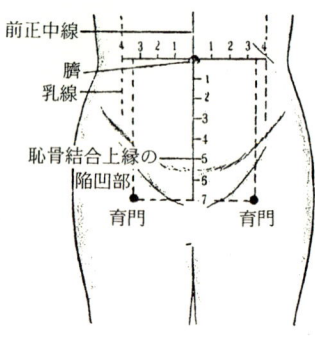

図－216

<外陰部>

横骨（おうこつ）

【主 治】遺精, 五臓の極度の衰弱, 婦人の遺尿, 下腹部の腫脹, 尿閉, 排尿障害, 膀胱炎。
【位 置】恥骨結合部の上縁中央（図217）。
【経穴との関係】曲骨穴（任脈）の下方。このツボと足少陰腎経の横骨穴とは同名異穴である。
【針灸法】針2分。針のひびき：下方に向けて抽麻感がおきる。灸3〜7壮。

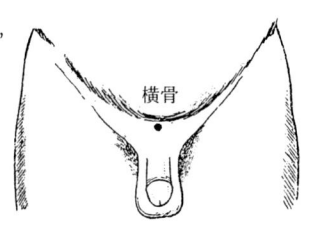

図―217

【出 典】(1)『備急千金要方』：「遺精, 五臓の極度の衰弱は, 恥骨の上縁に50壮灸をすえる。陰部の上の恥骨の中央で, 月のように宛曲している部分の中央である。名を横骨という」

(2)『千金翼方』：「婦人の遺尿で何時, 漏れたのかわからないものは, 恥骨部の横骨穴に灸を7壮すえる」

(3)『針灸孔穴及其療法便覧』：「横骨は奇穴で恥骨結合部の中央。針2分, 灸3〜7壮。婦人の遺尿, 下腹部の腫脹を主治する。また尿閉, 排尿障害, 膀胱炎も治す」

龍骨（りゅうこつ）

【主 治】黄疸, 婦人の長期にわたる不妊症, 無月経, 膀胱炎, 排尿障害, 尿閉。
【位 置】恥丘の恥骨結合部で, 恥骨結合部上縁の陥凹部の下1寸のところ（図218）。
【経穴との関係】曲骨穴（任脈）の下1寸で, 陰毛中にある。
【針 法】針3分。針のひびき：下方へ向かって抽麻感がおきる。

図－218　　　　　図－219

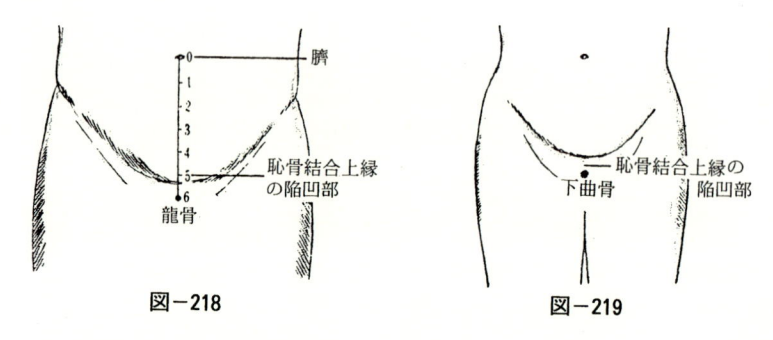

【出　典】『針灸孔穴及其療法便覧』：「龍骨は奇穴で曲骨穴の下1寸の陰毛中。針3分。黄疸，婦人の長期にわたる不妊症，無月経を主治する。また膀胱炎，排尿障害，尿閉も治す」

下曲骨（げきょくこつ）

【主　治】無月経，月経不順，生殖器疾患。
【位　置】恥丘のところで，恥骨結合部の下縁中央の陥凹部（図219）。
【針灸法】刺針5分。針のひびき：抽麻感が外性器に達する。灸3～7壮。
【出　典】(1)『中国針灸学』：「下曲骨穴は恥骨結合の下縁。針5分，灸5壮。無月経，月経不順を主治する」
　　　　　(2)『針灸孔穴及其療法便覧』：「下曲骨は奇穴で恥骨下縁中央。針5分，灸3～7壮。無月経，月経不順を主治する。また生殖器疾患も治す」

玉　泉（ぎょくせん）〔陰部〕

【主　治】睾丸炎，男性の外陰部の神経痛，膀胱麻痺。
【位　置】男性の外性器部に位置する。陰茎根部の正中点（図220）。
【経穴との関係】玉泉は任脈の中極穴の別名でもある。『備急千金要方』に，「腰痛，小便不利で妊娠，産褥時の排尿障害に苦しむものには，玉泉穴に7壮灸をすえる。ツボは関元穴の下1寸にある。大人は心から下に8寸のとこ

ろに取る。小児は斟酌してこれを取る」との記述がみられる。

【出　典】(1)『備急千金要方』：「男性の陰嚢腫大には，玉泉穴に100壮灸をすえ，これを繰り返す。このツボは恥骨の下の陰茎のところにある。この部位は卑しい所なので，多くの場合灸をしない」

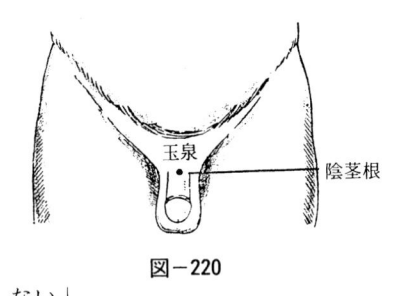

　(2)『針灸孔穴及其療法便覧』：「玉泉は奇穴で臍の下約6寸5分。男子の陰茎根部のところ。灸3～7壮。睾丸炎，男性の外陰部の神経痛，膀胱麻痺を主治する」

図-220

卒癲（そつてん）

【主　治】突発性癲癇。
【位　置】亀頭上方の正中線上で，亀頭冠と包皮の移行部（図221）。
【灸　法】灸3壮。
【出　典】(1)『備急千金要方』：「突発性癲癇には，陰茎上の冠状に肥厚しているところに3壮灸をすえる。小便が痛じれば，すぐ治る」

　(2)『経穴治療学』：「卒癲病は，陰茎の上，宛々たる中。灸3壮。心臓麻痺，脳出血，脳貧血を主治する」

【別　名】卒癲病。

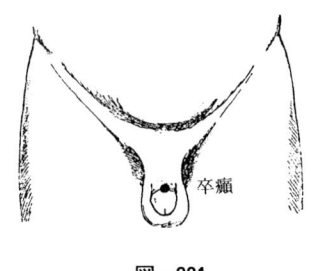

図-221

勢　頭（せいとう）

【主　治】陰茎が麻痺して縮むもの，突発性癲癇。

【位　置】男性の陰茎の外尿道口の上方（図222）。

【取　穴】尿道口上方の屈曲部に取る。

【灸　法】温灸3～7分間。棒状温灸を用いる。

【出　典】(1)『備急千金要方』：「突発性癲癇には陰茎頭に3壮灸をすえる」
　　　(2)『針灸孔穴及其療法便覧』：「勢頭は奇穴である。亀頭の尿道口上方の屈曲部。灸3～7分間（棒状灸を用いる）。陰茎が麻痺して縮むもの，突発性癲癇を主治する」

【別　名】陰茎頭。

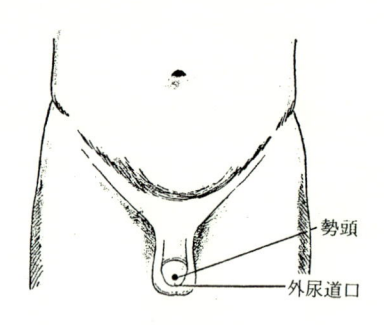

図－222

泉　門（せんもん）

【主　治】婦人の不妊症，不正出血。

【位　置】女性の外陰部に位置する。前陰唇交連上方で恥骨の下縁近く（図223）。

【灸　法】灸5～10壮。

【出　典】『備急千金要方』：「婦人の不妊症，不正出血には泉門穴に10壮灸をすえ，3回繰り返す。ツボは恥骨の下で前陰唇交連の上縁」

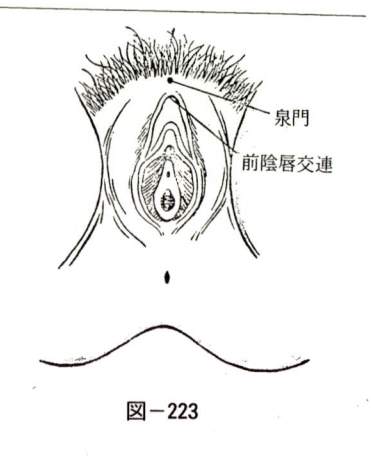

図－223

龍門
りゅうもん

【主　治】子宮下垂・子宮脱。

【位　置】女性の外陰部に位置する。前陰唇交連のところ（図224）。

【経穴との関係】中極穴（任脈）の下で，女性の陰部の内外の境にある。

【灸　法】灸3～5壮。

【出　典】(1)『備急千金要方』:「子宮下垂・子宮脱には龍門穴に20壮灸をすえ，3回繰り返す。玉泉穴の下で，女性の陰部の内外にある」

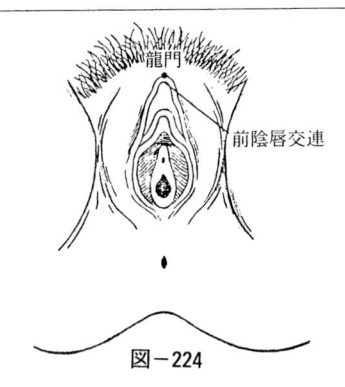

　(2)『針灸資生経』:「妊娠しなかったり，幾度も流産するものは玉泉に50壮灸をすえ，3回繰り返す。また龍門穴に20壮すえる」

図－224

玉門
ぎょくもん

【主　治】婦人の陰部の瘡，癲狂（訳注テ・2）。

【位　置】女性の外性器上で，陰核亀頭がこのツボである（図225）。

【針灸法】針3分。針のひびき：痛痒感がある。灸3～7分間。棒状灸を用いる。

【出　典】(1)『備急千金要方』:「風府，熱府，肺兪，心兪，脾兪，腎兪に灸をすえる。……もし婦人の陰核亀頭をツボとするなら，針灸は行なわず温灸にする」

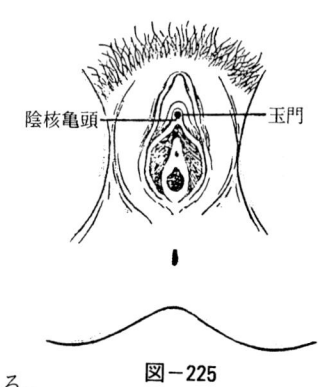

　(2)『針灸孔穴及其療法便覧』:「玉門は奇穴で女性器の上端で，大陰唇の内。針3分，棒状灸3～7分間。婦人の陰部の瘡，癲狂を主治する」

図－225

【別　名】女陰縫。

窈漏（ようろう）

【主　治】子宮下垂・子宮脱，陰部の瘡，陰部の掻痒感，女性の外性器の諸疾患。
【位　置】女性外性器に位置する。外尿道口の上縁（図226）。
【灸　法】棒状灸で3〜7分間。
【出　典】『針灸孔穴及其療法便覧』：「窈漏は奇穴である。女性の膣前庭の外尿道口の端。灸7分間（棒状灸を用いる）。子宮下垂・子宮脱，陰部の瘡，陰部の掻痒感，女性の外性器の諸疾患を主治する」

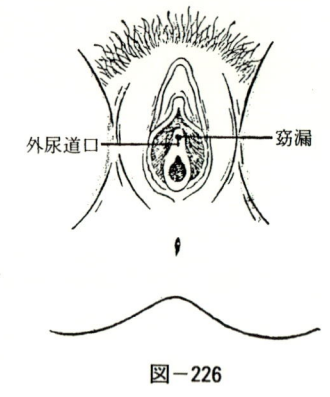

図－226

男陰縫（だんいんほう）

【主　治】ウイルス性肝炎，小児の陰嚢ヘルニア。
【位置と取穴】陰茎を手でもち上げた時の，陰茎根と陰嚢の境（図227）。
【灸　法】灸3〜5壮。
【出　典】(1)『千金翼方』：「風府，熱府，肺兪，心兪，肝兪，脾兪，腎兪，男陰縫（陰茎を上へもち上げる）に灸をすえてウイルス性肝炎を治す」
　(2)『医学綱目』：「小児の陰嚢ヘルニアで，先天的でなく後天的なものならば，陰茎の下で，陰嚢の前の弦状のスジの上に7壮灸をすえれば，たちどころに愈る」

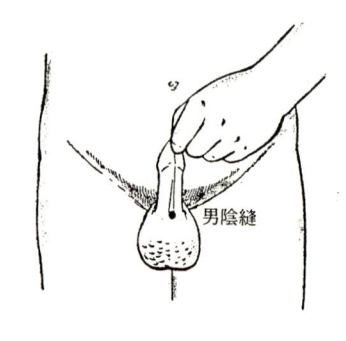

図－227

陰嚢縫（いんのうほう）

- 【主　治】高熱による狂乱。
- 【位　置】男性の陰嚢の前面の正中線上（図228）。
- 【灸　法】灸30壮。
- 【出　典】『備急千金要方』：「狂って怒鳴りちらし人を傷つける。これを熱陽風という。陰嚢縫に30壮灸をすえる。陰茎を筆のように直立させて，睾丸を下へおろして灸をすえる。睾丸へ灸を近づけてはならない。陽気を害する恐れがある」

嚢下縫（のうかほう）

- 【主　治】突発性癲癇。
- 【位　置】男性の陰嚢の裏側の正中線上（図229）。
- 【灸　法】灸7～14壮。
- 【出　典】『備急千金要方』：「突発性癲癇には，嚢下縫に14壮灸をすえる」

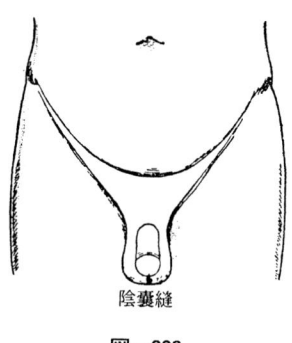

図－228

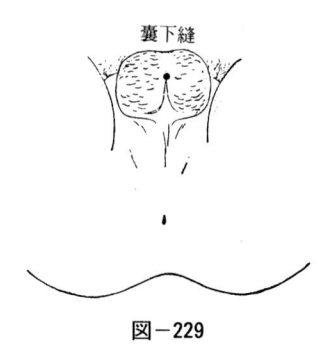

図－229

陰嚢下横紋
(いんのうかおうもん)

【主　治】牙関緊急，白眼をむく，腹中の切れるような痛み。

【位　置】男性の会陰部で，陰嚢の下の第1横紋の中央（図230）。

【灸　法】灸3～7壮。

【出　典】(1)『備急千金要方』：「卒中風悪で，白眼をむき，口をくいしばり，腹の中がしぼるように痛めば，陰嚢の下の第1横紋に灸を14壮すえる。突然の仮死状態に同穴に灸をすえるのもよい」

　(2)『針灸孔穴及其療法便覧』：「陰嚢下横紋は奇穴で陰嚢の下の第1横紋中。灸3～7壮。牙関緊急，白眼をむく，腹中の切られるような痛みを主治する」

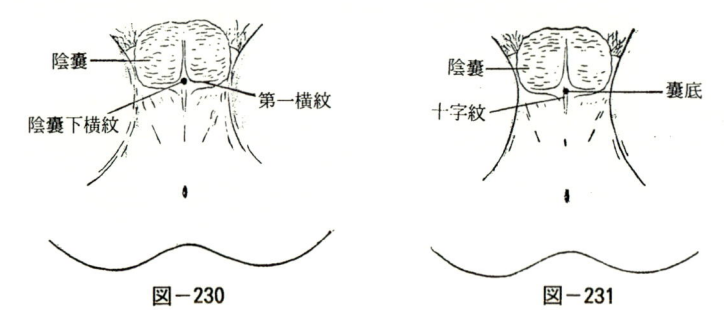

図-230

図-231

嚢　底
(のうてい)

【主　治】小児の陰嚢肥大，腹部ヘルニア，陰嚢疥癬，睾丸炎，陰嚢の湿疹，腎疾患。

【位　置】男性の会陰部で，陰嚢の下の十字形の紋の中央（図231）。

【灸　法】灸3～7壮。

【出　典】(1)『太平聖恵方』：「小児の陰嚢肥大で睾丸が片方だけ大きくなった者には，陰嚢の裏側の十字紋のところに3壮灸をすえる。春に灸をすえれ

ば夏には癒え，夏に灸をすえれば秋には癒え，秋に灸をすえれば冬には癒え，冬に灸をすえれば春には癒える。艾は小麦大」

(2)『針灸大成』：「囊底の1穴は，陰囊の下の十字紋の中にある。陰囊疥癬を治し，腹部ヘルニアを治す。腎の一切の証候すべてこれで治る。灸は7壮，艾は鼠の糞の大きさ」

(3)『中国針灸学』：「囊底穴は，陰囊の下の十字紋の中。灸7壮。陰囊の湿潤搔痒感，睾丸炎を主治する」

金　門〔陰部〕

【主　治】小児の急性癲癇，腹部膨満，息ぎれ，腹鳴。
【位　置】男性の会陰部で，陰囊と肛門の中央（図232）。
【経穴との関係】任脈の会陰穴と同じ位置である。
【灸　法】灸3壮。
【出　典】『備急千金要方』：「小児の急性癲癇で腹部が膨満し，呼吸が切迫し，腹鳴する場合には肺募穴に灸をすえ，次に金門穴に灸をすえる。金門穴は穀道（肛門）の前で，陰囊の後の中央。つまり，陰囊の下より肛門までを量り，その中央に取る」

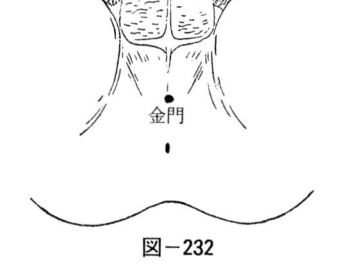

図-232

羊　矢

【主　治】鼠径ヘルニア，甲状腺肥大，副睾丸炎，生殖器疾患。
【位　置】鼠径部の内側端で，恥骨結合の隆起部（図233）。
【針灸法】針五分。針のひびき：酸麻感が下方へ放散する。灸3～7壮。
【出　典】(1)『備急千金要方』：「甲状腺肥大は，通天穴が主治する。灸50壮。胸膛穴と羊矢穴には灸を100壮」

(2)『類経』:「会陰の傍3寸,鼠径部の横紋の中,皮と肉の間を按ずると,羊矢〔羊のフンのこと〕のような核がある」

(3)『針灸孔穴及其療法便覧』:「羊矢は奇穴で鼠径部の横紋の中。鼠径部内側端と恥骨上縁の交点。内に羊矢のような核がある。針5分,灸3～7壮。鼠径ヘルニア,副睾丸炎,生殖器疾患を主治する」

癩疝 (たいせん)

【主　治】陰嚢ヘルニア。

【位　置】恥丘に位置する。陰茎の両側（図234）。

【灸　法】灸3～5壮。

【出　典】(1)『備急千金要方』:「男性の陰嚢ヘルニアは,恥骨の両側で,陰茎を挟んだところに14壮灸をすえる」

(2)『類経図翼』:「陰嚢ヘルニアを治すには,恥骨の両側で陰茎を挟むところに灸をすえる」

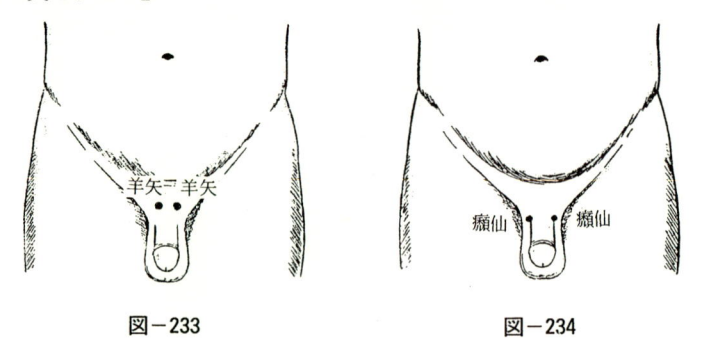

図－233　羊矢＝羊矢

図－234　癩仙　癩仙

臍下六一 (さいかろくいち)

【主　治】膀胱の気が両脇を攻めたもの,臍下の腎陰が腹に入ったもの,冷気が心を衝いたもの,疝気が上衝して心胸部が痛むもの,胸痛,睾丸炎,膀胱炎。

【位　置】恥骨部で，臍の下6寸の両側1寸のところ（図235）。
【灸　法】灸3～7壮。
【出　典】(1)『神応経』：「膀胱の気が両脇を攻めたもの，臍下の腎陰が腹に入ったものは，臍下6寸の両側各1寸のところに灸をすえる。艾は小麦大。患部が左にあれば右に灸をすえ，患部が右にあれば左にすえる」

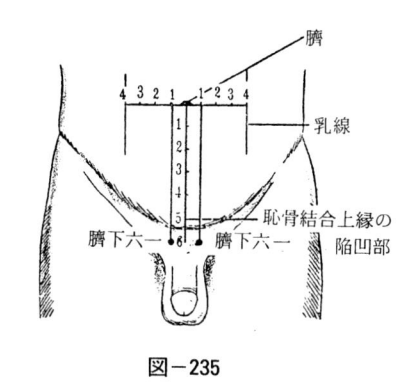

図－235

(2)『針灸集成』：「臍下6寸の両側各1寸のところがツボである。灸21壮。内関，太衝に3壮，独陰に5壮。冷気が心を衝いて疼くのを治す」
(3)『針灸孔穴及其療法便覧』：「臍下六一は奇穴で疝気が心に上衝して心胸部か痛むものを主治する。また睾丸炎，膀胱炎も治す」

岐伯灸（ぎはくきゅう）

【主　治】膀胱の気が両脇を衝き攻めるもの。
【位　置】外陰部にある。臍の下6寸の両側1寸6分のところ（図236）。
【灸　法】灸21壮。
【出　典】『太平聖恵方』：「岐伯炎は，膀胱の気が両脇を衝き攻めて，臍の下が鳴り，睾丸がちぢんで腹に入るものに，臍の下6寸の両側各1寸6分に灸各21壮をすえる」

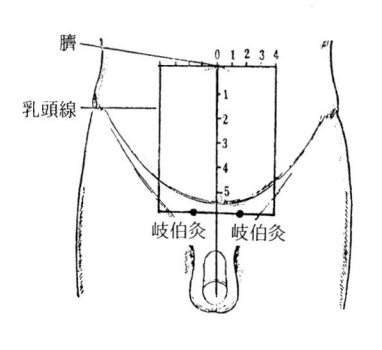

図－236

関門
     かん もん

【主　治】腎水（訳注シ・5），陰嚢の発赤・腫脹・発汗・ヘルニア，陰茎強直，疝気が心を衝して死にそうなもの。

【位　置】男性の鼠径部に位置する，陰茎根と同じ高さで両側2寸のところ（図237）。

【針灸法】針2寸5分。針のひびき：抽麻感〔ひきつれたり，しびれたりする感じ〕が陰茎に達する。灸14壮。

【出　典】⑴『医学綱目』：「腎水，陰嚢の発赤・腫脹・発汗・ヘルニアには陰毛の際で，陰茎の傍2寸のところの蘭門穴に針を2寸半刺入する」

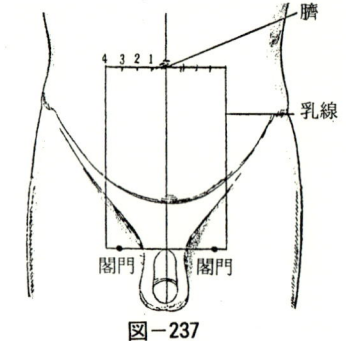

　　⑵『針灸集成』：「蘭門2穴は，疝気が心を衝して死にそうなのを治す。針を2寸半入れる。灸は14壮」

　　⑶『経穴彙解』に「関門穴は陰茎の傍2寸。針2寸半，灸14壮。疝気が心を衝いて死にそうなのを治す」

【別　名】蘭門。

図-237

閣門
     かく もん

【主　治】疝気（訳注セ・1）。

【位　置】男性の鼠径部，陰茎根と同じ高さで両側3寸のところ（図238）。

【針灸法】針1寸〜1寸5分，灸50壮。

【出　典】『扁鵲神応針灸玉龍経』：「堅痃（訳注ケ・1）や疝気が頻発して，気が上にのぼって心を攻め，ひど

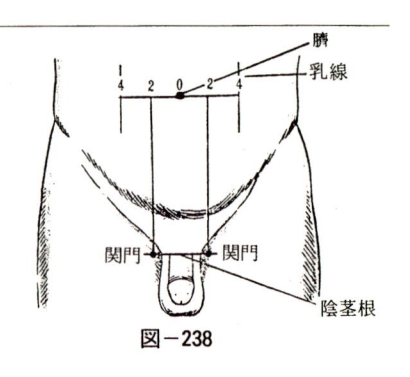

図-238

く傷ついた場合には，まず閣門穴に瀉法を施し，その後，大敦穴に刺針すれば大変有効である。閣門穴は陰茎の陰毛の際で，両側各3寸のところにある。針は1寸半刺して瀉法を用いる。灸は50壮」

＜腰背仙部＞

脊三（せきさん）

【主　治】脊髄膜炎，腰背部の神経痛。
【位　置】脊三穴は3つのツボから成る。
(1)項部の正中線に位置する。項部筋群による2つの隆起の間の溝の中で，後髪際正中の直下1寸のところに1穴。(2)背部正中線に位置する。第1胸椎棘突起の下に1穴（督脈の陶道穴と同じ位置）。(3)背部正中線に位置する。第5腰椎棘突起の下に1穴（図239）。
【針灸法】針3～5分。針のひびき：局所に脹麻感がある。灸3壮。
【出　典】(1)『針灸経外奇穴治療訣』：「脊三穴は瘂門穴の下1寸のところと，第1胸椎の下の陥凹部及び第5腰椎の下の陥凹部のあわせて3穴。灸各3壮。脊髄膜炎と腰背部の神経痛を主治する」
(2)『針灸孔穴及其療法便覧』：「脊三は奇穴で瘂門穴の下1寸のところと，第1胸椎の下の陥凹部及び第5腰椎の下の陥凹部のあわせて3穴。針3～5分，灸3壮。脊髄膜炎を主治する。また腰背部の神経痛及びその他の脊髄疾患も治する」

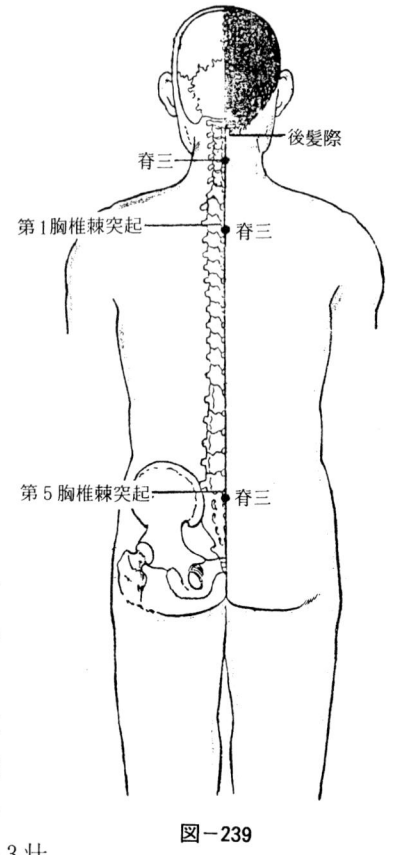

図-239

背部五柱(はいぶごちゅう)

【主　治】咳嗽。

【位　置】背部正中線上に4穴。第7頸椎棘突起と第1胸椎棘突起の間に1穴，第1胸椎棘突起と第2胸椎棘突起の間に1穴，第2胸椎棘突起と第3胸椎棘突起と第4胸椎棘突起の間に1穴，第2胸椎棘突起の間から両側に各1寸5分のところに2穴，あわせて5つの穴名で6カ所のツボ（図240）。

【経穴との関係】督脈の身柱，陶道，大椎と膀胱経の風門穴。両側の風門穴を結ぶ線の中点〔無名穴〕の6カ所のツボによって構成される。

【針灸法】針3〜5分，灸3〜7壮。

九連環(きゅうれんかん)

【主　治】脊髄疾患，ノイローゼ，貧血症及びその他の慢性疾患。

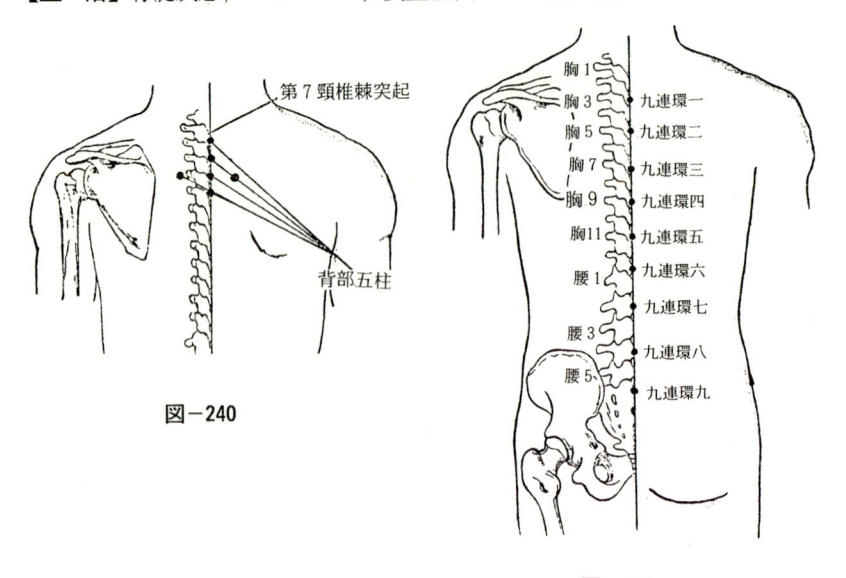

図－240

図－241

【位　置】背部正中線上に位置する。第1・3・5・7・9・11胸椎棘突起と，第1・3・5腰椎棘突起の下の陥凹部であわせて9穴。上から下に向かってそれぞれ九連環一，二，三，四，五，六，七，八，九と命名されている（図241）。

【経穴との関係】督脈の背腰部の循行径路上。

【針灸法】針3〜8分。針のひびき：局所に脹感〔脹れぼったい感じ〕がある。棒条灸5〜30分間。

【出　典】『中医雑誌』

中風不語

【主　治】中風による言語障害。

【位　置】背部正中線に位置する。第2胸椎棘突起の上縁に1穴，第5胸椎棘突起の上縁に1穴（図242）。

【灸　法】2穴同時に施灸する。灸7壮。

【出　典】(1)『太平聖恵方』：「黄帝灸法……中風で白眼をむいたり，言語障害をおこしている場合は，第2胸椎と第5胸椎の上に灸える。各7壮で，同時に火をつける。艾は棗核（なつめのたね）大で，ただちに治療する」

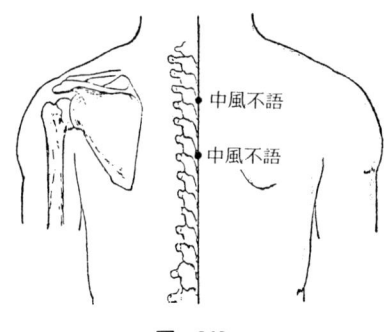

図－242

(2)『針灸孔穴及其の療法便覧』：「中風不語は奇穴で第2胸椎上と第5胸椎上の2穴。灸7壮（同時に火をつける）。中風の言語障害を主治する」

大椎四花

【主　治】百日咳。

【位　置】背部に位置する。第2胸椎棘突起と第3胸椎棘突起の間を起点として，上下左右それぞれ等間隔に6分のところにツボを求める。全部で4穴（図243）。

【針灸法】針各3〜5分。灸3壮。
【出　典】『経外奇穴彙編』：「大椎四花穴は，第2胸椎と第3胸椎の間を起点として，上下左右に6分のところで全部で4穴。各穴に針3〜5分，灸3壮。百日咳を治療する」

脊背五穴（せきはいごけつ）

【主　治】大人の癲癇，小児の驚癇，小児の痙攣。
【位　置】5個のツボがそれぞれ胸背部，腰背部，仙椎部に分散する。第2胸椎棘突起の隆起部に1穴，仙骨の先端に1穴，第12胸椎棘突起と第1腰椎棘突起の間に1穴，第3腰椎棘突起と同じ高さで左右に各4寸のところに各1穴，あわせて5穴（図244）。
【灸　法】灸3〜7壮。
【出　典】(1)『千金翼方』：「大人の癲癇，小児の驚癇には背中の第2胸椎と仙骨の先端にツボをとる。次に紐でこの2カ所の長さを量り半分に切って，

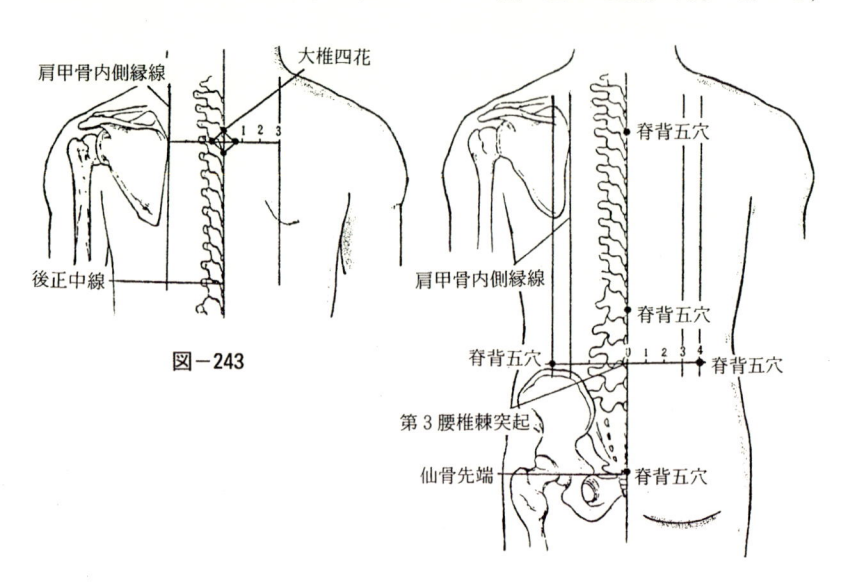

図-243

図-244

第2胸椎のところに置き，紐の端が当たる背骨の上にツボを取る。3カ所の
ツボが取り終わったら，さらに半分に切った背骨中央のツボに置き，底辺の
2角が当たるところにツボをとると全部で5カ所になる。この5カ所のツボ
に朱で印をつけ，各100壮灸をすえる。ツボを取るのには削った竹皮の方が
紐より優れている」

(2)『中国針灸学』：「まず第2胸椎棘突起上と仙骨の先端に墨で印をつけ，
この2点の中央のところにもう1点，墨で印をつける。次に第2胸椎棘突起
のところの墨点と背骨中央の墨点の半分の長さを1辺とする正三角形をつく
り，背骨中央の墨点にその上角を置き，底辺の2角が当たるところに各1カ
所ずつ墨点を取ると，全部で5カ所の墨点ができる。これが脊背五穴の5つ
のツボである。各墨点に灸を各30壮，小児はその半分。大人の癲癇，小児の
痙攣を主治する」

(3)『針灸孔穴及其療法便覧』：「脊背五穴は奇穴。まず第2胸椎棘突起上
に1点，仙骨の先端に1点印をつけ，この2点の中間に1点印をつける。次
に第2胸椎の点と背骨の中央のところの点の長さの半分の長さを1辺とする
正三角形をつくり，その上角を背骨の中央の点に置き（底辺の2角が同じ高
さになるようにして），底辺の2角にあたるところに印をつける。この5カ
所のツボが同穴である。灸3～7壮。大人の癲癇，小児の痙攣を主治する」

無名穴（むめいけつ）

【主　治】精神錯乱。

【位　置】背部正中線上で，第2胸椎棘突起と第3胸椎棘突起の間の陥凹部（図245）。

【経穴との関係】督脈の背部の循行径路で，陶道穴と身柱穴の間。

【針灸法】針3～4分。針のひびき：局所に脹感がおこる。灸3～5壮。

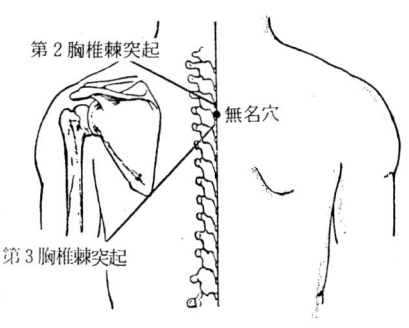

図－245

【出　典】『針灸孔穴及其療法便覧』：「無名穴は奇穴で第2胸椎棘突起の下の陥凹部にある。針3〜4分，灸3〜5壮。精神病を主治する。風府，大椎，屈委陽，中樞，五霊，陰委などのツボを組みあわせると卓効がある」

灸癆（きゅうろう）

【主　治】卒中悪風，精神病，盗汗，咳嗽，喀血，関節炎，癲狂。
【位　置】背部正中線上に位置する。第3胸椎棘突起の隆起部（図246）。
【経穴との関係】督脈の背部の循行径路で，身柱穴の上方。
【灸　法】灸3〜10壮。
【出　典】(1)『備急千金要方』：「卒中悪風で言語障害をおこした場合は，第3胸椎上に灸を100壮すえる」
　(2)『針灸孔穴及其療法便覧』：「灸癆は奇穴である。患者を直立させ，紐で足の第3趾の先端から足底，カカトを通って，膝窩中央の委中穴までを量って切断し，紐の一端を鼻先に置き，上に向かって頭頂部正中線を通り，脊柱を下って紐が尽きるところにこのツボを取る。灸3〜7壮。盗汗，咳嗽，喀血，関節炎，癲狂を主治する」

巨闕兪（こけつゆ）

【主　治】脾肥大，気管支炎，気管支喘息，ノイローゼ，心臓疾患，肋間神経痛。

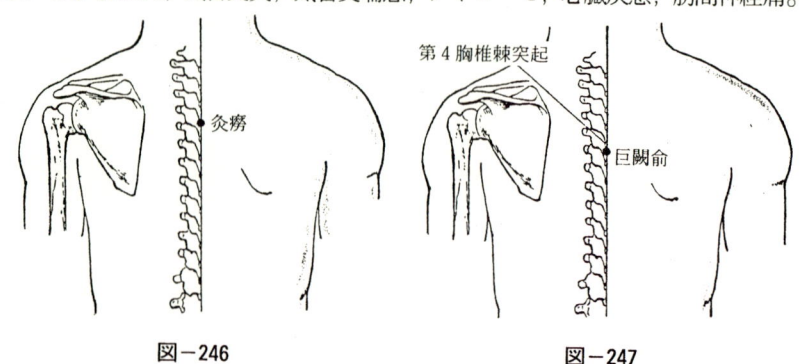

図－246

図－247

【位置と取穴】背部正中線上で，第4胸椎棘突起の下の陥凹部。側臥位で取穴する（図247）。

【経穴との関係】督脈の背部の循行径路で，身柱穴の下方。

【灸　法】灸3～7壮あるいは随年壮。

【出　典】(1)『千金翼方』：「第4椎は巨闕兪と名づけられている。脾肥大気を主り，灸を随年壮すえる」

(2)『針灸孔穴及其療法便覧』：「巨闕兪は奇穴で第4胸椎棘突起の下の陥凹部にある。灸3～7壮（一説に灸随年壮）。気管支炎，気管支喘息を主治する。またノイローゼ，一切の心臓疾患，肋間神経痛も治す」

藏　兪

【主　治】あくびによる顎関節脱臼，急性の悪風死にそうで話せない，肉痺（訳注ニ・2）で皮膚感覚がない。

【位　置】背部で第5胸椎棘突起の突起部（図248）。

【経穴との関係】督脈の背部の循行径路上に位置する。神道穴の上方。

【灸　法】毎日灸14壮あるいは灸100壮。

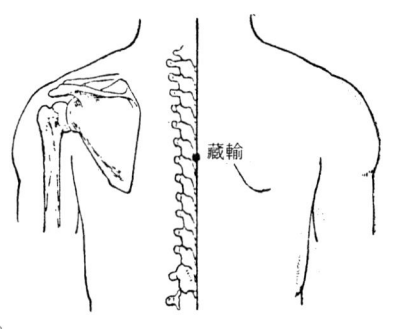

図-248

【出　典】『備急千金要方』：「あくびで顎がはずれた場合は，背部の第5胸椎のところに毎日14壮灸をすえる。3日たっても治らない時は，気衝穴に200壮すえる。胸部で喉の下の胸骨上切痕のところ。別名を気堂という」「急性の悪風，死にそうで話すことができない，肉痺で皮膚感覚がないのを治すには第5胸椎のところで藏兪穴と名づけられたところに灸を150壮，あるいは300壮すえると治る」

陽　斑（よう　はん）

【主　治】皮膚結核症。
【位　置】背部正中線上に位置し，第5胸椎棘突起下方の陥凹部（図249）。
【経穴との関係】督脈の背部の循行径路上で，神道穴のやや上方。
【針　法】針でほじくって出血させる。
【出　典】『福州針灸民間経験録』：「陽斑穴の紅点は第5胸椎棘突起下にみられる。針で皮膚をほじくって出血させ，背面の皮膚結核症を治す」

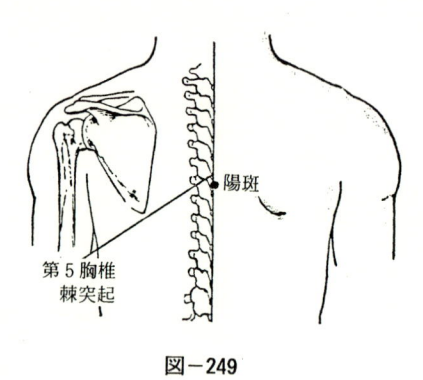

図－249

陽　枢（よう　すう）

【作　用】圧痛の有無が伝染性肝炎の補助診断の1つになる。
【位　置】背部正中線上で，第6胸椎棘突起の突起部（図250）。
【経穴との関係】督脈の背部の循行径路上で，神道穴と霊台穴の間。
【操　作】手指で按圧する。
【出　典】『中医雑誌』：「陽枢穴への圧診の伝染性肝炎診断に対する臨床観察――何宏邦著」

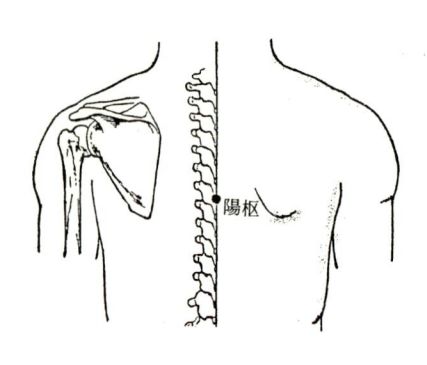

図－250

咳嗽(がいそう)

- 【主　治】咳嗽。
- 【位　置】背部正中線上で，第6・7胸椎棘突起の間の陥凹部（図251）。
- 【取　穴】紐を患者の両乳頭の高さで体幹を一周させ，脊椎と交叉するところに取る。
- 【灸　法】灸5壮。
- 【出　典】『備急千金要方』：「咳嗽には，蒲の茎で乳頭の高さで水平に体幹を1周させて，脊椎と交叉するところに灸を10壮すえる」

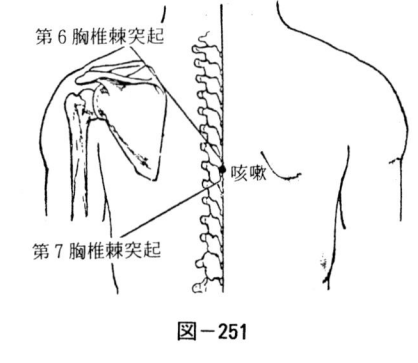

図－251

灸哮(きゅうこう)

- 【主　治】気管支炎，喘息。
- 【位　置】背部の正中線上に位置する。第8胸椎棘突起の突端（図252）。
- 【取　穴】紐を頸にかけて胸の前に垂らし，胸骨剣状突起の先端であわせて切る。次にその紐の中央を喉頭隆起のところに当てて背中に回し，両端があたる脊椎のところがこのツボである。
- 【経穴との関係】督脈の背部の循行径路上に位置する。至陽穴の下方。
- 【灸　法】灸3～7壮。
- 【出　典】『中国針灸学』：「灸哮は紙紐を首にかけて胸の前に垂らし，胸骨剣状突起の先端であわせて切り，その中央を喉頭隆起のところに当てて背中

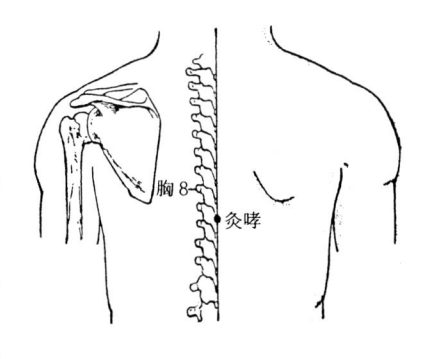

図－252

に回し、両端があたる脊椎のところがこのツボである。灸は7壮。気管支炎，喘息を主治する」

胃管下兪三穴（いかんかゆさんけつ）

【主　治】消渇による咽喉部乾燥感。

【位　置】背部に位置する。第8胸椎棘突起の下方に1穴，左右の傍各1寸5分のところに2穴，合計3穴（図253）。

【経穴との関係】督脈の背部に循行径路上の穴は至陽穴の下方。他の2穴は足太陽膀胱経の背部第1側線の循行径路上で，膈兪穴（膀胱経）の下方。

【灸　法】灸100壮。

【出　典】『備急千金要方』：「消渇による咽喉部の乾燥感には，胃管下兪三穴に灸を各100壮すえる。ツボは第8胸椎棘突起下と，左右各1寸5分のところにあり，ここに灸をすえる」

【別　名】胃下兪，膵兪。

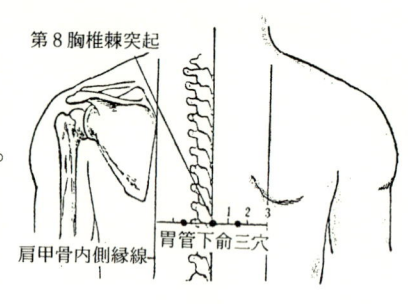

図－253

八椎下（はちついか）

【主　治】マラリア。

【位置と取穴】背部正中線上で，第8・9胸椎棘突起の間の陥凹部。側臥位で取穴する（図254）。

【経穴との関係】督脈の背部の循行径路上で，至陽穴と筋縮穴の間。

【針灸法】針3～5分。針のひびき：局所に脹感がおこる。灸3～7壮。

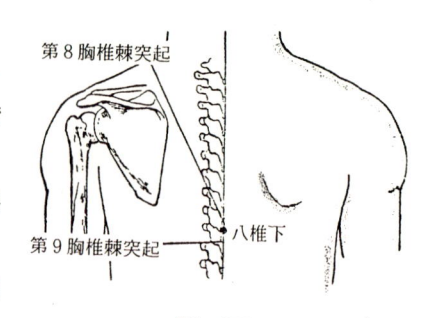

図－254

【出　典】『針灸孔穴及其療法便覧』：「八椎下は奇穴で第8椎下の陥凹部に位置する。針3～5分，灸3～5壮。マラリアを主治する」

癲　癇
   てん かん

【主　治】目に白い翳膜が生じるもの，小児の癲癇。
【位　置】背部正中線上に位置する。第9胸椎棘突起の隆起部（図255）。
【取　穴】第1胸椎棘突起と尾骨先端を結ぶ線の中点。
【経穴との関係】督脈の背部の循行径路上に位置する。筋縮穴の上方。
【出　典】(1)『太平聖恵方』：「3～5歳の小児で，毎年，春と秋に両眼に突然，白い翳膜が生じて瞳を遮蔽し，疼痛がたえられない場合は，灸を第9胸椎棘突起の上に1壮すえる。艾は小麦大」
　(2)『針灸学』：「癲癇穴を取穴する場合は，第1胸椎から尾骨先端までを量って，その長さの半分の長さで大椎穴から下に計ったところに求める。灸7壮。小児の癲癇を治す」

督　脊
   とく せき

【主　治】小児の急性癲癇，小児の羊癇，小児の急性の癇症，脊髄疾患。
【位　置】背部正中線に位置する。第9胸椎棘突起下方の陥凹部（図256）。

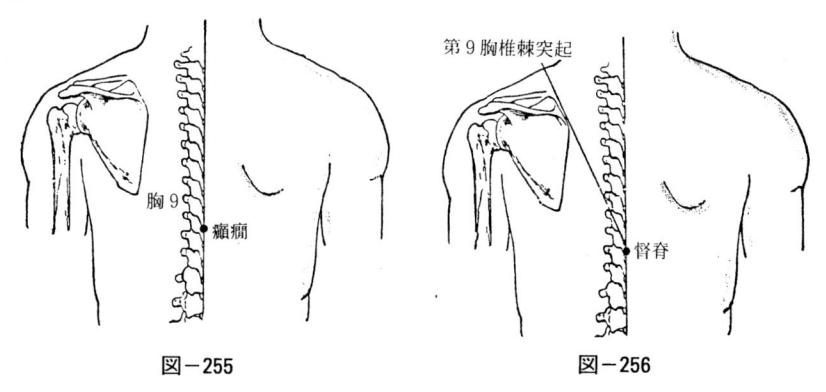

図－255　　　　　　　　　図－256

【経穴との関係】督脈の循行径路上で，大椎穴と長強穴の中点。

【灸　法】灸3〜7壮。

【出　典】(1)『備急千金要方』：「小児の急性癲癇で脊髄が強ばり後弓反張をおこした場合は，大椎穴及び各々の藏兪穴と督脊穴に灸をすえる。督脊穴は紐で大椎穴と尾骨の距離を量って，その真中で切り，再び大椎穴からこの紐を垂らしてその末端に取る」

　(2)『太平聖恵方』：「小児の羊癇は目を大きく見開いて舌を口から出し，羊のような声を発する。第9胸椎棘突起の下方に3壮灸をすえる。艾は小麦大」

　(3)『針灸孔穴及其療法便覧』：督脊は奇穴で大椎穴と長強穴の中点。灸3〜7壮。脊髄疾患。小児の急性の癇証を主治する」

脾　横（ひ　おう）

【主　治】脾横（訳注ヒ・3）。

【位　置】背部の第11胸椎の上に1穴及び左右1寸5分離れたところに2穴，あわせて3穴（図257）。

【経穴との関係】督脈の背部の循行径路にある1穴は，中枢穴（督脈）のやや上方。残りの2穴は足太陽膀胱経の背部第1側線の循行径路上に位置し，胆兪穴（膀胱経）のやや下方。

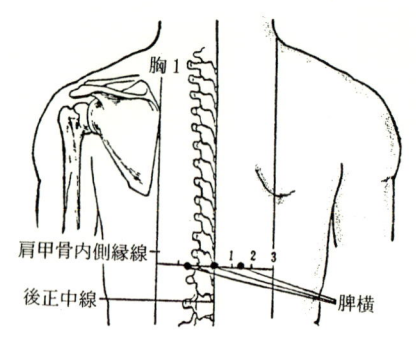

図－257

【灸　法】3ヵ所のツボに灸各7壮。

【出　典】『備急千金要方』：「脾横の治方……四肢が冷えたりほてったりし，腰が疼いて腰の曲げ伸ばしができなくなり，身体が黄色味を帯び，腹部膨満して食べると吐き，舌根がこわばっている場合は，第11胸椎の上及びその左右各1寸5分のところの3ヵ所に各7壮灸をすえる」

接骨 (せつこつ)

【主　治】小児の赤白痢（訳注セ・4），晩秋の脱肛，背部の神経痛，胃痙攣，消化不良，小児の癲癇，慢性腸炎，腸疝痛。
【位　置】背部正中線に位置する。第12胸椎棘突起の下の陥凹部（図258）。
【経穴との関係】督脈の背部の循行径路上で，脊中穴の下方。
【灸　法】灸3〜7壮。
【出　典】(1)『太平聖恵方』：「小児の赤白痢，晩秋の脱肛，両側腹部の堪えられない痛みには，第12胸椎棘突起の下の陥凹部に灸をすえる。同穴は按脊穴と名づけられている。灸は小麦大の艾を1壮すえる」
(2)『中国針灸学』：「按骨穴は第12胸椎棘突起の下の陥凹部。灸5〜7壮。禁針。脊骨部の神経痛，胃痙攣，消化不良，小児の癲癇を主治する」
【別　名】接脊。

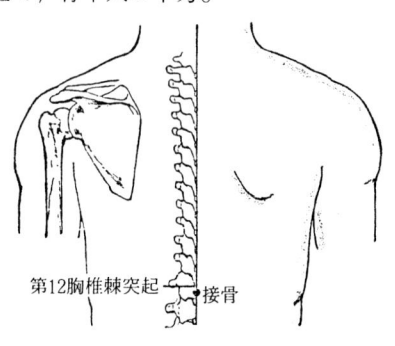

図－258

血愁 (けっしゅう)

【主　治】血便・鼻血・吐血など一切の出血症。
【位　置】腰部正中線上で，第2腰椎棘突起上方の陥凹部（図259）。
【経穴との関係】督脈の腰部の循行径路上で，懸枢穴と命門穴の間。
【灸　法】灸3〜7壮。
【出　典】『針灸孔穴及其療法便覧』：「血愁は奇穴で第14椎の骨上に位置する。灸3〜7壮。血便・鼻血吐血など一切の出血症を主治する」

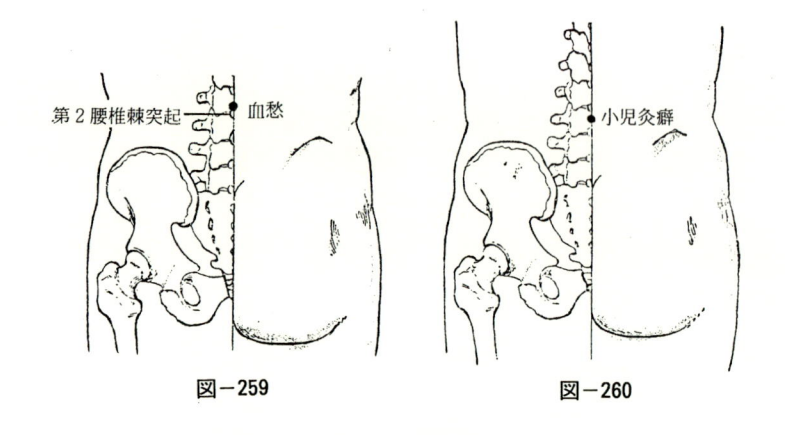

図−259　第2腰椎棘突起　血愁

図−260　小児灸癖

小児灸癖 (しょうにきゅうへき)

【主　治】消化不良。
【位　置】腰部正中線上で，第2・3腰椎棘突起の間（図260）。
【経穴との関係】小児灸癖穴は督脈の命門穴と同位置。
【灸　法】灸20壮。
【出　典】『経穴治療学』：「小児灸癖は髪を用いて小児の臍中央の高さで体幹を水平に一周させ，髪が交叉する脊柱の正中のところである。灸20壮。小児の慢性の胃アトニーを主治する」

上字灸 (じょうじきゅう)

【主　治】腰疝殿部痛，脊背痛，腹部の冷えによる痛み，下肢麻痺，下肢の疼痛，関節炎，婦人科疾患。
【位　置】第2・3腰椎棘突起の間に1穴，第3腰椎棘突起の突起上に1穴，第4・5腰椎棘突起の間に1穴，及び第4・5腰椎棘突起の間で左右にそれぞれ5分のところに2穴，あわせて5穴（図261）。
【経穴との関係】上字灸穴は命門穴（督脈），十五椎穴（奇穴），腰陽関穴

（督脈），腰陽関穴の左右の佗脊穴（奇穴）から構成されている。
【灸　法】灸5～15壮。
【出　典】『腧穴学概論』

下字灸（げじきゅう）

【主　治】腹部の疾患。
【位　置】第2・3腰椎棘突起の間に1穴，第3腰椎棘突起の突起上に1穴，第4・5腰椎棘突起の間に1穴，第2・3腰椎棘突起の間で左右にそれぞれ5分隔れたところに2穴，あわせて5穴（図262）。
【経穴との関係】命門穴（督脈），十五椎穴（奇穴），腰陽関穴（督脈），命門穴の左右の佗脊穴（奇穴）から構成されている。
【灸　法】灸5～15壮。

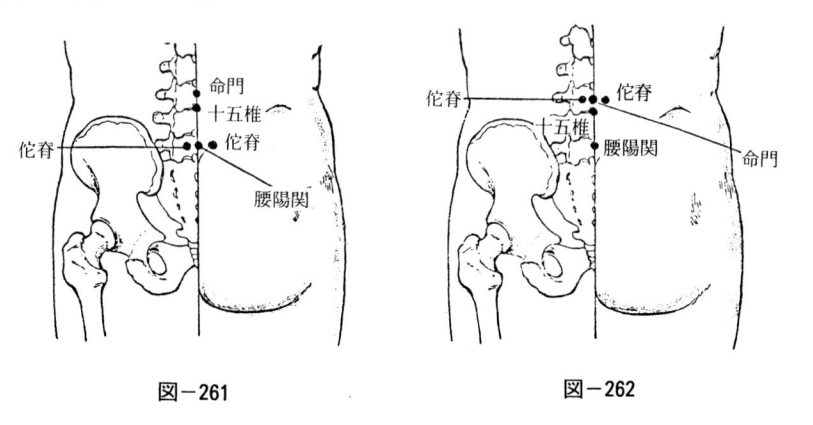

図－261　　　　　図－262

竹　杖
ちく　じょう

【主　治】臓毒（訳注ソ・2），出血性大腸炎，下血，食欲不振，慢性腸炎，痔疾，脱肛，腰痛，悪寒発熱，脳膜炎，腸結核，脊髄疾患。

【位　置】腰部正中線上に位置する。第3腰椎棘突起の上方（図263）。

【取　穴】患者をまっすぐ立たせて，その前に竹の杖を立て，臍の中心の高さのところで杖に印をつける。竹杖を背脊部に回して，竹杖の印をつけた高さのところが同穴である。

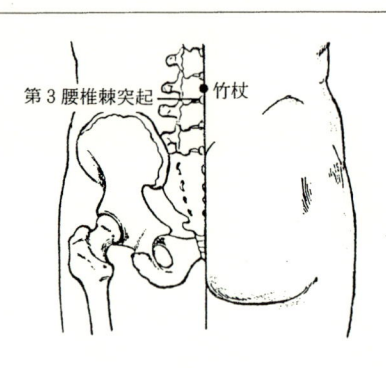

図－263

【経穴との関係】督脈の腰部の循行径路上で，命門穴の下方。

【灸　法】灸3～7壮。

【出　典】(1)『備急千金要方』：「腰が痛くて屈伸ができない場合は，患者をきちんと立たせて竹の杖で地面と臍の高さを量って切断し，それを背中に回して地面からまっすぐ竹杖を立て，杖の先のあたる脊椎のところに随年壮灸をすえる」

(2)『外科大成』：「臓毒及び出血性大腸炎下血に対する灸の秘法……患者をまっすぐ立たせて臍と同じ高さの背骨のところに灸を7壮すえ，年をとっている者はさらに脊椎の両側各1寸のところにそれぞれ7壮灸をすえると根治できる」

(3)『中国針灸学』：「患者を立たせて竹の杖で地面から臍中央までの距離を量り，刻んで印をつけ，竹杖を背中に回して竹杖の印のところがあたる脊椎上が竹杖穴である。灸7～15壮。食欲不振，慢性腸炎，脱肛，痔疾，腰痛を主治する」

(4)『針灸孔穴及其療法便覧』：「竹杖は奇穴。患者をきちんと立たせて，その前に竹の杖を立て，臍と同じ高さのところに印をつけて背中に回し，印

の高さの脊椎のところが同穴である。灸3～7壮。食欲不振，腸炎，痔疾，脱肛，腰痛を主治する。別説には悪寒発熱，脳膜炎，腸結核，脊髄疾患も治すとある」

痔　瘡
じ　そう

【主　治】痔瘡。
【位　置】腰部正中線上で，第3・4腰椎棘突起の間のやや上方（図264）。
【経穴との関係】督脈の腰部の循行径路上で，命門穴と腰陽関穴の間の点のやや上方。
【灸　法】灸7壮。
【出　典】『針灸孔穴及其療法便覧』：「痔瘡穴は奇穴で臍と相対する脊椎の下1寸。灸7壮。痔瘡を主治する」

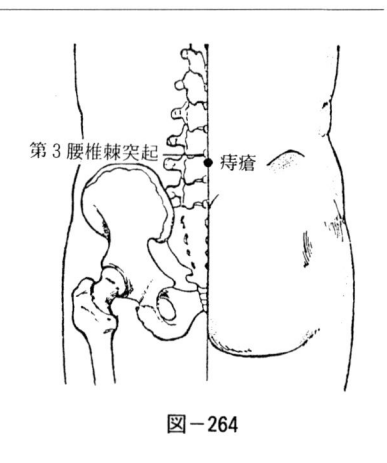

図－264

下　極　兪
げ　きょく　ゆ

【主　治】腹部の疾患，腰痛，膀胱寒証，澼飲注下（訳注へ・1），腸炎，膀胱炎，腸疝痛。
【位　置】腰部の正中線上で，第3腰椎棘突起と第4腰椎棘突起の間の陥凹部（図265）。
【経穴との関係】督脈の腰部の循行径路上で，命門穴と腰陽関穴の間。
【針灸法】針3～5分。針のひびき：局所に脹感がおこる。灸3～7壮あるい

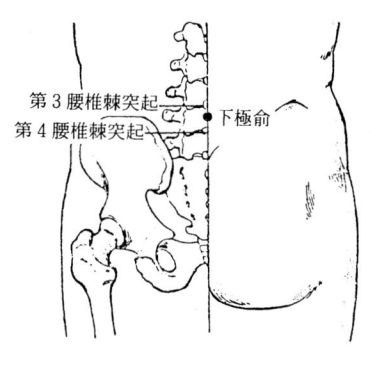

図－265

は随年壮。

【出　典】(1)『備急千金要方』：「腹部疾患，腰痛，膀胱寒証，澼飲注下には下極兪に灸を随年壮すえる」

　　　(2)『千金翼方』：「第3腰椎を下極兪と呼ぶ。腹部の疾患，腰痛，膀胱寒証，澼飲注下を主る。灸を随年壮すえる」

【別　名】十五椎，下極之兪。

子宮出血

【主　治】子宮出血，腰痛，生殖器系疾患。

【位　置】腰部で，第4腰椎棘突起と第5腰椎棘突起の隆起部に2穴，この2穴の両側各1寸5分のところに4穴，あわせて6穴（図266）。

【経穴との関係】督脈の循行径路上で，腰陽関穴の上下に2穴あり，べつの4穴は足太陽膀胱経の第1側線の循行径路上で，両側の気海兪穴と大腸兪穴の間に1穴，大腸兪穴と関元兪の間に1穴，あわせて6穴。

【灸　法】灸3〜7壮。

五　処

【主　治】腰部のすべての疾患。

【位　置】腰仙部に位置する。第5腰椎棘突起の突起部に1穴，同穴から左右

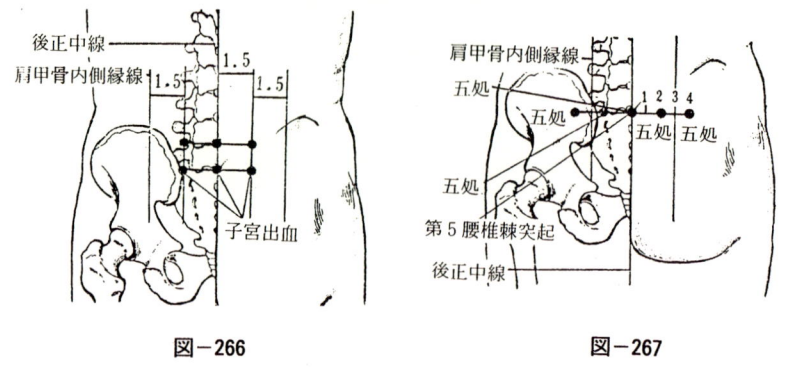

図-266　　　　　図-267

にそれぞれ2寸のところに2穴，4寸のところに2穴，あわせて5穴（図267）。
【取　穴】患者の中指の端から手関節横紋までの長さで長強穴から上に量り，そこを第1穴とする。次にその半分の長さで第1穴から左右に量り，そこを第2穴，第3穴とする。さらに第1穴と第2穴の中間，第1穴と第3穴の中間に第4穴と第5穴を取る。横一列にあわせて5穴。
【針灸法】針1寸，灸7〜11壮。

十七椎下

【主　治】妊娠時の排尿障害，腰痛，夜尿症。
【位　置】腰背部正中線上で，第5腰椎棘突起の下方（図268）。
【針灸法】針3〜5分。針のひびき：下に向かって抽麻感〔引っぱられるようなしびれ感〕がおこる。灸50壮。
【出　典】(1)『千金翼方』：「転胞〔妊娠時の排尿障害〕の灸法……第十七椎に灸を50壮すえる」
　(2)『針灸孔穴及其療法便覧』：「十七椎下は奇穴で，第十七椎の下の陥凹部にある。針3〜5分，灸3〜7壮。妊娠時の排尿障害，腰痛を主治する」
【別　名】腰孔。

七歩斑

【主　治】皮膚結核。

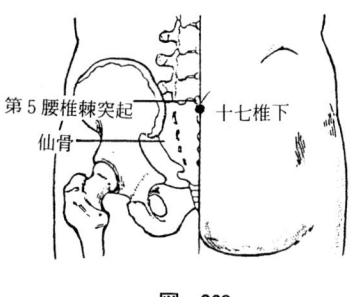

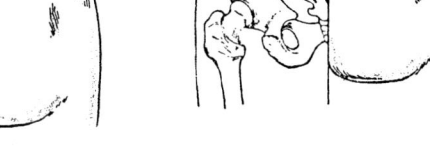

図－268

図－269

【位　置】腰部正中線上で，第5腰椎棘突起と正中仙骨稜第1棘の間の陥凹部（図269）。
【取　穴】第5腰椎の下方で紅斑のところに取穴する。
【針　法】刺針して出血させる。
【出　典】『福州針灸民間経験録』：「七歩斑穴は第5腰椎の下の紅斑のところ。針でほじくって出血させ，皮膚結核を治す」。芭洲氏の注記では「伝染病の毒血が胸骨の間に凝結して紅斑がおこる皮膚結核に対し，民間では紅斑をほじくって出血させるが，血を活発にし毒を取るので非常に効果がある」とある。

鳩　杞（きゅうき）

【主　治】婦人の不正出血。
【位　置】仙椎部正中線上に位置する。正中仙骨稜第2棘の上方陥凹部（図270）。
【灸　法】灸3〜7壮。
【出　典】『針灸孔穴及其療法便覧』：「鳩杞穴は奇穴で尾骨の2椎上方。灸3〜7壮。婦人の不正出血を主治する」

閭　上（ろじょう）

【主　治】痔疾，腸出血。

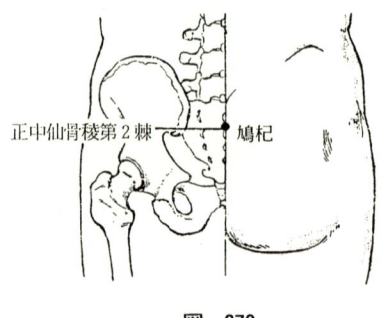

図−270 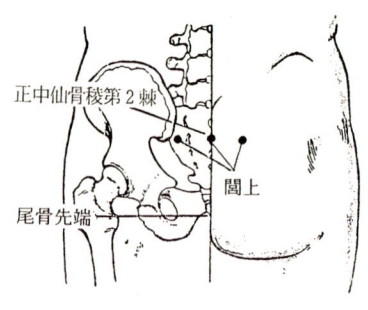　　　　　　　図−271

【位置と取穴】仙椎部に位置する。紐で患者の中指の中手指関節横紋から指端までの長さを量って切断し，この紐の一端を尾骨先端に置いてまっすぐ上に向けて量り，紐の尽きたところに1穴をとる（正中仙骨稜第2棘のところにあたる）。次にこのツボのところに紐の中点を当て，左右に水平に紐を置いた時の紐の両端のところに2穴をとる（図271）。

【灸　法】灸3～7壮。

【出　典】『針灸孔穴及其療法便覧』:「閭上は奇穴。紐で患者の中指の中手指節横紋から指端までを量って切り，この紐の一端を尾骨先端に置いてまっすぐ上に向けて量り，紐の尽きたところがツボである。このツボに紐の中点を水平に置いた時の紐の両端もツボである。したがって閭上穴は全部で3穴から成る」

小児疳痢 (しょうにかんり)

【主　治】小児の慢性消化不良。

【位　置】腰仙部正中線上に位置する。正中仙骨稜第1棘と正中仙骨稜第2棘の間（図272）。

【灸　法】灸3～15壮。

【出　典】『太平聖恵方』:「黄帝は小児の慢性消化不良で，脱肛し，体が痩せ，のどが渇いて水を飲みたがり，顔がやつれて，色々な医療法でも治らなかったものを，尾骨の上3寸の骨と骨の間の陥凹部に小麦大の艾3壮すえて治した」

下腰 (げよう)

【主　治】腸炎，長く続く下痢，難産。

【位　置】仙椎部正中線上で，正中仙骨稜第2・3棘の間で正仙骨稜第2棘の近く（図273）。

【灸　法】灸3～7壮あるいは50壮。

図－272　　　　　　　　図－273

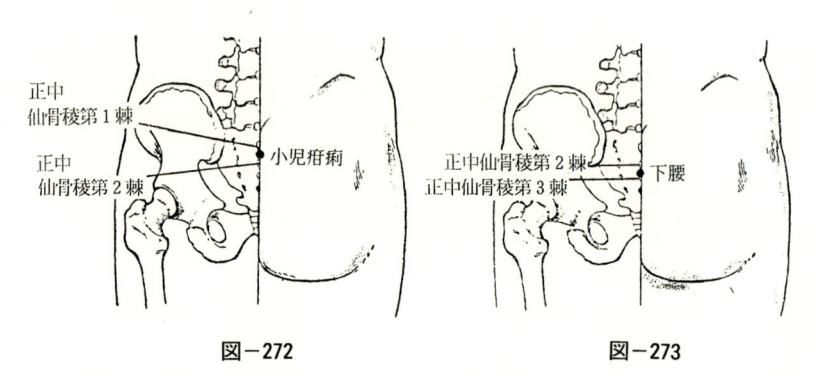

【出　典】(1)『備急千金要方』:「下痢が長期間続いて，放屁し，虚労で体が冷える場合には，灸100壮を3回に分けてすえる。ツボは左右の八髎穴の真中の背骨の上で，灸は多いほど善い。三宗骨〔正中仙骨稜〕は禁針。

(2)『針灸集成』:「下腰は1穴（左右の八髎穴の真中の背骨の上で，三宗骨と呼ばれる）。下痢で膿血が下るのを主治する。灸50壮」

(3)『針灸孔穴及其療法便覧』:「下腰は奇穴である。灸3～7壮。腸炎，長期間治らない下痢を主治する。また難産も治す」

腰　奇（ようき）

【主　治】癲癇。

【位　置】仙椎部に位置する。尾骨先端の直上2寸で，正中仙骨稜第2棘と第3棘の間のやや下方（図274）。

【針　法】皮膚を手指でつまみあげて，3分の深さに直刺してから，上方へ皮膚に沿って2寸から2寸5分刺入する。針のひびき：酸麻感が上に向かって後頭部まで拡散する。留針30分間。

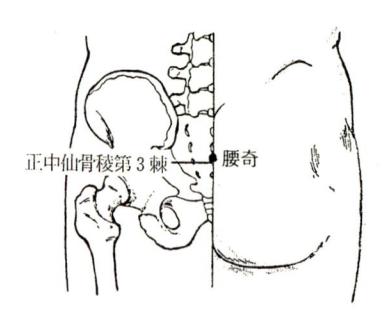

図－274

【出　典】『中医雑誌』:「針灸験案七則――李恩唐・郭鴻奎」

灸血病

- 【主　治】血便，吐血。
- 【位　置】仙椎部正中線上に位置する。正中仙骨稜第3棘のところ（図275）。
- 【灸　法】灸3～7壮。
- 【出　典】(1)『備急千金要方』:「血便には，第20椎に灸を隨年壮すえる」
 (2)『中国針灸学』:「正中仙骨稜第3棘の突起部。灸7壮。吐血，鼻出血を主治する」

下椎

- 【主　治】痔瘡，排尿障害，月経不順。
- 【位　置】仙椎部の正中線上で，正中仙骨稜第3棘の下の陥凹部（図276）。
- 【取　穴】第20椎〔正中仙骨稜第3棘〕の下の陥凹部。側臥位で取穴する。
- 【針灸法】針5分。針のひびき：下に向かって酸麻感が伝わる。灸3～5壮。
- 【出　典】『針灸孔穴及其療法便覧』:「下椎は奇穴で第20椎下の陥凹部に位置する。針5分，灸3～5壮。各種の疾病を主治し，気血を奮いおこす。また痔瘡，排尿障害，月経不順を治す」

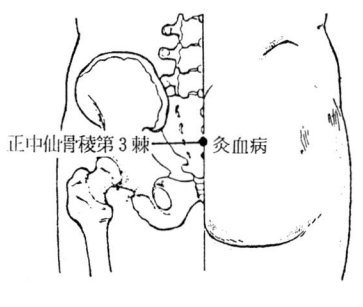

図-275 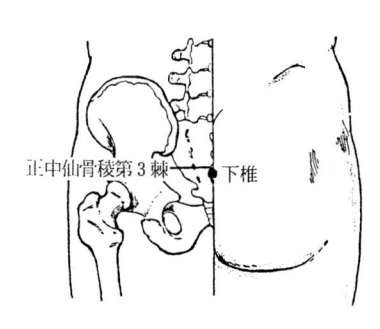　　　　図-276

耀中（ようちゅう）

【主 治】難産，子宮出血，下痢，痔出血。

【位 置】仙椎部正中線上で，正中仙骨稜の第3棘と第4棘の間（図277）。

【針灸法】針3分。針のひびき：下に向かって酸麻感が伝わる。灸3〜7壮。

【出 典】『針灸孔穴及其療法便覧』：「耀中は奇穴。尾骨の上で正中仙骨稜第3棘の下。針3分，灸3〜7壮。難産を主治する。また子宮出血，下痢，痔出血も治す」

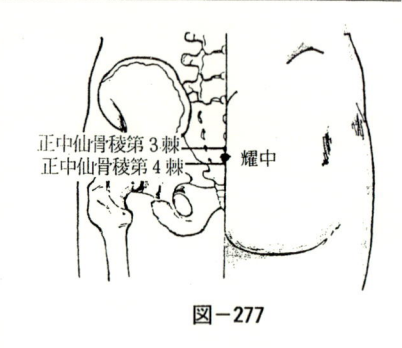

図－277

玉田（ぎょくでん）

【主 治】腰背部関節の運動困難，筋の捻挫，痙攣。

【位 置】仙椎部正中線上で，正中仙骨稜第4棘の下方の陥凹部（図278）。

【針灸法】針3分。針のひびき：下に向かって酸麻感が伝わる。灸3〜7壮。

【出 典】(1)『備急千金要方』：「腰背部関節の運動困難，筋の捻挫・痙攣には，玉田穴に灸を随年壮すえる」

(2)『針灸孔穴及其療法便覧』：「玉田は奇穴。尾骨の上方で正中仙骨稜第4棘の下。針3分，灸3〜7壮」

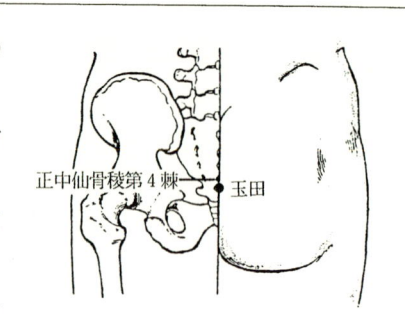

図－278

貧血霊
ひん けつ れい

【主　治】貧血症。

【位　置】仙椎部の正中仙骨稜第5棘の上に位置する（図279）。

【取　穴】棒艾灸による温和灸法を用いて5〜10分間。

【出　典】『針灸孔穴及其療法便覧』：「貧血霊は奇穴。尾骨の上4横指のところで，玉田穴のやや下方。灸3〜7壮。温和灸法を用いると比較的よい効果がある。貧血症を主治する。本穴は貧血症に対する治療効果が非常に優れているので貧血霊と仮称されている。身柱穴と組み合わせると治療効果はさらに高まる。1日おきに1回治療するのがよい」

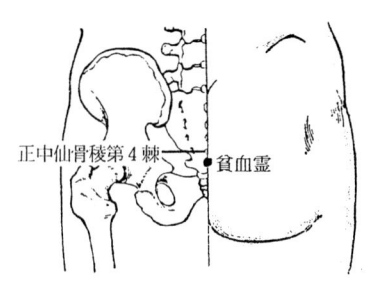

図−279

回気
かい き

【主　治】痔疾，尿・大便失禁，血便。

【位　置】仙骨の先端で尾骨の上にあり，赤白肉際〔身体の後面と前面の境。後面は皮膚が赤身を帯び，前面は白味を帯びているところからつけられた〕の下方（図280）。

【灸　法】灸5〜500壮。

【出　典】(1)『千金翼方』：「痔疾，血便，尿失禁には回気穴に灸を10壮すえる。尾骨の上で赤白肉際の下方。灸を尾骨にすえる場合，多年灸が良い」

(2)『中国針灸学』：「回気穴は仙骨の先端。灸5壮。血便，大便失禁を主

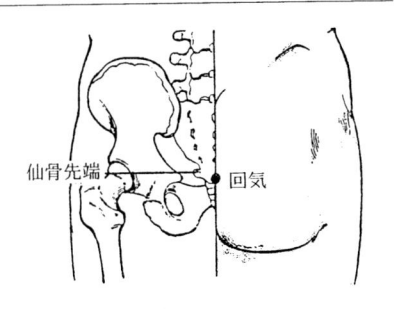

図−280

治する」

(3)『針灸孔穴及其療法便覧』：「回気は奇穴で仙骨の先端。灸5壮。大便失禁，血便を主治する。別説に灸5～500壮。痔疾，血便，尿失禁を主る」
【別　名】長江。

尾窮骨（びきゅうこつ）

【主　治】腰部の突然の痛み，腰痛で屈伸できないもの，仙骨神経痛，肛門の諸筋の痙攣，排尿障害，便秘，尿閉，痔瘡。
【位　置】殿裂の下端に位置する。尾骨の上1寸のところ及びその両側各1寸の所一列に並び，あわせて3穴（図281）。
【灸　法】灸3～7壮。
【出　典】(1)『備急千金要方』：「腰部の突然の痛みには，灸を尾骨の上1寸のところに7壮，その左右1寸のところに各7壮すえる」

(2)『針灸孔穴及其療法便覧』：「尾窮骨は奇穴である。尾骨の上1寸のところ及びその左右1寸のところで，一列に並び，あわせて3穴。灸3～7壮。腰痛で屈伸できない場合を主治する。また仙骨神経痛，肛門の諸筋の痙攣，排尿障害，便秘，尿閉，痔瘡なども治す」

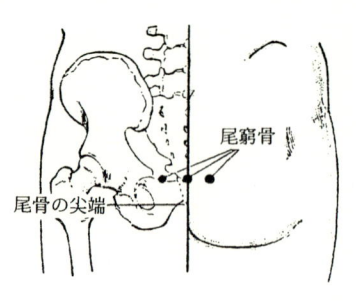

図-281

淋泉（りんせん）

【主　治】排尿障害。
【位　置】殿横紋下部の尾骨部で，尾骨先端の上5分のところに1穴，その左右5分のところに各1穴，あわせて3穴（図282）。
【灸　法】灸各7壮。

【出　典】『針灸孔穴及其療法便覧』：「淋泉は奇穴である。紐で患者の口寸（口をとじた時の両口角の間）を量り，その長さの紐で長強穴から上に量り，紐の上端に1穴をとる。次に紐の中点を同穴に置き，左右に水平に紐を伸ばした時の両端にそれぞれ1穴ずつ取ると，全部で3穴になる。灸各7壮。一切の排尿障害を主治する」

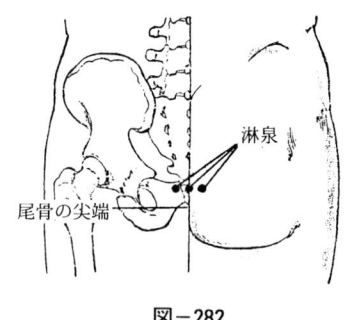

図－282

疳湿瘡 (かんしつそう)

【主　治】小児の湿疹。
【位　置】腰部正中線の傍2分で，第3腰椎棘突起と同じ高さ（図283）。
【灸　法】灸7～14壮。
【出　典】『備急千金要方』：「小児の湿疹には，第3腰椎の脊柱を挟む両側に7壮灸をすえる。治らない場合は7壮さらに加える」

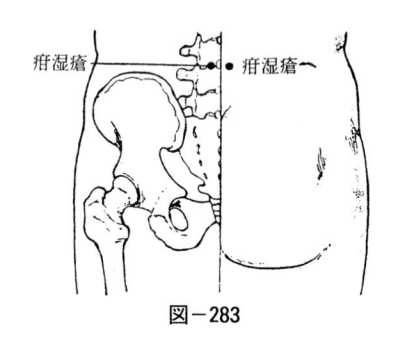

図－283

佗脊 (だせき)

【主　治】ノイローゼ，肺結核，気管支炎，虚弱及び羸痩，喘息。
【位　置】背部正中線の左右の両側に位置する。第1胸椎棘突起の下から第5腰椎棘突起の下まで，各棘突起の下から左右に5分のところ。左右あわせて34穴（図284）。
【灸　法】灸3～7壮。毎回3～5穴を選んで施灸し，順番にツボを用いる。
【出　典】『針灸孔穴及其療法便覧』：「佗脊は奇穴である。第1胸椎の下か

ら第5腰椎の下まで，各棘突起の下から左右に5分のところ。左右あわせて34穴。灸3〜7壮。毎回3〜5穴（つまり6〜10カ所）を選んで施灸し，順番にツボを用いていく。1順したら再び最初から始める。ノイローゼ，肺結核，気管支炎，虚弱及び羸痩を主治する」

【備　考】本穴の位置は一説には背腰部正中線の傍8分である。針5分〜1寸5分。あるいは針灸を併用する。リウマチ性脊椎関節炎，腰背部のだるい痛みを主治する。

【別　名】華佗夾脊。

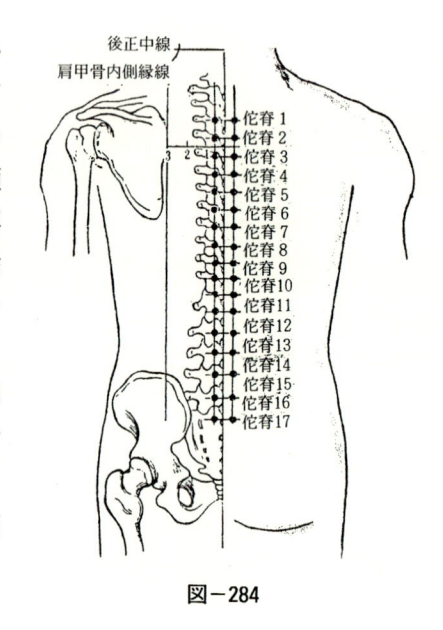

図-284

柱　側（ちゅうそく）

【主　治】長期間治らない胸腹痛，腰背部の神経痛，肺炎，気管支炎，肺結核。

【位　置】後正中線の傍5分のところで，第3胸椎棘突起下の陥凹部と同じ高さ（図285）。

【針灸法】刺針4分。針のひびき：局所に沈脹感〔鈍いはれぼったい感じ〕がおこる。灸3〜7壮。

図-285

【出　典】『針灸孔穴及其療法便覧』：
「柱側は奇穴である。第3胸椎の下の左右の外側5分のところ。針4分，灸3〜7壮。長期間治らない胸腹痛を主治する。また腰背部の神経痛，肺炎，気管支炎，肺結核をも治す」

瘰　癧（るいれき）

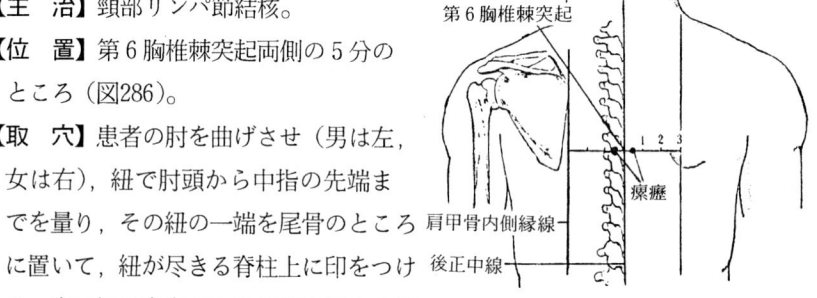

【主　治】頸部リンパ節結核。
【位　置】第6胸椎棘突起両側の5分のところ（図286）。
【取　穴】患者の肘を曲げさせ（男は左，女は右），紐で肘頭から中指の先端までを量り，その紐の一端を尾骨のところに置いて，紐が尽きる脊柱上に印をつける。次に紐で患者の両口角間の長さを量り，その中点を印をつけたところに置き，紐の両端にツボを取る。
【灸　法】隔姜灸を7～8壮。
【出　典】『中医研究工作資料彙編』

疔　根（ちょうこん）

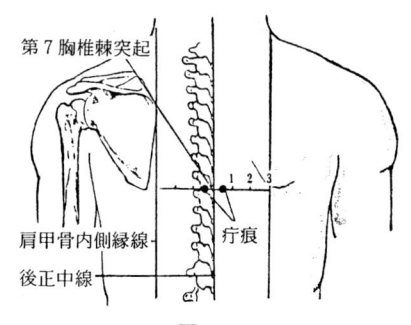

【主　治】疔毒（訳注チ・1）。
【位　置】背部で，第7胸椎棘突起の傍5分のところ（図287）。
【取　穴】患者の片方の腕を外方へ水平に挙上させて肩甲骨を隆起させる。細紐で肩甲骨下端から横に量り，脊椎近く5分ばかりのところの紅点あるいは黒点がツボである。
【針　法】毫針で5～7分の深さに刺し，痛みを覚えたら止める。
【出　典】『針灸雑誌』（第1巻）：「一切の疔毒を治す。左を患っている時は右に取り，右を患っている時は左に取る。小さな紅点が見つからない場合はにんにくでこすると見つけることができる。紅点に刺すとすぐ痛みが止ま

り，危険な状態を安定した状態に変える。何回も試したが，その効果は確たるものである」

至陽六之灸(しようろくしきゅう)

【主　治】胃疾患。
【位　置】背部に位置する。第7胸椎棘突起と第8胸椎棘突起の間で両側に5分のところ左右2穴，このツボの上下各3分のところに左右とも2穴，あわせて6穴（図287）。
【経穴との関係】至陽穴（督脈）を中心とし，その両側5分のところに2穴，このツボの上下それぞれ3分のところに4穴，あわせて6穴。
【灸　法】灸3〜5壮。毎日1回。1カ月から数カ月，灸を続ける。

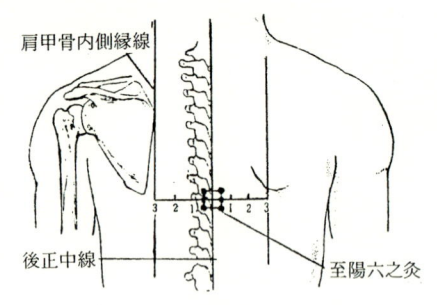

図-288

経六(けいろく)

【主　治】肺結核，喘息，気管支炎。
【位　置】背部に位置する。第9胸椎棘突起の隆起部から両側に各5分のところに2穴，その上下各5分のところに4穴，あわせて6穴（図289）。
【灸　法】灸15壮。
【出　典】『中国針灸学』：「経門之六穴の取穴法……紐を頸にまわして前に垂らし，胸骨剣状突起先端のところで切断して，それを背中にまわす。紐の中央が喉頭隆起のところに当たるようにして，紐の両端が触れる脊柱の点を

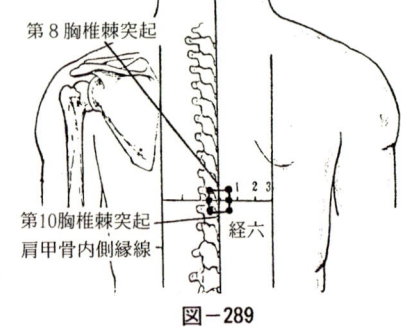

図-289

仮点とする。次に両口角の長さの紐の中心が仮点に当たるようにして上下に紐を置いたときの紐の端に各1点ずつ求め、3つの仮点に置き紐を水平した時の紐の端にツボを求めると全部で6穴になる。これが経門之六穴である」
【別　名】経門之六穴。

命　門〔澤田〕

【主　治】小児科疾患，卵巣嚢腫，遺尿。
【位　置】腰部に位置する。第2腰椎棘突起の傍5分のところ（図290）。
【取　穴】第2腰椎棘突起の左右の傍各5分のところ。伏臥位で取穴する。
【経穴との関係】督脈の腰部の循行径路の両側5分の線上。命門穴の上方5分の点から両側に各5分開いたところ。
【針灸法】針3〜5分，灸3〜7壮。
【出　典】『鍼灸真髄』：「澤田先生の取る命門のツボは，腎兪穴の上5分，脊柱を開く5分のところに取る。多くの小児の疾病にはこの命門穴へ灸する。左か右かの1穴を取る。凝の出ている方を取るのである。稀には左右両方用いる時もある」

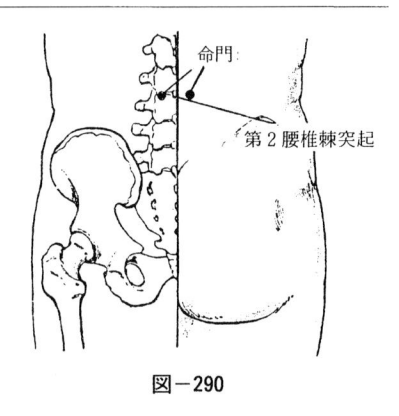

図－290

六　華

【主　治】虚弱及び羸痩，関節の疼痛，咳嗽，盗汗。
【位置と取穴】背部に位置する。患者の両乳頭の間を8寸とし，その2寸を1辺とする正三角形を紙片でつくり，1角を大椎穴のところに置き，下端の両角にツボを取る（両角が水平になるように紙片を置く）。次にこの2穴の中間に紙片の1角を置き，下端の両側にツボを取る。同様にしてさらにその2穴の中間に紙片の1角を置き，下端の両角にツボを取る。全部で6穴（図291）。

【灸　法】灸3〜7壮。
【出　典】『針灸孔穴及其療法便覧』

八華（はちか）

【主　治】虚弱及び羸痩，関節の疼痛，咳嗽，盗汗。
【位置と取穴】背部に位置する。患者の両乳頭の間を8寸としてその2寸を1辺とする正三角形を紙片でつくり，1角を第7頸椎棘突起と第1胸椎棘突起の間の点のところに置き，下端の両角にツボを取る（両角が水平になるように紙片を置く）。次にこの2穴の中間に紙片の1角を置き，下端の両角にツボを取る。これをさらに2回繰り返す。ツボは背部正中線から左右に各1寸の線上に並び，左右あわせて8穴（図292）。
【灸　法】灸3〜7壮。
【出　典】『針灸孔穴及其療法便覧』

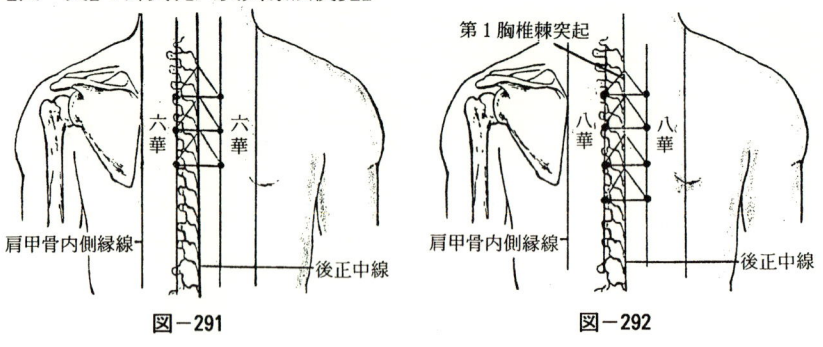

図－291　　　図－292

久癆（きゅうろう）

【主　治】肺結核，ノイローゼ，虚弱及び羸痩。
【位　置】背部に位置する。第3胸椎棘突起の両側各1寸のところ（図293）。
【灸　法】灸3〜7壮。
【出　典】『針灸孔穴及其療法便覧』：「久癆は奇穴。紐で第3趾先端から足

心，カカトを通って委中穴までの長さを量って切り，この紐の一端を鼻先に置いて頭部正中線上を脊背部までもっていき，紐の端のところに仮りの点を設ける。別の紐で患者の口角の長さ（口を閉じた時の）を量り，その2倍の長さを半分に折ってその中点を仮点の上に置き，左右に水平に紐を伸ばした時の紐の両端が同穴である。灸3〜7壮。肺結核，ノイローゼ，虚弱及び羸痩を主治する」

大便難(だいべんなん)

【主　治】排便困難。
【位　置】背部に位置する。第7胸椎棘突起の側1寸（図294）。
【灸　法】『備急千金要方』:「排便困難には，第7胸椎の傍各1寸のところに灸を7壮すえる」

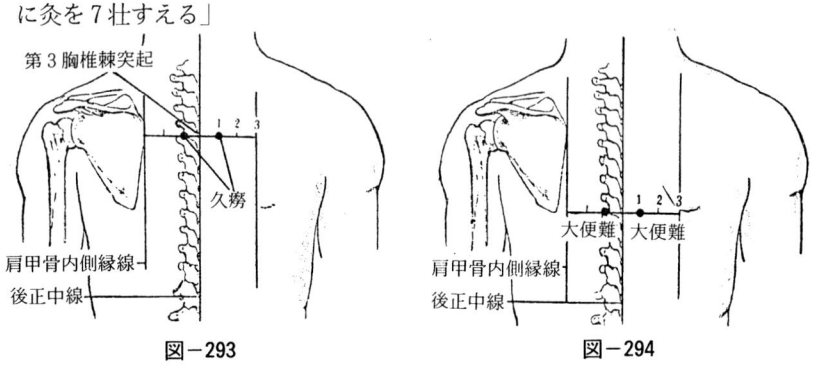

図-293　　　図-294

騎竹馬(きちくば)

【主　治】背中にできるすべての癰疽，無名腫毒（訳注ム・1），癰疔。
【位　置】後正中線の傍各1寸のところで，第9胸椎棘突起と第10胸椎棘突起の間の点と同じ高さ（図295）。
【経穴との関係】筋縮穴（督脈）の両側各1寸のところ。
【灸　法】灸3〜7壮。

【出　典】(1)『医経小学』：「漏経穴法……騎竹馬穴は竹にまたがって取穴する。癰疽，悪性腫瘍，風証を治す」

(2)『中国針灸学』：「騎竹馬穴の取穴法……紐で尺沢穴から中指の先端までの長さを量り，別の紐で中指の長さを量る。患者を太い竹にまたがらせて，2人でこの竹をかつぎ上げ，患者の足先が地面から半寸ほど離れるようにして，背筋をまっすぐ伸ばさせる。尺沢穴から中指の先端までの長さの紐の一端を尾骨の先端に置き，脊柱に沿ってまっすぐ上に紐を伸ばした時の紐の端に仮点を取り，中指の長さの紐の中央を仮点に置く。仮点の左右で紐の両端のところが騎竹馬穴である。この取穴法は難しいが，第10胸椎の両側各5分のところがこのツボにあたる。灸30壮。癰疔などの悪性潰瘍を主治する」

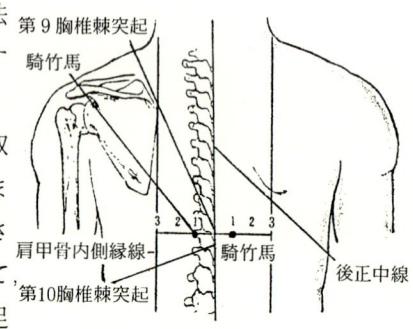

図－295

枢　辺（すうへん）

【主　治】黄疸，胸膜炎，胆嚢疾患。

【位　置】背部正中線上に位置する。第10胸椎棘突起と第11胸椎棘突起の間と同じ高さで，左右に各1寸のところ（図296）。

【経穴との関係】中枢穴（督脈）の傍各1寸。

【針灸法】針3～5分。針のひびき：局所に脹麻感がおこる。灸3～7壮。

【出　典】『針灸孔穴及其療法便覧』：「枢辺は奇穴で中枢穴（第10胸椎の下）の外側1寸。針3～5分，灸3～7壮。黄疸を主治する。また胸膜炎，胆嚢疾患も治す」

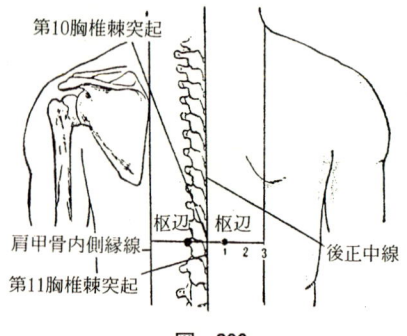

図－296

消　瘰
　　しょう　れき

【主　治】頸部リンパ節結核。

【位　置】腰部に位置する。第2腰椎棘突起の下縁で左右に水平に1寸はなれたところ（図297）。

【取　穴】喉頭隆起の高さで紐を頸にかけて1周させ，その長さで大椎穴から下に背骨を量り，紐の尽きたところの左右各1寸に同穴を求める。

【灸　法】灸3〜7壮。

【出　典】『針灸孔穴及其療法便覧』

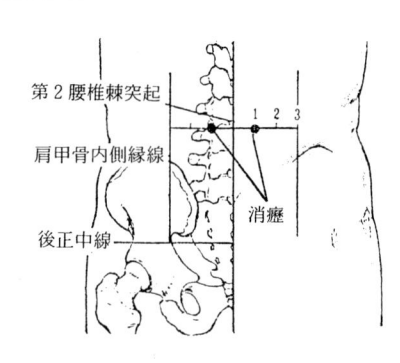

図－297

腸　風
　　ちょう　ふう

【主　治】出血性大腸炎，一切の痔疾，臓器の慢性疾患，腰部の神経痛，胃腸の出血，遺精，遺尿。

【位　置】腰部の正中線上に位置する。第2腰椎棘突起と第3腰椎棘突起の間と同じ高さで，左右に各1寸のところ（図298）。

【経穴との関係】命門穴の両側各1寸。

【針灸法】針5〜7分。針のひびき：局所に脹麻感がおこる。灸3〜7壮。

【出　典】(1)『医学入門』：「出血性大腸炎や一切の痔疾には第2腰椎下の左右1寸のところに灸をすえる。老年に最も効果がある」

(2)『針灸孔穴及其療法便覧』：「腸風は奇穴である。針5〜7分，灸3〜

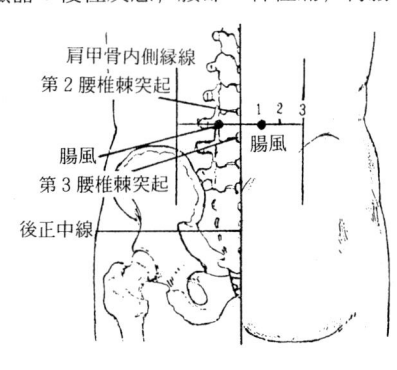

図－298

7壮。臓器の慢性疾患,慢性痔疾を主治する。また腰部の神経痛,腸出血,胃出血,遺精,遺尿も治す」

(2)『針灸孔穴及其療法便覧』:「腸風は奇穴である」

【別　名】陽剛。

肘椎(ちゅうつい)

【主　治】霍乱,限局性の痙攣,筋痙攣,腓腹筋痙攣,胃痙攣,胃拡張,胃出血,胃炎,腸炎,嘔吐,下痢,腸出血。

【位　置】第2腰椎棘突起と第3腰椎棘突起の間で第3腰椎棘突起の近くの点から左右に各2寸開いたところ(図299)。

【取　穴】患者を伏臥させて腕を脇につけさせ,その両肘の尖端を紐で結んだ時の紐があたる脊椎上の点から左右に各1寸はなれたところ。

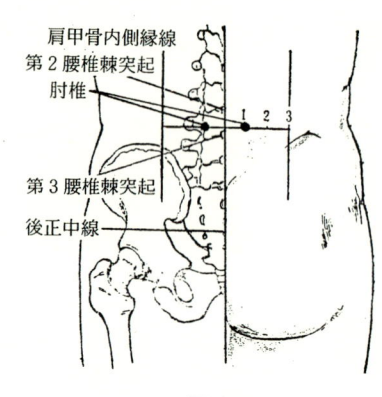

図－299

【針灸法】針3～5分。針のひびき:局所に脹感がおこる。灸3～7壮あるいは100壮。

【出　典】『外台秘要』:「華佗は霍乱ですでに死に,母屋で霊魂を呼びかえすことが行なわれたり,一切の治療が施されても効果のないものを治したが,その方法は次のようなものであった。病人をうつ伏せに寝かせ両腕を脇につけさせて,その両肘の先端を紐で結ぶ線の,脊柱上に紐があたる点から左右に各2寸のところに灸を100壮すえる。この方法で助からない者はいなかった。肘椎穴に灸をすえると,陰嚢の縮んだのが戻ると言うので,数百人に試したが,皆,灸が終るとすぐ起坐した。華佗はこの術を子孫に伝えたが,後世の人々が,秘法としたので,世間には伝わっていない。」

腰部八穴
　　　ようぶはちけつ

【主　治】虚労（訳注キ・3）・羸痩，身体の衰弱。

【位置と取穴】腰仙部に位置する。まず患者の示指，中指，薬指を揃えさせて，3指の近位指節間関節の間の長さを1辺とする正三角形を5個つくる。次に命門穴の下1寸のところに水平に線を引き，3個の三角形を頂角が下になるようにして並べる。その際，まん中の三角形の頂角が脊柱中線上にくるようにする。水平線上に並べたこの3個の三角形の底角のところ4カ所をまずツボとする。さらにこれら3個の三角形の頂角を結んだ線を底辺として2個の三角形を頂角を下に向けて並べ，この2個の三角形の頂角のところ2ケ所及び先の3個の三角形のうち，外側の2個の三角形の頂角のところ2カ所をツボとする。（図300）

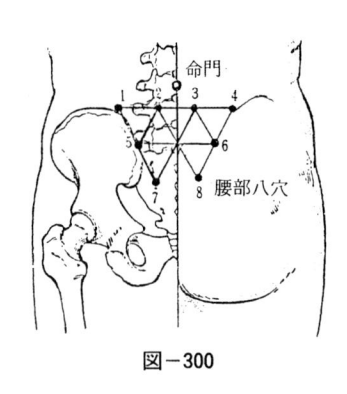

【灸　治】灸10〜15壮。

【備　考】『最新灸療宝典』では，このツボを強壮のための灸穴としている。

図－300

肩　上
　けん　じょう

【主　治】肩背痛，咽喉炎，歯痛，肩甲部の神経痛あるいは麻痺。

【位　置】第1胸椎棘突起の傍1寸5分（図301）。

【経穴との関係】足太陽膀胱経の第1側線上で，大杼穴の上方。

【針灸法】針4〜6分。針のひびき：局所に酸脹感がおこる。灸3〜7壮。

【出　典】『針灸孔穴及療法便覧』：「肩上は奇穴で大椎穴と肩甲骨の正中。針4〜6分，灸3〜7壮。肩背痛，咽喉炎，歯の神経痛を主治する。また肩甲部の神経痛や麻痺も治す」

熱府(ねっぷ)

【主　治】胸背痛，呼吸逼迫，咳嗽。

【位　置】第2胸椎棘突起と第3胸椎棘突起の間の点から左右に1寸5分のところ（図302）。

【経穴との関係】『針灸甲乙経』は足太陽膀胱経の風門穴を風門熱府穴としているが，『備急千金要法』や『外台秘要』などの書では熱府穴を別のものとして扱っている。

【針灸法】針1～2分，灸3～5壮。

【出　典】(1)『備急千金要方』：「呼吸逼迫，咳嗽，胸背痛には風門，熱府に100壮灸をすえる」

(2)『太平聖恵方』：「　風門，熱府2穴は第2胸椎の下の両側各1寸半，このツボは督脈と足太陽経の会で，傷寒による項部の強ばり，瞑目，鼻閉，風労〔風邪から熱往来して癆病になったもの〕，嘔吐，胸痛，背痛，呼吸逼迫を理める。針5分で7呼の間留める。灸7壮」〔訳注・上述の風門，熱府穴は前後の文脈から風門熱府穴と解した方がよいと思う〕

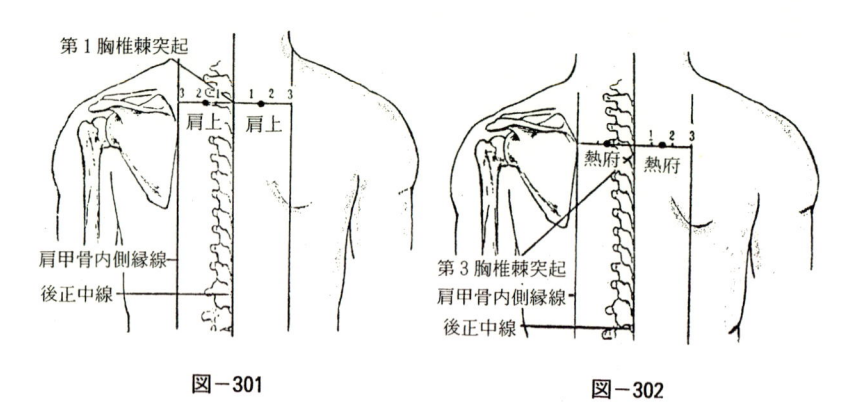

図－301

図－302

伝屍癆(でんしろう)

【主　治】寄生虫，肺結核。

【位置と取穴】背部正中線の左右の傍各1寸5分のところで，肺兪穴，心兪穴，肝兪穴，三焦兪穴，腎兪穴の各穴の上下各1寸のところ。左右あわせて24穴（図303）。

【灸　法】各穴に灸7壮，毎日4穴に灸をすえ，6日で1巡するようにする。つまり第2日目は心兪穴の上下1寸のところに灸をすえ，第2日は肺兪穴の上下1寸のところに灸をすえるようにして，順番に腎兪穴の上下各1寸のところまで6日で灸をすえるようにする。

【出　典】『針灸孔穴及其療法便覧』

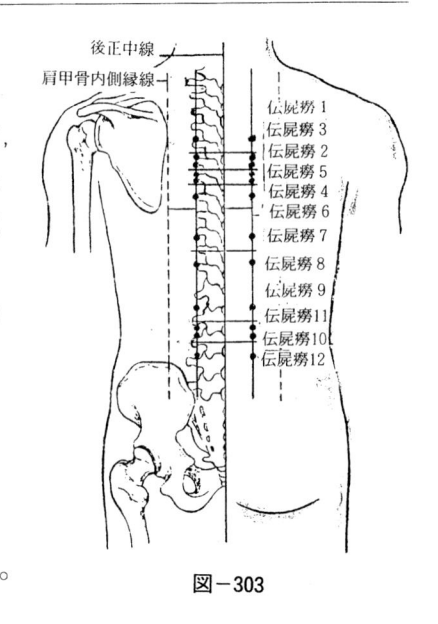

図-303

患門(かんもん)

【主　治】肺結核，気管支炎，喘息，虚弱，羸痩。

【位　置】第5胸椎棘突起と水平で，背部正中線の左右の傍1寸5分のところ（図304）。

【灸　法】灸3〜7壮あるいは随年壮。

【出　典】『針灸孔穴及其療法便覧』：「患門は奇穴。紐で患者の足の第1趾の端から足底を通ってカカトをのぼり

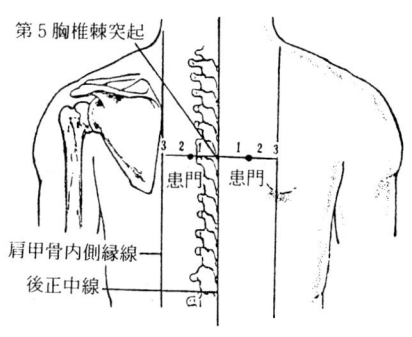

図-304

委中穴までの長さを量って切断する。次にこの紐の端を鼻の先端に置き，頭頂部正中を通って脊柱の正中線上を下り，紐の尽きたところに印をつける。さらに別の紐で片方の口角から鼻中隔を通ってもう一方の口角までの長さを量って切断し，この紐の中点を前述の印のところに置いて紐を左右に伸ばした両端が患門穴である。思うにこのツボの取り方は久癆穴のそれと非常に似ている。灸3～7壮（一説に随年壮）。肺結核，気管支炎，喘息，虚弱，羸痩を主治する。

量眼（りょうがん）

【主　治】急性結膜炎，漏胞性結膜炎，強膜炎，角膜潰瘍，瞼板腺炎，麦粒腫，霰粒腫，眼部の癬。

【位　置】背部に位置する。第6胸椎棘突起の両側各1寸5分の所（図305）。

【経穴との関係】足太陽膀胱経の背部第1側線の循行径路上で，心兪穴と督兪穴の間。

【灸　法】棒艾灸を用いて5～10分間，局所の皮膚が紅潮するまで温灸する。毎日1回。

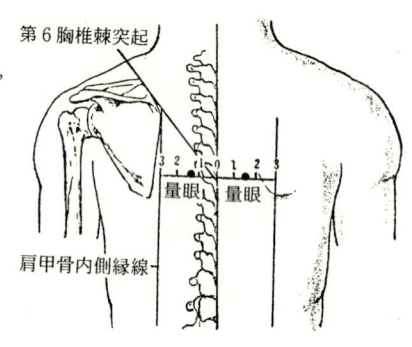

図－305

【出　典】『広東中医』：「量眼穴への棒艾灸による外眼部疾患一般の治療……取穴法—患者をきちんと坐らせる。患側の上肢の肘間接を170～180度の確度にして手掌を上に向け，上肢を前方へ挙上していく。肘関節部を側頭部につけるようにして前腕を肩を越え同側の背部に伸ばしていく。中指が脊柱の傍2横指のところを伸びていくようにし，中指の先端にツボをとる（心兪，督兪の部位に相当する）。もし両眼が罹患した場合は両手で行なう——蔣汉琳」

四　花 (し か)

【主　治】虚弱，羸痩，肺結核，肺気腫，気管支炎，喘息。

【位　置】第7胸椎棘突起と第8胸椎棘突起の間の点及び第10胸椎棘突起と第11胸椎棘突起の間の点と水平で，背部正中線の左右の傍1寸5分のところ（図306）。

【経穴との関係】四花穴は足太陽膀胱経の膈兪穴の2穴と胆兪穴の2穴の組み合わせである。

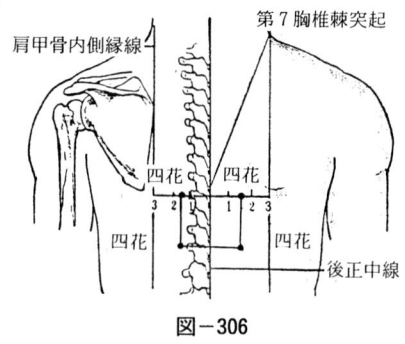

【灸　法】灸3〜7壮。

【出　典】『針灸孔穴及其療法便覧』：「四花は奇穴。紐を患者の首に一重にまわし，後は大椎のところ，前は喉仏のところで揃えて，両端を胸に垂らし，鳩尾のところで切断する。次にその紐を首のところで一重に巻いて背中にまわす。その時紐が大椎のところと喉仏のところを通過するようにし，紐の長さを左右揃えて両端を背部に垂らし，紐の両端のあたる脊柱上に印をつける。別の紐で片方の口角から鼻中隔を通ってもう一方の口角までの長さを量って切断し，この紐の中点を前述の印のところに置いて上下に紐を伸ばした両端に墨で印をつけ，その両点に同じ紐の中点を置いて左右に伸ばした両端に取穴する。これが四花穴である。灸3〜7壮（一説に初めの灸は7壮で，100壮まで灸を増していき，また足三里への灸を組み合わせる）。虚弱，羸痩，肺結核，肺気腫，気管支炎，喘息を主治する」

図－306

四花患門
（しかかんもん）

【主　治】肺結核，気管支炎，喘息，虚弱，肺気腫，羸痩。

【位　置】背部正中線の左右の傍1寸5分のところで，第5胸椎棘突起と同じ高さに2穴，第7胸椎棘突起と第8胸椎棘突起の間の点と同じ高さに2穴，第10胸椎棘突起と第11胸椎棘突起の間の点と同じ高さに2穴（図307）。

【灸　法】灸15壮。

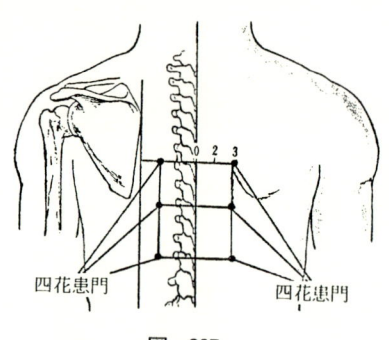

図－307

【出　典】『中国針灸学』:「四花患門穴の取穴法……患者の大椎穴の上に仮点をつくり，紐を首に一重に巻きつけ，両端を胸に垂らし，胸骨剣状突起先端のところで切断する。その際，紐の中心が大椎穴の上の仮点のところにくるようにする。次にその紐を中心が喉仏のところにくるようにして背中にまわし，紐の両端のあたる脊柱上に印をつける。別の紐で片方の口角から鼻中隔を通ってもう一方の口角までの長さを量って切断し，この紐の中点を前述の印のところに置いて上下に紐を伸ばした両端に印をつけ，その両点に同じ紐の中点を置いた左右に伸ばした両端に取穴する。左右あわせて4穴。これが四花穴である。

　紐の端を膝窩正中のところに置き，下腿後面中央をカカトまでおろし，足底を通って足第1趾先端のところで切断する。次にこの紐の端を鼻の先端に置き，頭頂部正中を通って脊柱の正中線上を下り，紐の尽きたところに印をつける。別の紐で片方の口角から鼻中隔を通ってもう一方の口角までの長さを量って切断し，その中点を前述の印のところに置いて紐を左右に伸ばした両端が患門穴である。灸7～30壮。肺結核，気管支炎，喘息，虚弱，肺気腫，羸痩を主治する」

膵　兪
（すい　ゆ）

【主　治】糖尿病，肋間神経痛，胸膜炎，気管支炎，上腹部痛。

【位　置】第8胸椎棘突起と第9胸椎棘突起の間の点と同じ高さで，背部正中線の左右の傍各1寸5分（図308）。

【経穴との関係】足太陽膀胱経の背部第1側線の循行径路上で，膈兪穴と肝兪穴の間の点。

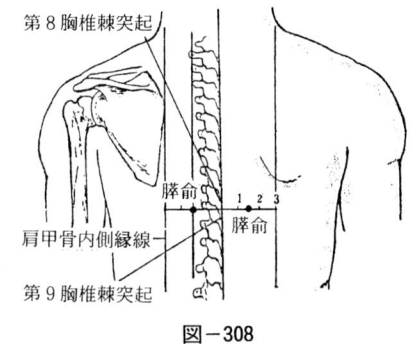

【針灸法】針3〜5分。針のひびき：酸麻感が側胸腹部に伝わる。灸3〜7壮。

【出　典】(1)『中国針灸学』：「第8胸椎と第9胸椎の間の外側1寸5分。針7分，灸7壮。

(2)『針灸孔穴及其療法便覧』：「膵兪は奇穴で第8胸椎の下の外側1寸5分。針3〜5分，灸3〜7壮。糖尿病を主治する。また肋間神経痛，胸膜炎，気管支炎，上腹部痛も治す」

図-308

夾　脊
（きょう　せき）

【主　治】霍乱による腓腹筋痙攣,胃痙攣，胃拡張，胃出血，胃炎，腸炎，嘔吐，下痢，腸出血，限局性の痙攣。

【位　置】第2腰椎棘突起と第3腰椎棘突起の間で，第3腰椎棘突起の近くの点から左右に1寸5分のところ（図309）。

【取　穴】患者に伏臥位をとらせ，両腕を伸ばして脇につけさせる。両肘頭の間を横に紐で量った時に紐が当たる脊柱上の点から左右に各1寸半のところに取る。

【経穴との関係】足太陽膀胱経の腰部の第1側線の循行径路上で腎兪穴の下方。

図－309　　　　図－310

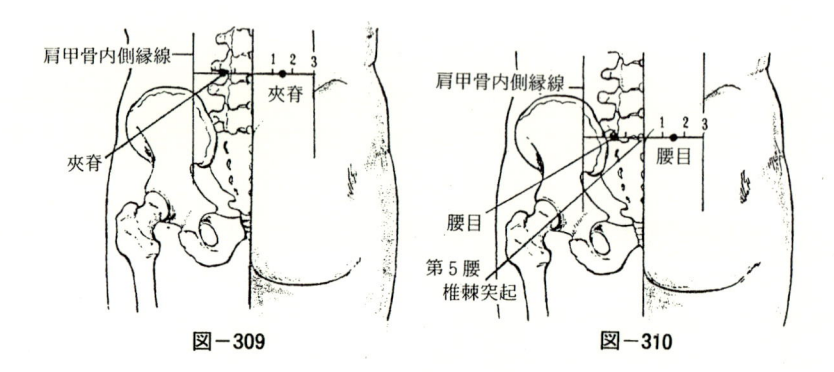

【針灸法】針3～5分。針のひびき：局所に脹感がおこる。灸3～7壮あるいは100壮。

【出　典】(1)『備急千金要方』：「霍乱による腓腹筋痙攣では患者に伏臥位をとらせ，両腕を伸ばして脇につけさせて，両肘頭の間を横に紐で量り，紐が当たる脊柱上の点から左右に各1寸半のところに灸を100壮すれば治る」

(2)『中国針灸学』：「夾脊（肘椎）は，伏臥位にし両腕を脇にきちんとつけさせ，両肘頭の間を横に紐で量り，紐が当たる脊柱上に印をつけ，そこから左右各1寸半のところに取る。灸50壮。限局性痙攣，筋痙攣，腓腹筋痙攣を主治する」

(3)『針灸孔穴及其療法便覧』：「夾脊は奇穴。患者に伏臥位をとらせ，両腕を脇につけさせる。紐で両肘頭の間を横に量り，紐が当たる脊柱上に印をつけ，その左右各1寸5分のところがこのツボである。針3～5分，灸3～7壮。限局性痙攣，筋痙攣，腓腹筋痙攣を主治する。また胃痙攣，胃拡張，胃出血，胃炎，腸炎，嘔吐，下痢，腸出血も治す。古説に灸100壮で霍乱による腓腹筋痙攣を治すとある」

腰　目

【主　治】消渇による頻尿。

【位　置】第5腰椎棘突起と同じ高さで，腰部正中線の左右の傍各1寸5分の

ところ（図310）。

【経穴との関係】足太陽膀胱経の腰部の第1側線の循行径路上で，腎兪穴の下3寸。

【灸　法】灸3～7壮。

【出　典】『備急千金要方』：「消渇による頻尿には灸を腰目穴にすえる。同穴は腎兪穴の下3寸。また背骨の両側各1寸前後。指で押して取穴する」

環岡（かんこう）

【主　治】排尿・排便障害，胸までひびく腰痛。

【位　置】仙椎部に位置する。第1後仙骨孔の下2寸で，正中線の左右傍1寸5分のところ（図311）。

【経穴との関係】足太陽膀胱の仙椎部の循行径路上で，小腸兪穴の下2寸，膀胱兪穴の間。

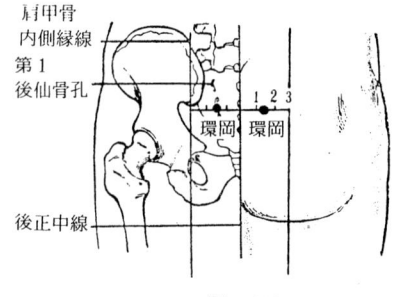

図−311

【針灸法】針5分。針のひびき：局所に脹感がある。灸3～7壮。

【出　典】(1)『備急千金要方』：「腹熱が閉された時は排尿，排便困難になり，胸までひびく腰痛がおこるが，団崗穴に100壮灸をすえる。ツボは小腸兪穴の下2寸で横3間寸のところにある」

　(2)『針灸集成』：「環岡2穴は排尿・排便を主る。灸7壮」

【別　名】団崗。

第二十二椎両旁
だいにじゅうについりょうぼう

【主　治】腰背部の運動制限，筋の痙攣拘縮，慢性消耗性の微熱。

【位　置】仙椎部に位置する。正中仙骨稜第5棘と水平で，左右に1寸5分開いたところ（図312）。

【灸　法】灸随年壮。

【出　典】『千金翼方』：「第二十二椎は腰背部の運動制限，筋の痙攣拘縮，慢性消耗性の微熱を主る。灸は随年壮。正中仙骨稜第5棘の左右の傍各1寸5分のところ」

督　兪
とく　ゆ

【主　治】気の逆上，寒熱往来，胃痙攣，腹鳴，心内膜炎。

【位　置】第6胸椎棘突起と第7胸椎棘突起の間の点から左右に各2寸開いたところ（図313）。

【経穴との関係】足太陽膀胱の督兪穴の外側5分のところ。

【灸　法】灸15壮。

【備　考】本穴の位置については2種類の説がある。一説は上記の通りであり，もう一説は太陽膀胱経の督兪穴と同じとするものである。

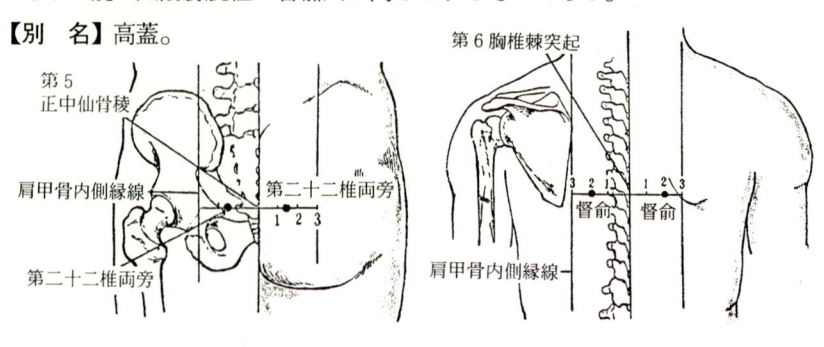

【別　名】高蓋。

図-312

図-313

気喘

【主　治】気管支喘息。
【位　置】背部正中線から左右にそれぞれ2寸のところで，第7胸椎棘突起と同じ高さ（図314）。
【針灸法】針3～5分。針のひびき：酸麻感が肩まで拡散する。灸3～7壮。
【出　典】『中国針灸学』：「第7胸椎の両側2寸。灸7壮。喘息発作を主治する」

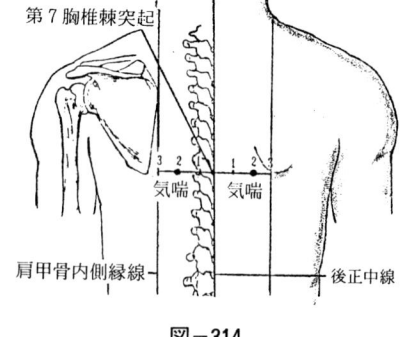

図－314

階段灸

【主　治】ノイローゼ，肺結核，気管支炎，呼吸系及び消化器系疾患，脊髄疾患。
【位　置】背部正中線の両側2寸の線上で，第7胸椎棘突起から第11胸椎棘突起までの5個の棘突起と同じ高さのところ（図315）。
【灸　法】灸各3～7壮。ツボを順番に用いてもよい。

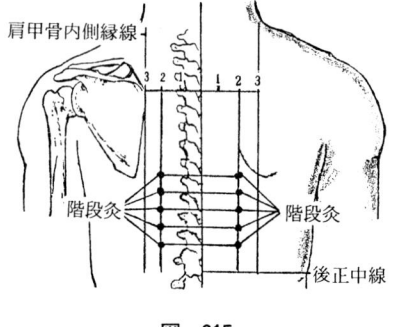

図－315

【出　典】(1)『中国針灸学』：「階段灸は，第7胸椎下から第11胸椎下までの各脊椎下から左右に各2寸離れたところ。左右あわせて10穴。灸各15壮。ノイローゼ，肺結核，気管支炎を主治する」

　(2)『針灸孔穴及其療法便覧』：「階段灸は奇穴。第7胸椎下から第11胸椎下までの各脊椎下から左右に各2寸離れたところ。左右あわせて10穴。あるいは第7胸椎棘突起から第11胸椎棘突起までの5個の棘突起の外方5分のとこ

ろで，左右あわせて10穴ともいう。また第7胸椎棘突起から第11胸椎棘突起までの5個の棘突起の外方2寸のところで左右あわせて10穴という説や，第7胸椎から第2腰椎までの脊椎の際のところで左右あわせて16穴という説，第1胸椎棘突起から第11胸椎棘突起までの11個の棘突起の外方2寸のところで左右あわせて22穴という説などがある。各穴に灸3～7壮でツボを順番に用いてもよい。ノイローゼ，肺結核，気管支炎を主治する。またその他の呼吸器疾患及び消化器疾患と脊髄疾患も治す」

気海兪（きかいゆ）

【主　治】腰痛，痔疾。

【位　置】腰部正中線から左右に各2寸のところで，第3腰椎棘突起と第4腰椎棘突起の間の点と同じ高さ（図316）。

【経穴との関係】足太陽膀胱経の気海兪穴の外側5分。

【針灸法】針3～7分。針のひびき：局所に脹感がおこる。灸5～7壮。

【出　典】(1)『類経図翼』：「気海兪は第3腰椎下で左右各2寸のところ。3分の深さに刺し，6呼の間置針する。灸でもよい」

(2)『中国針灸学』：「第3腰椎の下で，脊柱から1寸5分離れた陥凹部，針7分，灸7壮。腰部の神経痛，痔疾患を主治する」

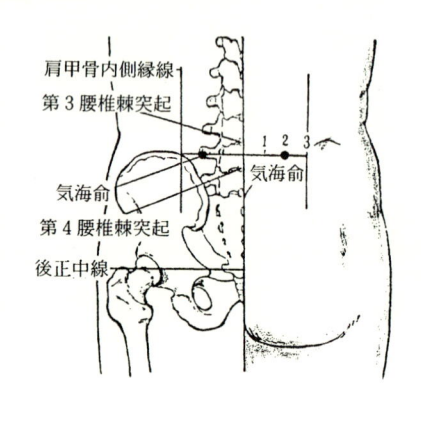

図－316

関元兪（かんげんゆ）

【主　治】下痢による腹脹，排尿困難，腰部の神経痛。

【位　置】腰部正中線の左右2寸の線上で，第5腰椎棘突起下の陥凹部と同じ高さ（図317）。

図-317

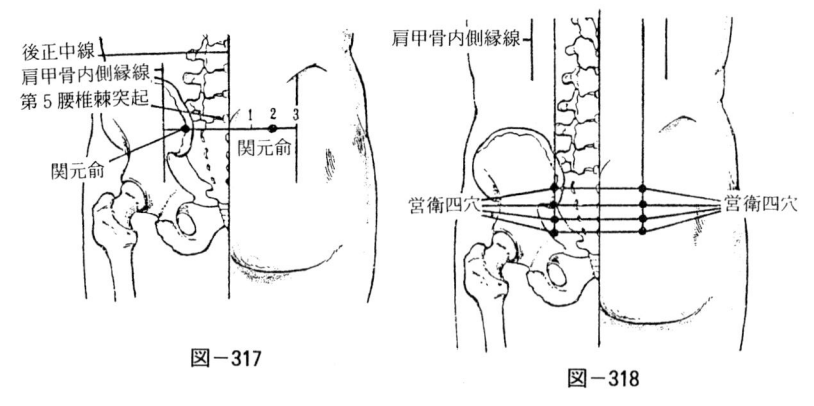

図-318

【経穴との関係】足太陽膀胱経の関元兪穴の外側5分。

【針灸法】針3～7分。針のひびき：局所に脹感がおこる。灸5～7壮。

【出　典】(1)『類経図翼』:「関元兪は第5腰椎下の左右の傍各2寸のところ。針3分で6呼の間留針する。灸も可。下痢による腹脹，排尿困難，婦人の下腹部の腫脹・疼痛を主治する」

(2)『中国針灸学』:「第5腰椎下で脊柱の左右1寸5分の陥凹部。針7分，灸7壮。感冒による虚弱症，腰部の神経痛，尿閉，婦人科疾患を主治する」

営衛四穴

【主　治】排便・排尿障害で腹痛をおこしているもの。

【位　置】仙椎部に位置する。第1後仙骨孔，第2後仙骨孔，第3後仙骨孔，第4後仙骨孔と同じ高さで，腰仙部正中線の傍2寸のところ。各側4穴（図318）。

【灸　法】灸10～100壮。

【出　典】(1)『備急千金要方』:「排便・排尿障害で腹痛をおこした場合は，営衛四穴に100壮灸をすえる。ツボは第1～4後仙骨孔の外側1寸のところにある」

(2)『医学綱目』:「営衛四穴。腰眼穴の下3寸のツボから1寸8分下ったところに1穴，さらに1寸8分下ったところに1穴，さらに1寸8分下った

ところに1穴，外側4穴。左右あわせて8穴。これらのツボは脊柱を挟んで4寸離れている。灸10〜100壮」

陰斑（いんはん）

【主　治】皮膚結核症。
【位　置】殿部に位置する。正中仙骨稜第3棘の2寸2分半（図319）。
【経穴との関係】中膂兪穴（膀胱経）の外側1横指。
【針　法】針でほじくって出血させる。
【出　典】『福州民間針灸経験録』：「陰斑穴は正中仙骨稜第3棘の傍3横指のところ，針でほじくって出血させる」

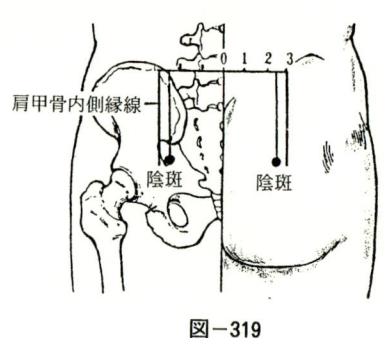

図−319

濁浴（だくよく）

【主　治】肝臓病，精神不安，ヒステリー，食欲不振，口の苦さ，黄疸病。
【位　置】背部正中線の左右両側2寸5分の線上で，第10胸椎棘突起と第11胸椎棘突起の間の点と同じ高さ（図320）。
【経穴との関係】胆兪穴の外側1寸。
【針灸法】針5分。針のひびき：酸麻感が側胸部に伝わる。灸3〜7壮。
【出　典】(1)『備急千金要方』：「胸中の胆病には濁浴穴に随年壮灸をすえる。ツボは胆兪穴の傍で，両濁浴穴の間は5寸」

(2)『中国針灸学』：「濁浴穴は第10胸椎の下で脊柱の左右各2寸半のとこ

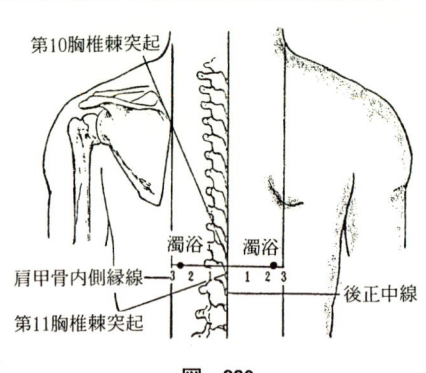

図−320

ろ。灸20壮。肝臓病, ヒステリー, 食欲減退を主治する」

(3)『針灸孔穴及其療法便覧』:「濁浴は奇穴で, 胆兪穴の外方5分のところ。あるいは第10胸椎下で脊柱の左右各2寸5分（すなわち胆兪穴の外方1寸）とも言う。針5分, 灸3〜7壮ないし随年壮。肝臓病, ヒステリー, 食欲不振を主治する。別説では口の苦さ, 無力感, 精神不安を主るという」

京　門〔澤田〕

【主　治】腎炎, 側頭部の少し禿げたのと眉の両端の薄くなったもの。

【位　置】腰部に位置する。第2腰椎棘突起と第3腰椎棘突起の間の点から左右に各3寸のところ（図321）。

【経穴との関係】本穴と足太陽傍膀胱経の志室穴は同位置。

【針灸法】針3〜9分, 灸3〜10壮。

【出　典】『鍼灸真髄』:「京門穴を腎兪の左右に取る。普通の志室のところである。そして志室は, この京門の下1寸位のところに取る。……従来の京門は第12肋骨の先端となっているので, 先生（澤田）はこれを腎臓炎の患者につき親試実験して見たが, 腎の募は浮肋骨の先端には現われず, 従来の志室のところに現われる。よりてこのところを腎の募京門とされたのである。このようにして, 京門穴は膀胱経の第3行中に取穴するのであるが, やはり胆経であることには変わりはないのである」

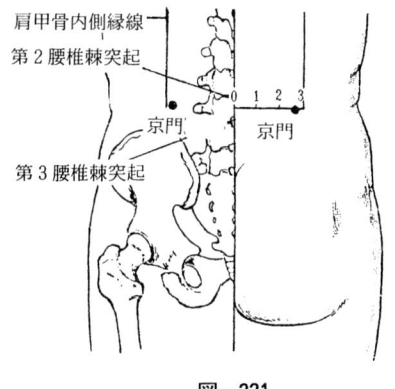

図－321

【備　考】澤田氏は京門穴に灸をすえて, 側頭部の少し禿げたのと眉の両端の薄くなったのを治療した。治癒した理由は京門が胆経穴だからである。

志　室〔澤田〕

【主　治】腰痛, 睾丸炎, 淋病。
【位　置】腰部に位置する。第2腰椎棘突起と第3腰椎棘突起の間の点から左右に各3寸のところの下1寸の点（図322）。
【経穴との関係】足太陽膀胱経の腰部の第2側線の循行径路上で, 志室穴の直下1寸。
【灸　法】灸3～10壮。
【出　典】『針灸真髄』：「一般書の志室穴は14椎下の両側3寸と示されているが, その志室を以て京門（澤田流）とされ, その下1寸位のところに志室を取るのである。腰痛にも効くが, 殊に睾丸炎や淋病などに効がある」

腰　宜

【主　治】婦人の不正出血, 腰痛, 脊柱筋群の痙攣。
【位　置】腰部正中線の左右各3寸の線上で, 第4腰椎棘突起と第5腰椎突起の間の点と同じ高さ（図323）。
【取　穴】第4腰椎の下から左右両側に4横指のところに取る。
【経穴との関係】足太陽膀胱経の腰部の第2循行径路上で, 大腸兪穴の外側1

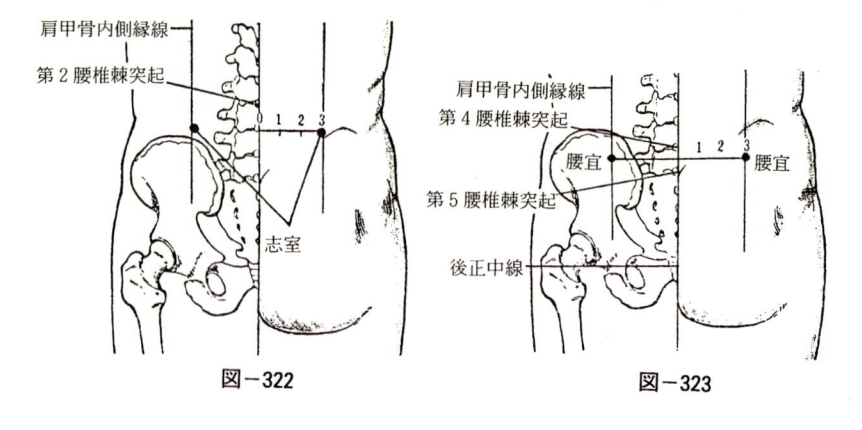

図-322

図-323

寸5分。
【針灸法】針6〜9分あるいは横刺で3寸。針のひびき：局所に抽脹感かおこる。灸3〜7壮。
【出　典】『針灸孔穴及其療法便覧』：「腰宜は奇穴で，尾骨の上6椎の下（第4腰椎の下）から左右に4横指のところ。針6〜9分（従来の説では横刺で3寸）。灸3〜7壮。婦人の不正出血を主治する。また腰部の神経痛，脊柱筋群の痙攣も治す」

腰　根 (ようこん)

【主　治】足の疾患。
【位　置】仙椎部に位置する。正中仙骨稜第1棘の両側各3寸の所（図324）。
【経穴との関係】足太陽膀胱経の仙椎部の循行径路上で，胞肓穴の上方。
【針　法】針3寸。針のひびき：酸麻感が足部まで伝わる。
【出　典】『針灸真髄』：「このツボは主として足の病気を治す場合には特に用いるもので，先生（澤田氏を指す）の独創穴である。場所は腸骨後縁の外方，腸骨稜縁に添っている。脊柱を開くこと3寸，膀胱経の第2行と3行の中間。右側のこのツボへ3寸の針を全部打ち込んでもらった時の感じを聞くに，最初は肛門にひびき，次には右の脾経にひびき，次には右の胃経にひびき，次には内股の腎経へひびき，最後に足の総趾頭（すなわち三陰三陽のすべて）にひびいた，という」

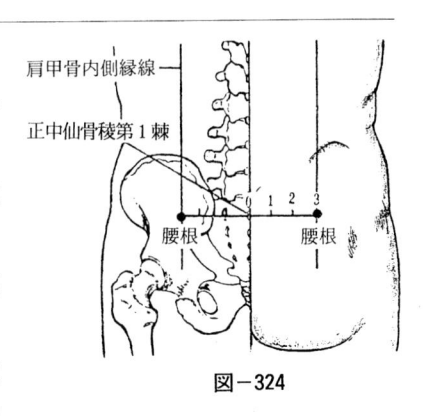

図-324

郎　陰 (ろういん)

【主　治】吐血が止まらない場合，腰部の神経痛，股関節の神経痛，腹部が堅

く緊張して排尿・排便困難をおこした場合。

【位　置】殿部に位置する。正中仙骨稜第2棘の両側3寸の所（図325）。

【経穴との関係】郎陰穴は足太陽膀胱経の胞肓穴と同じ位置である。

【針灸法】針1寸から2寸半。針のひびき：酸麻脹感が股関節全体に放散する。灸3壮。

【出　典】(1)『福州民間針灸経験録』：「郎陰穴は腸骨部正中にある。刺針は3寸，吐血の止まらないのを治す」。芭洲氏の注釈では「郎陰穴とは胞肓穴のことであり，19椎（正中仙骨稜第2棘）の下の傍3寸にある。医書には消化不良，腹部が堅く緊張して排尿・排便困難をおこした場合，腸炎，腰背痛などを治すことが記され，吐血を止めるとはどこにもないので，この経験録の記載はツボの主治に対する理解をさらに深めるものである」とある。

(2)『針灸孔穴及其療法便覧』：「郎陰は奇穴で腸骨部正中にある。針1寸5分〜2寸5分，灸3壮。主治は吐血が止らない場合。また股関節の神経痛も治す」

麦粒腫（ばくりゅうしゅ）

【主　治】麦粒腫。

【位　置】背部正中線の左右各3寸の線上で，第4・5胸椎棘突起の間と同じ高さの附近で赤色の丘疹をさがす（図326）。

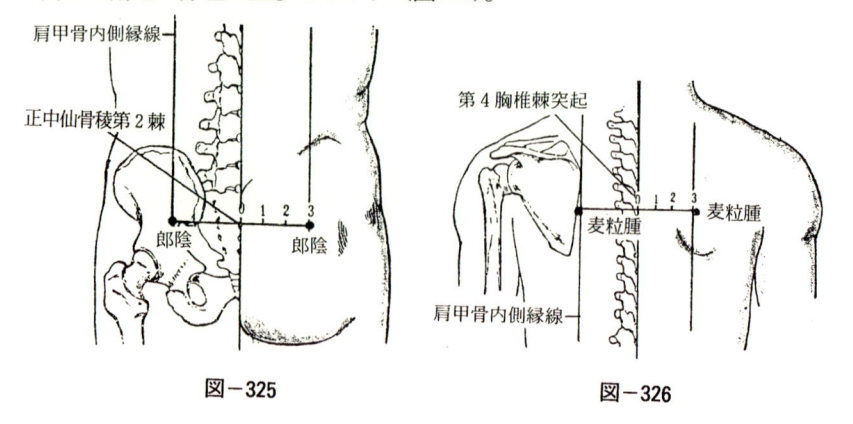

図-325

図-326

【取　穴】膏肓穴附近の赤色の丘疹に取る。
【針灸法】針で赤色の丘疹をつついて破るか，棒艾灸を5〜10分間行なう。
【出　典】『験方新潟』:「眼瞼が突然赤く腫れて痒くなるのを麦粒腫と言う。背部の膏肓穴の附近で，第3胸椎の高さのところに赤色の丘疹をさがし，針でつついて破ると治る。針を用いない場合は，灯心でちょっと焼くと治る。赤色の丘疹が見つからない時は，大きな櫛で背をひっかくと丘疹が自然に現われてくる」

痞　根

【主　治】長期間治らない痞塊（訳注ヒ・2），疝痛，反胃。
【位　置】腰部正中線の左右両側3寸5分の線上で，第1腰椎棘突起と第2腰椎棘突起の間の点と同じ高さ（図327）。
【経穴との関係】肓門穴（膀胱経）の外側5分。
【針灸法】針3〜5分。針のひびき：局所に麻酸脹感がおこる。灸3〜7壮。

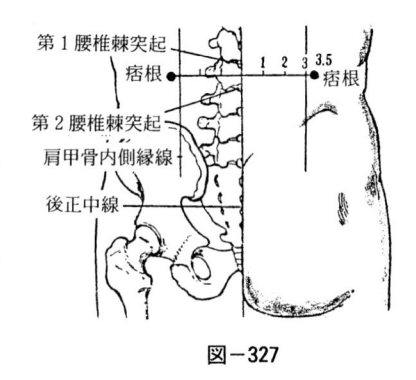

図-327

【出　典】(1)『医学入門』:「痞塊を専ら治す。第1腰椎下で左右に各3寸半のところ。左辺に多く灸をすえる。左右ともに痞塊がある場合は，左右ともに灸をすえる」
　(2)『医経小学』:「漏経穴法……精宮穴，鬼眼穴，痞根穴は疝痛，反胃の治療穴である」

精　宮

【主　治】夢精，遺精。
【位　置】背部正中線の左右両側各3寸の線上で，第2腰椎棘突起と同じ高さ

（図328）。

【針灸法】刺針8～15分。針のひびき：局所に酸脹感がおこる。灸7～21壮。

【出　典】(1)『医学入門』：「精宮穴は専ら夢精を主る。第2腰椎下の左右各3寸のところ。灸は7壮で効果がある」

(2)『針灸集成』：「精宮穴は専ら夢精を主る。灸7壮。神効がある」

(3)『医宗全鑑』：「遺精には精宮穴に灸をすえる。同穴は脊柱の第2腰椎下の左右各3寸のところ。灸7壮。

(4)『中国針灸学』：「精宮穴は第2腰椎下の左右の傍3寸に取る。針7分，灸7壮。遺精を主治する」

【別名】志室。

中　空

【主　治】腰痛，肋間神経痛，腰背部の痙攣。

【位　置】下腰部に位置する。第5腰椎棘突起の両側3寸5分の所（図329）。

【経穴との関係】腎兪穴（膀胱経）の下3寸で，さらに外方2寸のところ。

【針灸法】針3～5分，灸3～7壮。

【出　典】『針灸孔穴及其療法便覧』：「中空は奇穴。腎兪穴の下3寸から外方2寸のところ。一説に中髎穴を指すという。針3～5分，灸3～7壮。腰が痛くて立てないのを主治する。また肋間神経痛，腰背部の痙攣も治す」

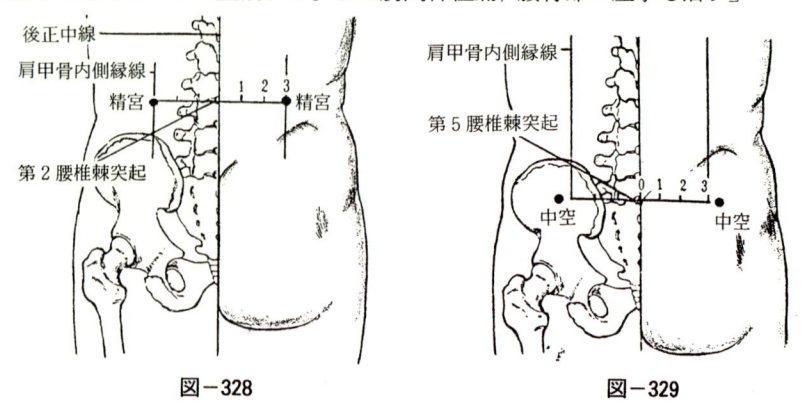

図−328　　　　　　　　　図−329

腰眼（よう がん）

【主　治】虚弱，羸痩，肺結核，気道炎，睾丸炎，腰痛，腎機能の衰退，産婦人科疾患，消渇，梅毒，生理不順。

【位　置】腰部正中線の左右各3寸8分の線上で，第4腰椎棘突起と第5腰棘突起の間の点と同じ高さ（図330）。

【経穴との関係】腰陽関穴の両側3寸8分のところ。

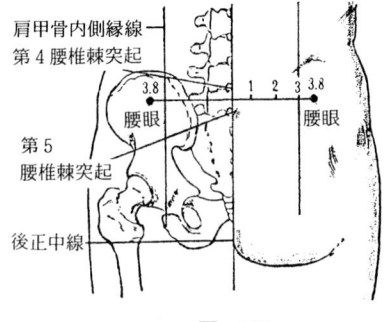

図－330

【針灸法】針3〜5分。針のひびき：局所に脹抽感〔はれぼったくひっぱられるような感じ〕がおこる。灸3〜11壮。

【出　典】(1)『医説』：「肺結核に灸をすえるには夜の二更〔午後10時頃〕の時に行なうべきである。衣服を脱いでまっすぐ立たせ，腰の両傍でややくぼんだところに墨で印をつける。針灸家はこれを腰眼穴と名づけている。次にベッドにうつぶせに寝かせ，小艾で各7壮灸をすえる。寄生虫を吐き出すか下すとすぐ楽になり，病根が断れて再発せず，また伝染もしなくなる」

(2)『類経図翼』：「腰眼穴は一切の肺結核で深く入って難治のものを主治する。夜の二更が終って三更〔午前零時頃〕になった時に患者にベッドに横になるよう命じて取穴し，3壮灸をすえる」「一家断絶になる肺結核を治す一伝がある。この証は寒熱が煎じて血が凝り気が滞り，変化して虫となり内で臓腑を食うもので，人に伝染する。どのような処方でも難治であるが，灸だけは治療することができる。その方法とは，二更がすぎて夜半に近づくころに，他人にわからないように患者に衣服を脱いで手を後にまわし，腰の両傍のやや凹んだところをおさえるように命ずる。これが鬼眼穴，すなわち世間でいう腰眼穴である。きちんと立たせて墨で印をつけたらベッドにうつぶせに寝かせて，小艾で灸をすえる。壮数は7壮，9壮，11壮が一番良い。この虫は必ず吐き下しによって出てくるので，その内容物を焼却して遠くに棄

てれば伝染を防ぐことができる。このツボは四花などのツボにくらべてやりやすく効果的である」

(3)『針灸孔穴及其療法便覧』:「腰眼は奇穴。伏臥して両足を伸ばし,両手を重ねて額の下に置き,第4腰椎棘突起と第5腰椎棘突起の間の左右の陥凹部に取穴する。針3～5分,灸3～7壮。虚弱,羸痩,肺結核,気道炎,睾丸炎,腰部の神経痛を主治する。一説に,腰痛,婦人科疾患,消渇,梅毒,寄生虫,生理不順,下腹部の疾患を主るという」

【別　名】鬼眼,癸亥,遇仙。

巨　覚(こかく)

【主　治】ヒステリー。

【位　置】肩甲部に位置する。肩甲骨上角の辺縁の下際(図331)。

【針灸法】針3～5分。針のひびき:局所に酸脹感がおこる。灸3～7壮あるいは随年壮。

【出　典】(1)『備急千金要方』:「狂ったように走ったり,喜んだり怒ったり悲しんだり泣いたりといった感情の激亢には巨覚に灸を随年壮すえる。ツボは背中の肩甲骨の内側で,手の届かない所にある。骨芒穴〔訳注・膏肓穴の誤りでないかと『経穴彙解』の千金頭註は記している〕の上方で,捻すると痛みを覚える所がこのツボである」

(2)『中国針灸学』:「巨覚穴は肩甲骨上角の辺線の下際,手を互いに抱えて取穴する。灸随年壮。主治はヒステリー」

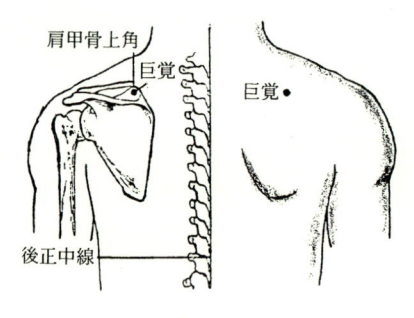

【別　名】巨攪,臣覚。

図-331

胛　縫
（こう　ほう）

【主　治】肩背部から肩甲部にかけての痛み，肩甲部のリウマチ痛。
【位　置】肩甲骨内線に位置する。肩甲骨の上角と下角の近く（図332）。
【針灸法】針3分。針のひびき：局所に脹感がおこる。灸3〜5壮。

積聚痞塊
（せきしゅうひかい）

【主　治】腹鳴，腸疝痛，胃痙攣，胃拡張，消化不良，積聚痞塊。
【位　置】腰部正中線の左右各4寸の線上で，第2腰椎棘突起と第3腰椎棘突起の間の点と同じ高さ（図333）。
【針灸法】針5〜7分。針のひびき：局所に脹感がおこる。灸3〜7壮。左の時は右に灸し，右の時は左に灸をする。
【出　典】(1)『中国針灸学』：「積聚痞塊穴は第2腰椎の下の命門穴の傍4寸。病が右にある時は左に灸を7壮，左にある時は右に7壮すえる。胃痙攣，胃拡張，胃疝痛，腹鳴，胸膜炎を主治する」
(2)『針灸孔穴及其療法便覧』：「積聚痞塊穴は奇穴で命門穴（第2腰椎下）の左右の外方4寸。針5〜7分，灸3〜7壮（古くからの言い伝えでは病が

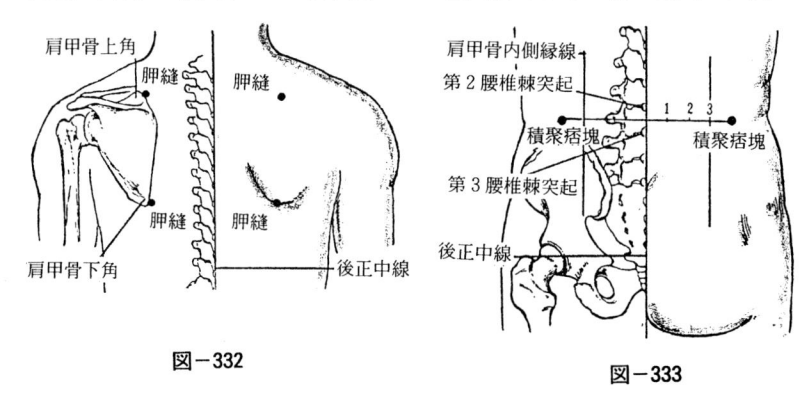

図-332

図-333

左にある時は右に灸をし，右にある時は左に灸をすえる）。胸膜炎，腹鳴，腸疝痛，胃痙攣，胃拡張，消化不良を主治する。古くからの説では積聚痞塊を専ら治すという」

脊　縫（せき　ほう）

【主　治】圧迫性脊髄炎（亀背），強直性脊椎関節炎。

【位　置】背中正中線の左右各4寸5分の線上で，第1胸椎棘突起下から第5腰椎棘突起下までの各脊椎棘突起下と同じ高さ，左右あわせて34穴（図334）。

【針　法】針3～4分。針のひびき：局所に沈脹感〔重くはれぼったい感じ〕がおこる。

【備　考】本穴は華佗が創った佗脊穴と似ているが，佗脊穴は第1胸椎棘突起下から第5腰椎棘突起下までの各棘突起下の左右各5分のところにある。

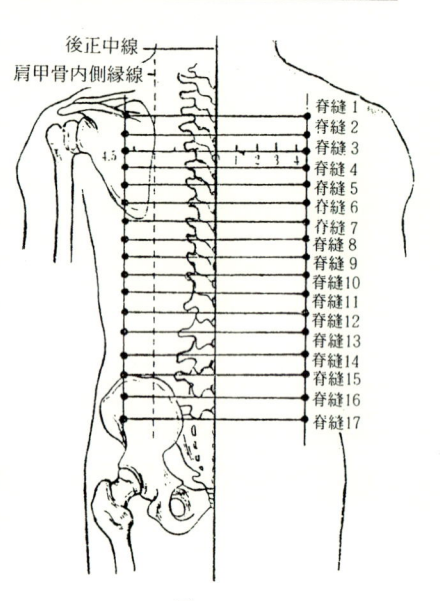

図－334

上 肢 部

<肩　部>

琵　琶（びわ）

【主　治】肩部の痛み。
【位　置】肩部に位置し，鎖骨肩峰端の前縁，烏口突起上縁の陥凹部（図335）。
【経穴との関係】肩部に位置し，鎖骨外側の前下縁。巨骨穴（大腸経）の前直下方。
【針灸法】針2〜3分，灸3〜5壮。
【出　典】(1)『厘正按摩要術』：「琵琶は肩井穴の下にある」
　(2)『経外奇穴彙編』：「琵琶は肩井穴の下で巨骨の傍である」

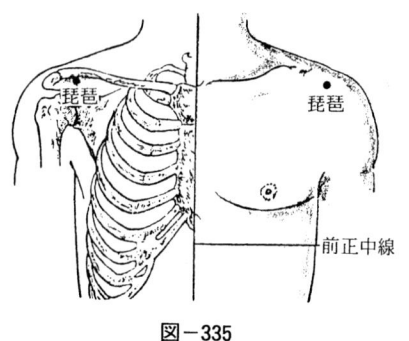

図－335

髃　前（ぐうぜん）

【主　治】上腕の神経痛，上肢の挙上困難。
【位　置】肩部に位置する。肩甲骨烏口突起の外上方の陥凹部（図336）。
【経穴との関係】肩髃穴（大腸経）の斜め前上方約1寸の陥凹部。
【針灸法】針5〜8分。針のひびき：局所に酸脹感がある。灸3〜7壮。

図－336　　　　　　　　　図－337

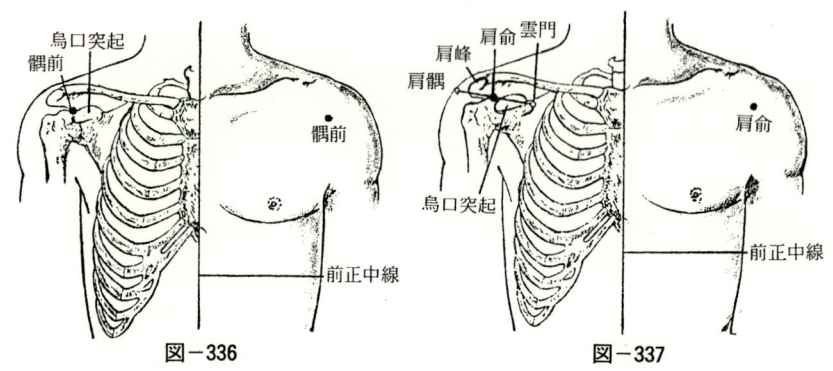

【出　典】『針灸孔穴及其療法便覧』：「髃前は奇穴で，肩髃穴の斜め前上方約1寸の陥凹部。針5〜8分，灸3〜7壮。上腕の神経痛や上肢の挙上困難を主治する」

肩　兪(けん ゆ)

【主　治】肩部・上腕部痛による挙上困難。
【位　置】肩部に位置する。肩峰と上腕骨大結節の間の陥凹部と烏口突起内側の陥凹部を結ぶ線の中点（図337）。
【取　穴】肩髃穴（大腸経）と雲門穴（肺経）の中間。
【針灸法】針3〜7分，灸3〜5壮。
【出　典】『腧穴学概論』

肩 内 兪(けん ない ゆ)

【主　治】肩部・上腕部痛による挙上困難。
【位　置】肩部前面に位置する。肩峰と肩甲骨烏口突起内側陥凹部を結んだ線の中点の下1寸（図338）。
【針灸法】針3〜7分，灸3〜5壮。
【出　典】『腧穴学概論』

上肢部 243

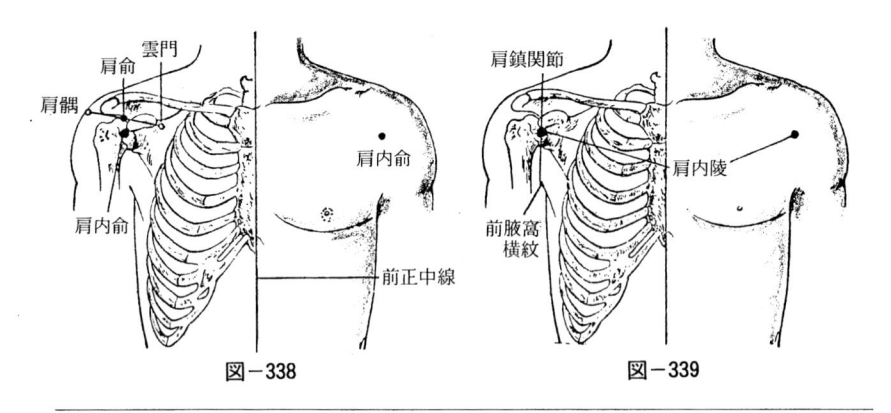

図-338　図-339

肩内陵 (けんないりょう)

【主　治】上腕内側痛

【位　置】前腋窩横紋頭の上方，肩鎖関節内側の陥凹部と前腋窩横紋頭を結ぶ線の中点（図339）。

【経穴との関係】肩部前面で，巨骨穴（大腸経）と前腋窩横紋頭を結んだ線の中点。

【針灸法】針3〜5分。針のひびき：局所に酸麻感がある。灸5〜7壮。

腋霊 (えきれい)

【主　治】精神不安，他人に傷を負わせたり自分を傷つけたりする，絶えず歌ったりののしったりする。癲癇や痴呆症には軽刺する。

【位置と取穴】肩部の前面に位置する。左右の前腋窩横紋頭の直上5分で，大胸筋の下縁のところ。手をさげて取穴する（図340）。

【経穴との関係】極泉穴（心経）の上方。

【針　法】直刺で5〜6寸。

【出　典】『針灸孔穴及其療法便覧』：「腋霊は奇穴。前腋窩横紋頭の上5分で，大胸筋の下縁。針5〜6寸（通称過梁針）〔過梁針とは奇穴への深刺法

で精神障害を治す方法を指す〕。狂躁不安,他人に傷を負わせたり,自分を傷つけたりする,絶えず歌ったりののしったりするといった病症を主治する」

大　泉（だいせん）

【主　治】熱中症,肩部・上肢痛,胸脇痛。
【位　置】前腋窩横紋頭で,大胸筋の下際に位置する（図341）。
【経穴との関係】極泉穴（心経）のやや上方。
【針　法】針5〜8分。針のひびき：酸麻感が肘あるいは指まで伝わる。
【出　典】『針灸孔穴及其療法便覧』：「大泉は奇穴で,前腋窩横頭で胸と腕の境。針5〜8分（もともとは3寸刺針とする）。主治は熱中症。また肩部・上肢痛,胸脇痛も治す」

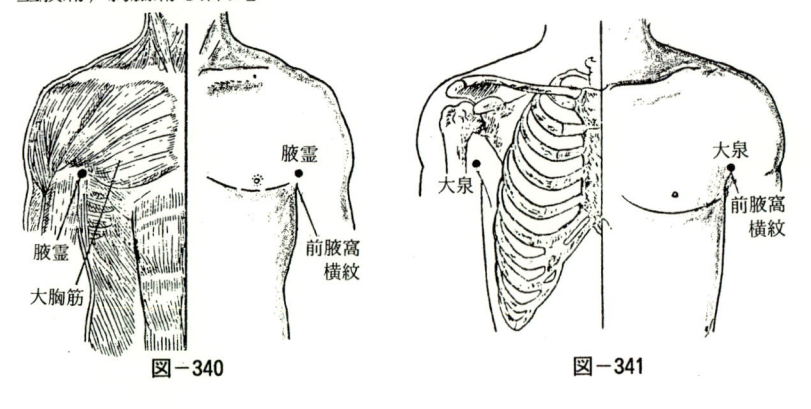

図-340

図-341

前肩髃（ぜんけんぐう）

【主　治】肩関節痛。
【位　置】肩部に位置する。肩峰から内に向かって1寸入った所（図342）。
【経穴との関係】肩髃穴（大腸経）と同じ高さで内に約1寸入ったところ。
【針灸法】針6〜8分。針のひびき：麻酸感が肩部に伝わる。灸3〜7壮。
【出　典】『針灸孔穴及其療法便覧』：「前肩髃は奇穴で肩髃穴と同じ高さで

図-342　　　　　　　　図-343

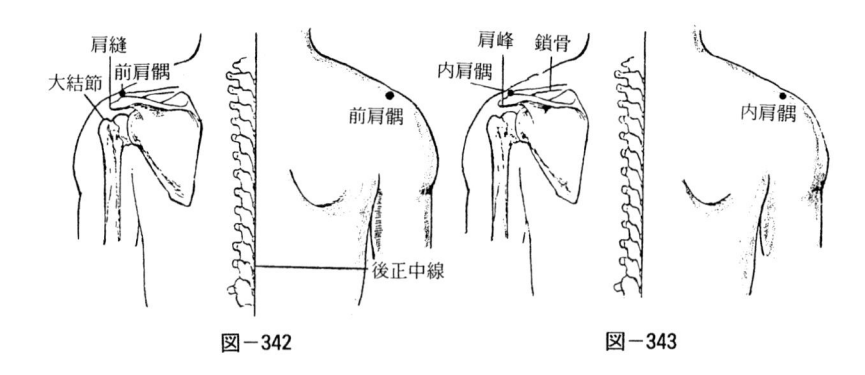

内に約1寸入ったところ。針6～8分，灸3～7壮。治療作用は肩髃穴と同じであるが，治療効果はより優れていると言われている」

内肩髃(ないけんぐう)

【主　治】肩関節炎。
【位　置】肩部に位置する。肩峰から内に向かって1寸入ったところ，肩甲棘の近く（図343）。
【経穴との関係】肩髃穴（大腸経）と同じ高さで内に1寸入ったところ。肩甲骨の内側にあたる。
【針灸法】針5～8分，灸3～7壮。

肩頭(けんとう)

【主　治】癬，歯痛，三角筋麻痺，肩関節の運動障害，上腕の麻痺・疼痛。
【位　置】肩部に位置する。肩鎖関節の陥凹部（図344）。
【経穴との関係】肩髃穴（大腸経）の内上方。
【針灸法】針4～6分。針のひびき：麻酸感が肩部に伝わる。灸3～7壮。
【出　典】(1)『備急千金要方』：「灸癬法……8月8日の日の出の時に，患者を正しく東に面した戸の前にひざまつかせ，両手を挙げて戸の両辺を持たせ

る。そうすると両肩の肩先のところに陥凹ができるので，そこに灸をすえる。両側同時に灸をすえる。各3壮。7壮にすえると10日で治癒する」

(2)『医説』：「歯痛の灸法……左右患っているところにしたがって，肩先のやや後方の手を上げたときにできる陥凹部に灸を5壮すえる」

(3)『針灸孔穴及其療法便覧』：「肩頭は奇穴。肩端の骨の隆起部のところで，肩鎖関節上際の陥凹部。針4～6分，灸3～7壮。腺病質，歯痛，肩凝り，三角筋麻痺を主治する。また肩関節の運動障害，肘のところの麻痺あるいは疼痛も治す」

【別　名】肩尖。

肩柱骨
（けんちゅうこつ）

【主　治】卒中，歯の神経痛，上肢の挙上困難，頸部リンパ節結核，肩と上肢の痛み。

【位　置】肩部に位置する。肩甲骨肩峰の隆起部（図345）。

【取　穴】肩の端の骨の尖ったところに取る。

【経穴との関係】肩髃穴（大腸経）のやや上方。

【灸　法】灸3～7壮。

【出　典】(1)『外台秘要』：「崔氏の卒中による気絶を療す方……右肩の高い骨の上に随年壮，灸をすえる」

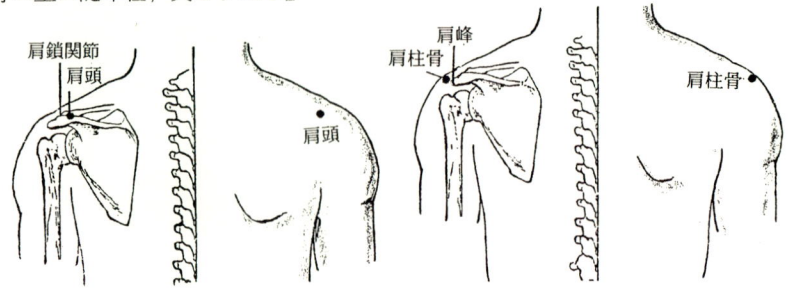

(2)『針灸大成』：「肩柱骨2穴は，肩の端で隆起した骨の上である。頸部リンパ節結核を主治する。また上肢の挙上困難も治す。灸7壮」

(3)『針灸孔穴及其療法便覧』：「肩柱骨は奇穴。肩の端で隆起した骨の上，灸3〜7壮。歯の神経痛，上肢の挙上困難，頸部リンパ節結核，肩と上肢の痛みを主治する」

背胛中間

【主　治】精神錯乱症。

【位置と取穴】肩甲骨の棘下窩に位置し，肩甲骨外角・上角・下角の中心点（図346）。

【経穴との関係】天宗穴（小腸経）の直上方。

【灸　法】灸3壮。

【出　典】『備急千金要方』：「狂走して人を刺す，あるいは自殺したがる，絶えずののしる，神と称して鬼語を言う場合は，灸を口角頭の赤白肉際のところに1壮。また両肘窩内に5壮。また背胛中間に3壮すえる。繰り返し灸をすえる。倉公法は著効がある」

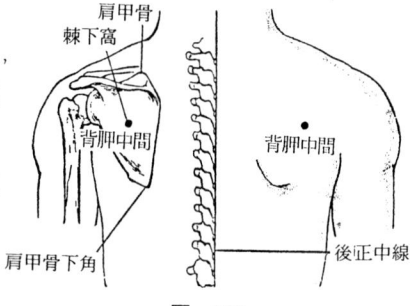

図－346

尿　血

【主　治】小児の血尿。

【位置と取穴】第7胸椎棘突起と同じ高さで，背部の正中線から左右に各5寸のところ（図347）。

【灸　法】灸随年壮。

【出　典】『備急千金要方』：「小児の血尿には，第7胸椎の両側各5寸のところに，灸を随年壮すえる」

図-347　　　　　　　図-348

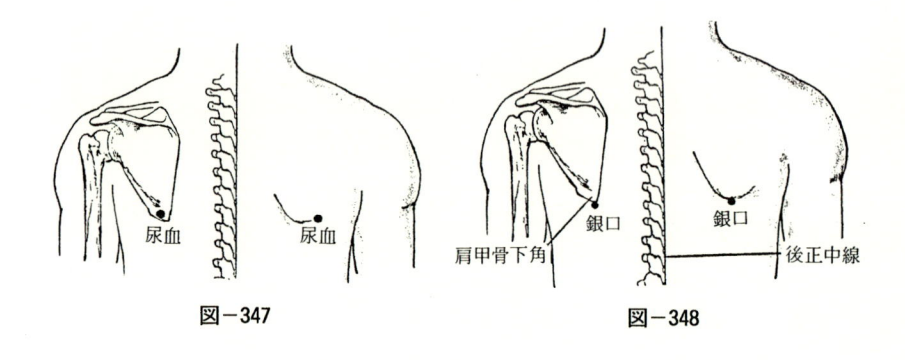

銀口（ぎんこう）

【主　治】咳嗽喀血，肋間神経痛，肺炎。
【位　置】肩甲部に位置し，肩甲骨下角のところ（図348）。
【針灸法】針4分。針のひびき：局所に脹感がおこる。灸3〜7壮。
【出　典】『針灸孔穴及其療法便覧』：「銀口は奇穴で肩甲骨の下端に位置する。針4分，灸3〜7壮。咳嗽喀血を主治する。また肋間神経痛，肺炎を治す」

喇嘛（らま）

【主　治】咽喉炎。
【位置と取穴】肩甲部に位置する。天宗穴から後腋窩横紋頭に向けて約1寸5分のところ。譩譆穴と同じ高さ（図349）。
【針　法】針8分〜1寸。針のひびき：抽麻感が側胸部に伝わる。
【出　典】『北京中医』には鄭耀中が喇嘛穴を用いて「外傷性咽喉炎」を治癒させた例が報告されている。その方法

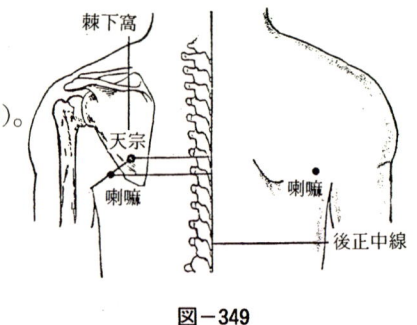

図-349

は，針を左右の喇嘛穴に刺して柔然法を用い，30分間留針し，留針中に患者にツバをのみこませるもので，患者は次第に症状が軽減していった。針が終ってから普済消毒飲加川黄1剤を服用させ，治癒をみた。

背　縫（はい　ほう）

【主　治】肩背部の疼痛。
【位　置】肩甲部に位置する。後腋窩横紋頭の直上で，第4胸椎棘突起と同じ高さのところ（図350）。
【経穴との関係】肩甲棘下方で，後腋窩横紋頭の直上。膏肓穴（膀胱経）と同じ高さより約5分上方。
【針灸法】針5〜8分。針のひびき：局所に麻酸感がある。灸3〜7壮。
【出　典】『針灸孔穴及其療法便覧』：「背縫は奇穴で肩甲棘の下方で後腋窩横紋頭の直上。膏肓穴と同じ高さの約5分上方。針5〜8分，灸3〜7壮。肩背部の疼痛を主治する」

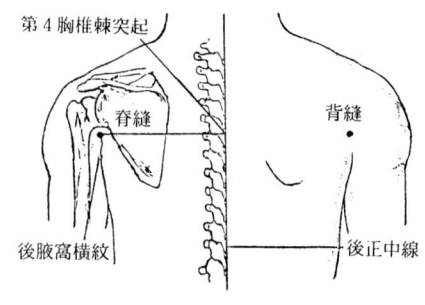

図－350

後　腋（こう　えき）

【主　治】頸部リンパ節結核，甲状腺肥大，扁桃炎，上肢の挙上困難。
【位　置】後腋窩横紋頭に位置する（図351）。
【経穴との関係】肩貞穴（小腸経）の直下1寸。
【針灸法】針3〜5分。針のひびき：局所に酸脹感がおこる。灸随年壮。

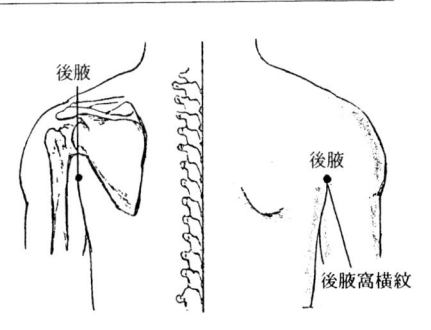

図－351

【出　典】(1)『備急千金要方』:「瘰癧〔頸部リンパ節結核〕の治方……患者の後腋窩横紋頭に灸を随年壮すえる」

(2)『千金翼方』:「瘿〔甲状腺肥大〕の灸法……風池に灸をすえる。また両手を下げて後腋窩横紋頭に灸をすえる。各300壮。針も良い」

(3)『外台秘要』:「後腋は腋の後の際で両筋の間。腋とその外側が互いに牽引されて痛んだり、腕が拘縮して頭に挙げることができないのを主る」

(4)『針灸孔穴及其療法便覧』:「後腋は奇穴で後腋窩横紋頭のところ。針7分、灸3～7壮（一説に随年壮）。頸部リンパ節結核、扁桃炎、腕の痙攣拘縮による挙上困難を主治する」

【別　名】後腋下。

<上腕部>

龍舌（りゅうぜつ）

【主　治】顔面・手指・肩・胸背部の疔。

【位　置】上腕近位骨端の屈側正中線で、前腋窩横紋の下5分（図352）。

【経穴との関係】手厥陰心包経の上腕部の循行径路上で、天泉穴（心包経）の上1寸5分。

【針灸法】針3～5分、灸3～5壮。

【出　典】『針灸雑誌』（第1巻）:「龍舌は、尺沢の直上、俗に老鼠肉と称する三角筋上で、上腕正中線の上腕二頭筋の上縁に位置する」

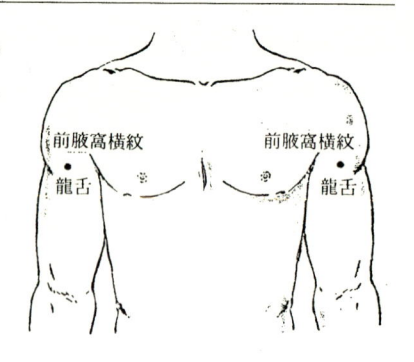

【別　名】内龍舌。

図－352

奪命(だつめい)

【主 治】腹膜炎，丹毒，人事不省，上腕痛，腹痛，めまい。

【位 置】上腕橈側の肩峰と肘窩横紋橈側端を結んだ線の中点に位置する（図353）。

【経穴との関係】曲池穴（大腸経）と肩髃穴（大腸経）との中点。

【針灸法】針5分。針のひびき：痛麻感覚が肘に至る。灸3～7壮。

【出 典】(1)『針灸聚英』：「（劉宗厚は言う）めまいには，奪命穴に刺針して救う。男は左，女は右とする。このツボは上腕の陥凹中で，肩から肘の中間である」

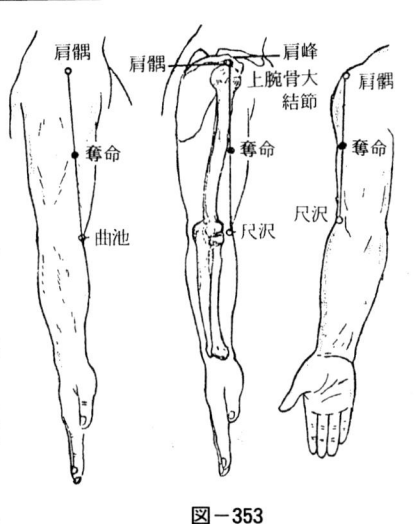

図-353

(2)『医学綱目』：「曲沢穴の上1尺，針3分。めまいを主治する。上腕二頭筋の臑脈絡に施灸する。臑脈絡は俗に虾蟆穴といい，尋常性白斑を主治する」「小児丹毒の治療法として，臑膊絡上に口をあて強く吸うと長時間のうちには口の中に血が充満する。これで著効がある」

(3)『医学入門』：「針のショックを起こす者は，神気虚である。抜針して，補法を取らなければならない。患者の腕をあたため，口鼻の気をもどし，お湯を飲ませればすぐ甦る。安定したのち針をする。重症には上腕の筋骨陥中，いわゆる虾蟆筋上の惶惶穴あるいは三里に刺針すれば甦る」

(4)『針灸孔穴及其療法便覧』：「奪命は奇穴で尺沢と肩髃穴の中点にある。針5分，灸3～7壮。腹膜炎，丹毒，人事不省を主治し，また上腕痛にも効果がある」

(5)『針灸真髄』：「奪命穴は奇穴。上腕の外側，肩髃，曲池の中央で，曲池にやや近いところ。丹毒患者に，穴位をつまんで灸30～50壮する。施灸中，

丹毒が変色し，皮膚も変色すれば，その効果は顕著である」
【別　名】惶惶，虾蟆。
【訳　注】原文・出典では「尺沢」「曲池」「曲沢」の３つが奪命穴の位置をそれぞれ表わしているが，現代中国の経穴から判断すれば「曲池」穴と思われる。従って「経穴との関係」の項では「曲池」穴と「肩髃」穴との中点とした。

頭衝（ずしょう）

【主　治】甲状腺肥大。
【位　置】上腕屈側橈側線で，前腋窩横紋の平行の高さから下に３寸，上腕二頭筋外側の陥凹部（図354）。
【取　穴】手を前方に伸し，頭を傾げたとき鼻先が上腕に接するところに取る。
【経穴との関係】取穴法の部位は，肺経の天府穴と同じ。
【灸　法】随年壮。
【出　典】『備急千金要方』：「甲状腺肥大には頭衝に灸する。頭衝は両手を前に伸し，鼻先が上腕に接するところ」

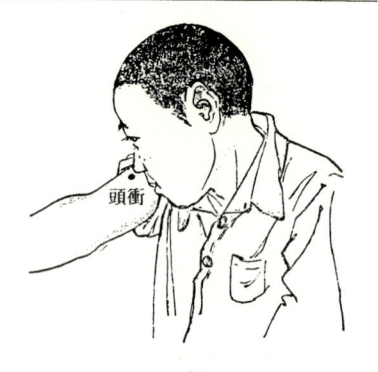

図－354

洪池（こうち）

【主　治】慢性筋肉痛，生理不順，慢性鼻血，便血，皮下出血。
【位　置】肘窩横紋の中点（図355）。
【経穴との関係】曲沢穴（心包経）の橈側。
【推拿法】母指先端で指圧３～５回。
【出　典】『中医推拿学講義』：「洪池は肘関節横紋内側の中点。母指で指圧法あるいは柔撚法をとる。指圧３～５回，柔撚５～10回。慢性筋肉痛，生理

図－355　　　　　　　　　図－356

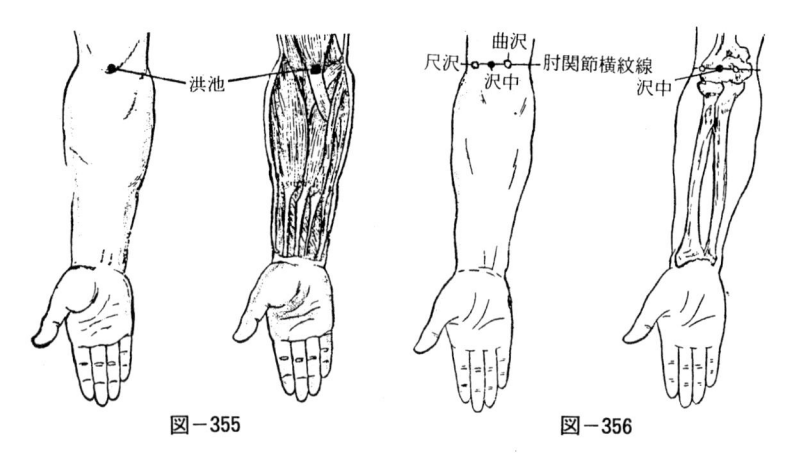

不順，慢性鼻血，便血，皮下出血を主治する」

沢中（たくちゅう）

【主　治】関節炎，肘関節の硬直・疼痛。
【位　置】肘窩横紋上で上腕骨内外側上顆を結んだ線の中点（図356）。
【経穴との関係】曲沢穴（心包経）と尺沢穴（肺経）とのあいだ。
【針　法】針3〜5分。針のひびき：酸麻感が前腕部に至る。
【出　典】『吉林衛生』

小児睡驚（しょうにすいきょう）

【主　治】小児の睡眠中のひきつけ，眼瞼閉合不全。
【位　置】肘部の伸筋側の橈側線上で，上腕と前腕を90度に曲げた肘窩横紋の上3分（図357）。
【経穴との関係】曲池穴（大腸経）の斜め上方。手陽明大腸経と手太陰肺経の循行径路の間。

図－357

【灸　法】灸1壮。
【出　典】『太平聖恵方』:「小児の睡眠中のひきつけ，眼瞼閉合不全には肘窩横紋の上3分に灸を各1壮。艾灸は小麦ぐらい」

衝陽（しょうよう）

【主　治】甲状腺肥大。
【位　置】肘部に位置する。肘窩横紋の外側端（図358）。
【経穴との関係】曲池穴（大腸経）と尺沢穴（肺経）のあいだ。
【灸　法】随年壮。
【出　典】『千年翼方』:「瘻〔甲状腺肥大〕の邪気には，衝陽に灸をすえる。壮数は随年壮。ツボは肘窩横紋の外側端にある」

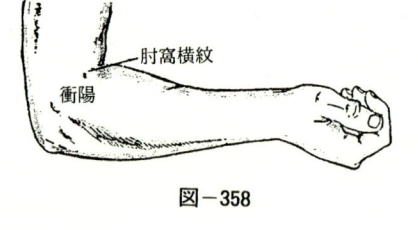

屈陽委（くつようい）

【主　治】精神病。
【位　置】肘関節部で，肘窩横紋の外方，上腕骨外側上顆内縁の陥凹中（図359）。
【取　穴】肘窩横紋のやや外方で，腕橈骨筋の外側に取る。
【経穴との関係】大腸経の曲池穴と同じ位置。
【針　法】精神病によるいらいら，不安症に直刺4～5寸。慢性精神病患者に浅刺で1寸5分。
【出　典】『中医雑誌』

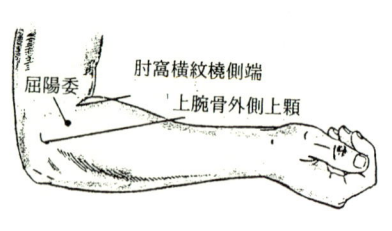

三　池

【主　治】副鼻腔炎（蓄膿症）。
【位　置】肘部の橈側で，上腕骨内外側上顆を結んだ線の外方6分の1点を1穴，その上下各1寸に各1穴，計3穴（図360）。
【経穴との関係】曲池穴（大腸経）およびその上下各1寸のところ。あわせて3点。
【灸　法】灸各9壮。
【出　典】『経外奇穴彙編』：「三池は，曲池穴およびその上下各1寸のところ。あわせて3穴。灸を各9壮すえる。副鼻腔炎を治療する」

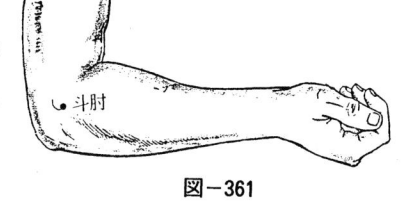

図－360

斗　肘

【主　治】腕・肘の神経痛，片麻痺，ノイローゼ。
【位置と取穴】肘部に位置する。肘を90度に曲げた時の上腕骨外側上顆の頂点が穴位である。肘を屈して取穴する（図361）。
【経穴との関係】曲池穴外方の高点。
【灸　法】灸3～7壮。
【出　典】『針灸孔穴及其療法便覧』：「斗肘は奇穴。肘を屈したときのまるい高い骨〔上腕骨外側上顆〕のところで，曲池穴の外方。灸3～7壮。腕・肘の神経痛を主治し，また片麻痺，ノイローゼを治す」

図－361

肘　兪(ちゅうゆ)

【主　治】肘関節痛。

【位置と取穴】肘関節の背側，鉤状突起と上腕骨外側上顆のあいだの陥凹の中（図362）。

【経穴との関係】手少陽三焦経と手陽明腸経の肘部の循行径路の間で，曲池穴より骨を1つ隔てた陥凹中。

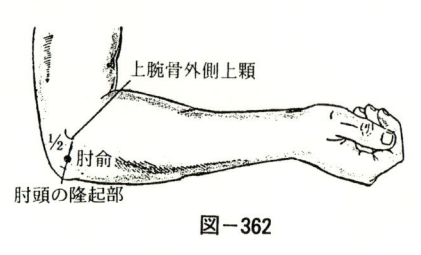

【針灸法】針3分。針のひびき：麻酸感が肘に至る。灸3〜5壮。

【出　典】『針灸孔穴及基療法便覧』：「肘兪は奇穴。肘関節の背側，鉤状突起と橈骨頭の間の陥凹中。針3分，灸3〜5壮。肘関節痛を主治する」

図－362

肘　尖(ちゅうせん)〔大〕

【主　治】頸部リンパ節結核，瘰疬。

【位　置】肘後部の背側で，肘を90度に屈した時の肘頭の先端が穴位（図363）。

【経穴との関係】天井穴（三焦経）の下1寸のところ。

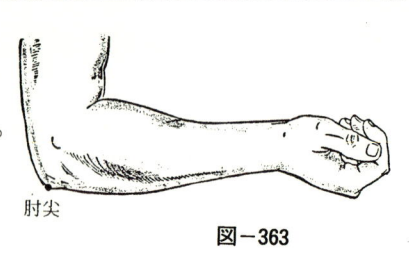

【灸　法】灸3〜7壮。

図－363

【出　典】(1)『備急千金要方』：「腸癰には両肘を屈し，肘頭先端に灸を各100壮すえる。膿血が出ればよい」

(2)『備急灸法』：「葛仙翁はコレラの危篤者の治療に，各薬方が無効の際，この方法をとり，死から甦えらせた。つまり両側肘先に急いで灸を各14壮すえる。灸は小豆大とする」

(3)『瘡瘍経験全書』：「瘰疬〔頸部リンパ節結核〕の初期，潰瘍の初期の治療は，肩に手を置かせ，やや挙げさせて，肘骨尖端に施灸する。左が患側

なら左に灸し，右が患側なら右に灸し，左右とも疾患があるならば両側に灸をすえる。30〜40壮が限度で，更に補薬を服用させる。1年に灸1回，3壮すればその瘡は治癒する。3〜4年患っていてなかなか治らない者には，辰の刻〔午前8時〕から酉の刻〔午後6時〜8時〕にかけて施灸する。3回すれば癒る。さらに益気養栄湯を服用させる」

肘　尖〔小〕

【主　治】頸部リンパ節結核。

【位　置】肘関節部で上腕骨内側上顆の高点（図364）。

【経穴との関係】手少陰心経と手太陽小腸経の肘部の循行径路の間で，小海穴（小腸経）の5分上の前方。少海穴（心経）の後方。

【灸　法】灸7壮。

【出　典】『外科大成』：「肘尖穴は，瘰癧を治す。3回の治療で根治する。取穴は患者に坐位させ，手を胸に平行にし，肘を後に突出した尖骨がツボである。施灸者は患者の後に立ち，後方内側の小尖骨を指で押す。患部に酸麻感が出たところが本当のツボ。大肘尖の傍が小肘尖穴で，前腕を回内した時に小指の正中線上にある。この骨端部を押圧すると小指に麻〔しびれ感〕が起こる。この穴位と肩尖穴は取穴法が沢山あるが，どれも正しくない。この取穴法だけが正確である。際だって珍しい取穴法であるから慎重にすべきである」

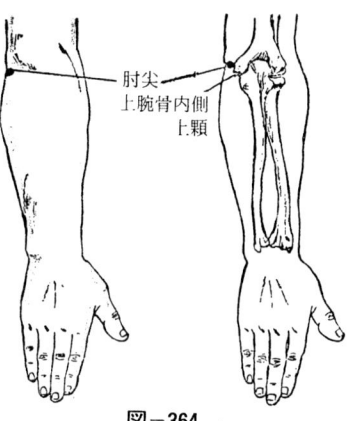

図−364

外　龍　舌

【主　治】鼻・顔面の疔。

【位　置】上腕近側端の後正中線で，後腋窩横紋の下5分（図365）。

【経穴との関係】手少陽三焦経の上腕部の循行径路上で，臑会穴（三焦経）の下5分。

【針灸法】針3～5分。灸3～5壮。

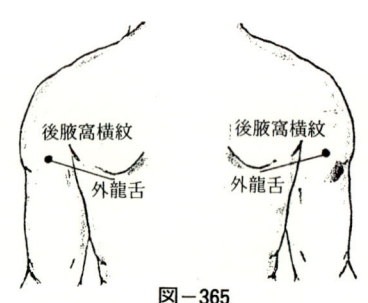

【出　典】『針灸雑誌』（第1巻）：「外龍舌は，上腕二頭節上縁の内龍舌と正反対側で，上腕正中線の上腕三頭筋上縁にある」

図－365

<前腕部>

沢　前
（たくぜん）

【主　治】甲状腺肥大，上肢麻痺，前腕痙攣。

【位置と取穴】肘窩横紋橈側の下1寸で，中指の正中線上（図366）。

【経穴との関係】尺沢穴（肺経）の前方斜め内側に1寸のところ。

【針灸法】針5分。針のひびき：酸麻感が腕部に伝わる。灸3～5壮。

【出　典】(1)『中国針灸学』：「尺沢の前1寸で中指の直線上にある。針5分。甲状腺肥大症を主治する」

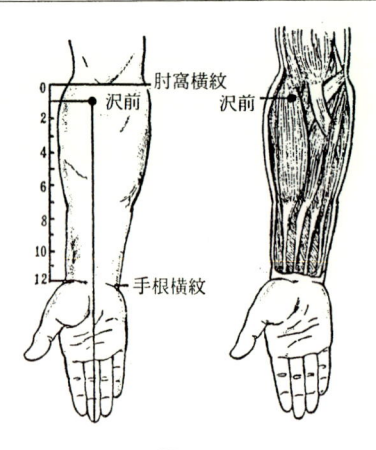

図－366

(2)『針灸孔穴及其療法便覧』：「沢前は奇穴。尺沢穴の前方1寸で中指の直線上。針5分，灸3～5壮。甲状腺肥大症を主治し，上肢の麻痺，前腕部の痙攣も治す」

沢　下(たくか)

【主　治】歯痛，手部腕部の疔瘡，前腕部痛，痔疾。

【位置と取穴】前腕掌側の橈側縁で，肘窩横紋の下2寸にあり，腕橈骨筋の外側縁に位置する。肘を伸ばして取穴する（図367）。

【経穴との関係】手太陰肺経の前腕部の循行径路上で，尺沢穴の下2寸の筋間に位置する。

【針灸法】針5分。針のひびき：酸麻感が腕部に伝わる。灸3〜7壮。

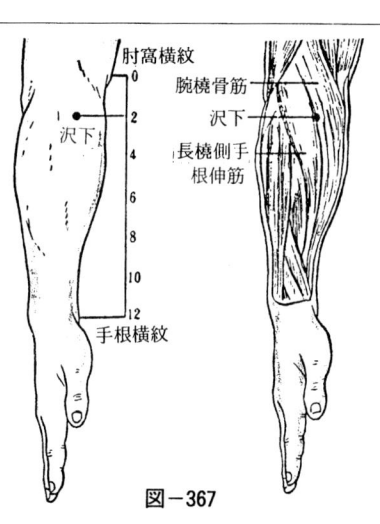

図－367

【出　現】(1)『針灸孔穴及其療法便覧』：「沢下は奇穴。尺沢穴の下2寸の筋間。針5分，灸3〜7壮。歯痛，手部腕部の疔瘡を主治する。また前腕部痛も治す」

(2)『針灸真髄』：「孔最を特別の場合に用いるときは前腕部掌面橈側の尺沢穴の下2寸で，手三里穴と筋を隔てて相対する位置にとることがある。これは澤田先生が見つけられたもの。痔疾治療の要穴で，痔の痛みをよく治す」

郄　門(げきもん)〔澤田〕

【主　治】心臓弁膜症，肋膜炎。

【位　置】前腕掌側の正中線上で，肘窩横紋の下5寸。あるいは手根横紋の上7寸に位置する（図368）。

【経穴との関係】心包経の前腕部の循行径路上で，郄門穴（心包経）の上2寸。

【針灸法】針3〜5分，灸3〜7壮。

【出　典】『針灸真髄』：「先生（澤田氏を指す）の取られる郄門とは，前腕

内側の正中線上で心包経の内にあり，曲沢と結ぶ大陵の直上で，診察してみて反応のあるところを穴位としておられる。これは一般にいう郄門穴よりはやや高い位置となる（図ではほぼ2寸）。郄門は心包経の郄穴であるので，心臓弁膜の障害に有効であり，更に肋膜炎治療の名穴でもある」

手逆注
（てのぎゃくちゅう）

【主　治】ヒステリー。

【位　置】前腕掌側の正中線上で，長掌筋腱と橈側手根屈筋の間にあり，手根横紋と肘窩横紋の中央に位置する（図369）。

【経穴との関係】手厥陰心包経の前腕部の循行径路上で，郄門穴の上1寸。

【針灸法】針5〜8分。針のひびき：酸麻感が腕部に伝わる。灸3〜7壮。

【出　典】(1)『備急千金要方』：「精神錯乱を起こしてわめいたり泣いたりするものには，灸を30壮手逆注にすえる。ツボは左右の手根横紋の後方6寸にある」

(2)『中国針灸学』：「手逆注は手根横紋の後方6寸。灸30壮。ヒステリーを主治する」

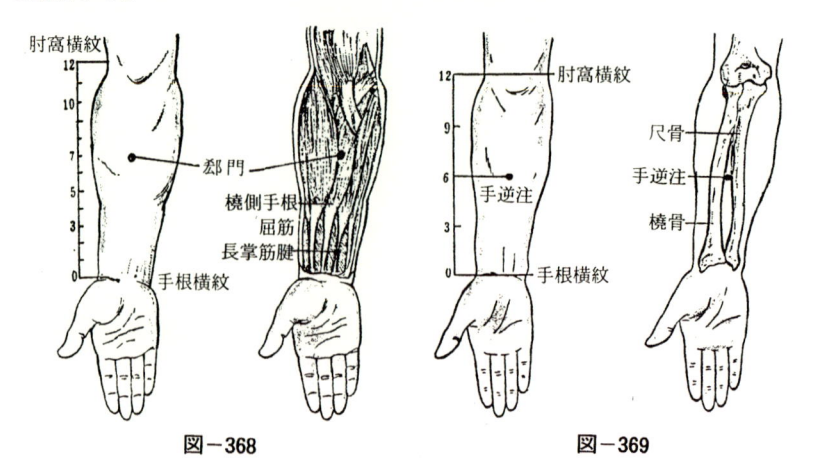

図-368　　　　　　図-369

二　白
　　に　はく

【主　治】痔疾，脱肛，痔疾による下血，裏急後重（しぶり腹）。

【位　置】前腕掌側で手根横紋の上4寸。橈側手根屈筋の橈側に1穴，長掌筋の尺側に1穴（図370）。

【針灸法】針3〜8分。針のひびき：酸麻感が腕部に伝わる。灸3壮。

【出　典】(1)『扁鵲神応針灸玉龍経』：「痔瘻の疾病にも針がよい。裏急後重が激しいもの，痒かったり痛かったり下血のあるものには二白穴を手掌の後方にさぐる。二白は手根横紋の上4寸で，2個のツボが並んでいる。1穴は筋中に，もう1穴は大筋〔長掌筋〕の外側にある。灸14壮。下痢している時には灸をひかえる」

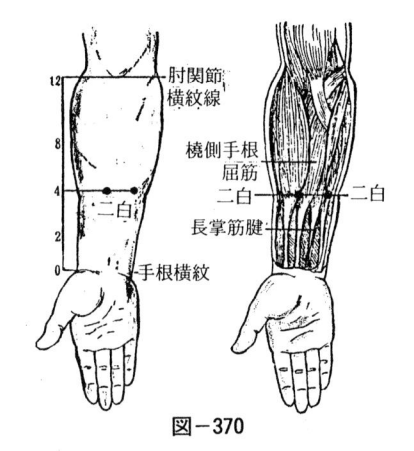

図-370

　(2)『医経小学』：「漏経穴法……二白の4穴は手を回内して取穴する」

　(3)『針灸大成』：「二白の4穴は郄門のことである。掌側で手根横紋の直上4寸にあり，各腕に2穴ある。1穴は筋間，すなわち間使穴の後方1寸にあり，もう1穴は筋の外側にあって筋内のツボと相並んでいる。痔疾，脱肛を治す」

　(4)『中国針灸学』：「二白は掌側で大陵穴の直上4寸，郄門穴の両側各2分にある。針1寸。痔疾，脱肛を主治する」

　(5)『医学綱目』：「痔瘻下血，裏急後重，あるいは搔痒感あるいは疼痛に二白を取る。二白は掌側で手根横紋の上4寸にあり，手厥陰の脈の両側に並んでおり，1穴は両筋の間に，もう1穴は大筋〔長掌筋〕の外にある。針を3分刺して，二呼吸間の瀉法をとる」

便毒(べんどく)

【主　治】鼠径リンパ節腫大。

【位　置】前腕掌側の正中線上で，長掌筋腱と橈側手根屈筋腱の間にあり，手根横紋の上4寸に位置する（図371）。

【取　穴】患者の中指の長さを量り，手根横紋よりこの長さ分上の，前腕掌側正中線上がこのツボである。

【経穴との関係】手厥陰心包経の前腕部の循行径路上で，郄門穴の下1寸。

【灸　法】灸3壮。

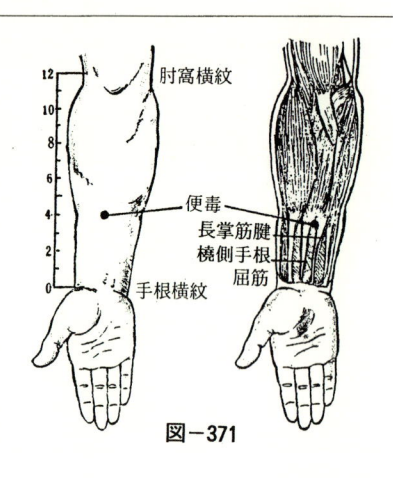

【出　典】『外科大成』：「便毒〔鼠径リンパ節腫大〕の灸法……患側にすえる。手の中指を尺度とし，手掌の端の手根横紋より上に量った前腕の正中がこのツボである。麦粒大の灸を3壮すえれば腫瘍は消失し，痛みは止まる」

疔兪(ちょうゆ)

【主　治】疔癰などの悪性腫瘍。

【位　置】前腕掌側面の尺側縁，手根横紋の上4寸のところ（図372）。

【経穴との関係】手少陰心経の前腕部の循行径路上で，神門穴（心経）の上4寸。

【灸　法】灸3～7壮。

【出　典】(1)『針灸秘開』：「疔兪穴は患側に取穴する。位置は神門穴の後方4寸で，内側へ3分の骨の上。灸を50

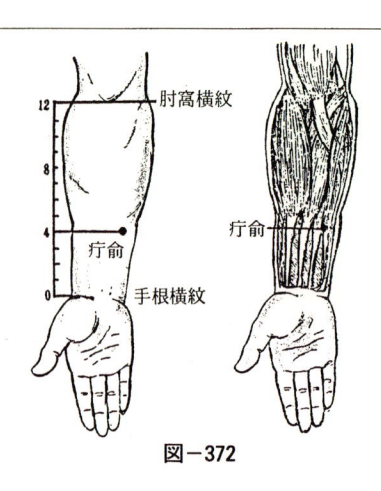

壮すえれば，疼痛をやわらげ，軽快な感じが生ずる」

(2)『針灸孔穴及其療法便覧』：「疔兪は奇穴で神門穴の上4寸のところ。灸3～7壮。古い説では50壮とあり，更に2～3日つづけるとしている。疔瘡などの悪性の腫瘍を主治する」

臂　間（ひかん）

【主　治】急性化膿性毛囊炎，前腕部痛。
【位　置】前腕掌側の正中線上で，手根横紋の上ほぼ3寸7分で，長掌筋腱と橈側手根屈筋の間に位置する（図373）。
【取　穴】手根横紋の上5横指に取る。
【経穴との関係】手厥陰心包経の前腕部の循行径路上で，間使穴の上7分。
【針灸法】針3～5分。針のひびき：酸麻感が腕や指に伝わる。灸3～7壮。
【出　典】(1)『備急千金要方』：「急性化膿性毛囊炎には，手根横紋の後方5横指に，男なら左，女なら右側へ7壮灸をすえれば，効果は必ずある。急性化膿性毛囊炎の灸法は多数あるがこの方法の効果はおどろくほど優れている」

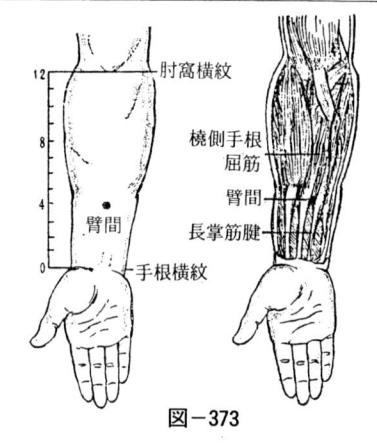

(2)『針灸孔穴及其療法便覧』：「臂間は奇穴。手根横紋の正中線上の上ほぼ5横指の筋間。針3～5分，灸3～5壮。急性化膿性毛囊炎を主治し，前腕部痛も治す」

図－373

金　門〔腕〕（きんもん）

【主　治】頸部リンパ節結核。
【位　置】前腕掌側の正中線上に位置する。手根横紋の中点から上方に3寸5分の長掌筋腱と橈側手根屈筋の間（図374）。

図－374　　　　　　図－375

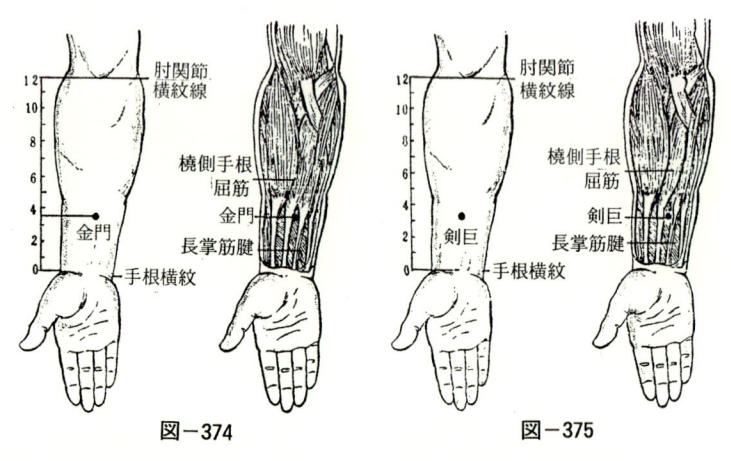

【取　穴】手根横紋中央の上3寸5分。間使穴の後方にあたる。
【経穴との関係】手厥陰心包経の前腕部の循行径路上で、間使穴の上5分。
【針灸法】針5〜7分。針のひびき：酸麻感が指に伝わる。灸3〜5壮。
【出　典】(1)『外科大成』：「金門穴は瘰癧〔頸部リンパ節結核〕を治す。本穴は手掌の後方3寸5分にある。秘法である」「瘰癧には金門穴に灸を14壮すえる」
　(2)『針灸孔穴及其療法便覧』：「瘰癧穴は手根横紋の中央の上3寸5分、つまり間使穴の後方5分にある。針5〜7分、灸3〜5壮。瘰癧を治療する」
【別　名】瘰癧。

剣　巨（けんこ）

【主　治】頸部・腋窩部リンパ節結核。
【位置と取穴】前腕掌側の正中線上で、手根横紋の上3寸2分、長掌筋腱と橈側手根屈筋腱の間に取る（図375）。
【経穴との関係】手厥陰心包経の前腕部の循行径路上で間使穴の上2分の所。
【灸　法】灸21壮。
【出　典】『外科大成』：「剣巨穴は頸部・腋窩部リンパ節結核を治す。手掌の後方3寸2分にある。秘法である」「リンパ節が頸部の前側部に核を生じ

たもののうち小さいものを瘰，大きいものを癧という。じゅず玉のようにつながったものを瘰癧とよぶ。少陽経より発生して，陽明経の頬車穴などの部位に波及し，更に進行して缺盆の下にまで達して，形は蛤のようで，赤く，硬くなって，火であぶられるように痛み，三焦経に属するものを馬刀〔頸部・腋窩部リンパ節結核〕と名づける」「馬刀は石のように硬く，痛みが頸部にまで伝わるものには，灸を剣巨穴に21壮すえる」

擗石子頭（へきせきしとう）

【主　治】ウイルス性肝炎。

【位　置】前腕掌側の橈側縁で，手根横紋の上3寸（図376）。

【経穴との関係】太淵穴（肺経）の直上3寸。

【灸　法】灸7壮。

【出　典】『備急千金要方』：「擗石子頭穴は前腕部の太沢穴〔訳者不明〕（『千金翼方』によれば太淵穴）の上へ患者自身の手で4横指の白肉際に取穴し，灸を7壮すえればウイルス性肝炎などの病いを治す」

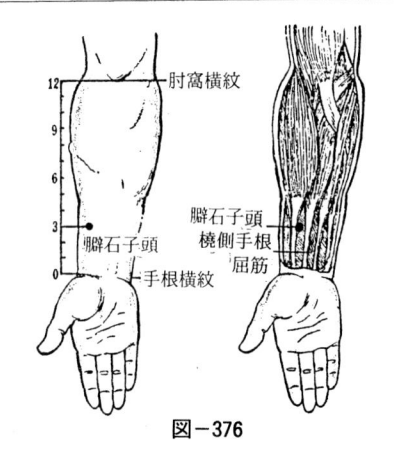

図-376

風歯痛（ふうしつう）

【主　治】感冒により誘発された歯痛，疔瘡による腫脹・疼痛，前腕神経痛。

【位　置】前腕掌側の正中線上で，長掌筋腱と橈側手根筋腱の間に位置し，手根横紋の上2寸5分にある。

【取　穴】前腕の掌側の正中線上にある。中指の先端より手根横紋までの距離を量り，これを4等分した長さをもって，手根横紋より曲沢穴の方向へ量って，橈側手根屈筋腱と長掌筋の間に取穴する（図377）。

【経穴との関係】手厥陰心包経の前腕部の循行径路上で，間使穴と内関穴との間。

【針灸法】針4〜6分。針のひびき：酸麻感が腕に伝わる。灸3〜7壮。患部が左側なら右に，右側なら左に灸をすえる。

【出　典】(1)『備急千金要方』：「感冒による歯痛には，糸をもって手の中指より手根横紋までの長さを量り，これを4等分して，手根横紋より前腕部に伸ばして，この糸の尽きるところに灸を2壮すえる。両側にすえる」

　(2).『針灸孔穴及其療法便覧』：「牙風痛は奇穴。中指の先端より手根横紋までの距離を量り，これを4等分して，この長さ4分の1を手根横紋より曲沢穴の方向に伸ばした両筋の間がツボである。針4〜6分，灸3〜7壮。感冒により誘発された歯痛を主治し，疔瘡の腫脹・疼痛，前腕神経痛も治す」

【別　名】牙風痛。

龍玄（りゅうげん）

【主　治】下顎歯痛，歯槽膿漏潰瘍，外側歯肉部痛，風邪による手のしびれ。

【位　置】前腕橈側で，橈骨茎状突起の上方の静脈の触れるところ。手根横紋の上2寸（図378）。

【経穴との関係】手太陰肺経の前腕部の循行径路上で，列缺穴上の静脈の上。

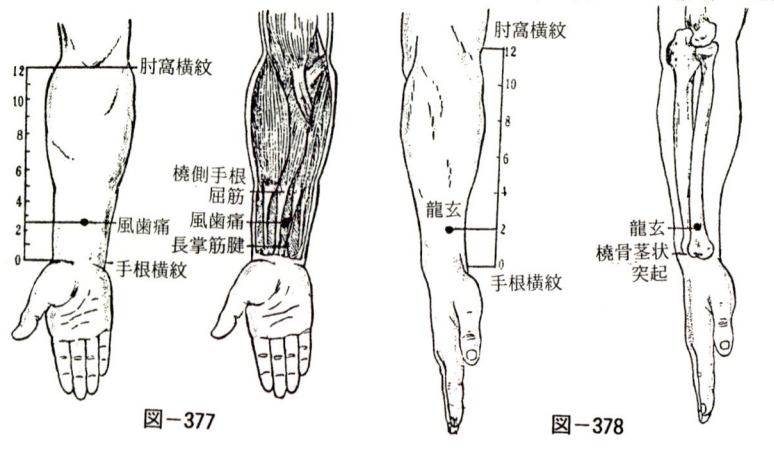

図-377　　　　図-378

【灸　法】灸3～7壮。禁針。
【出　典】(1)『備急千金要方』:「中風による顔面神経麻痺で，左あるいは右の口角がゆがんで片よる疾患には，灸を手の交脈に3壮すえる。患部が左なら右に，右なら左に灸をすえる。艾は鼠の糞のような形にし，横向きに置いて両端より火を着ける」

(2)『針灸大成』:「龍玄2穴は，虎口を交叉し，各々の示指先が反対側の橈骨茎状突起にふれたところの静脈上。灸を7壮すえる。禁針。手の疼痛を治す」

(3)『針灸集成』:「龍元2穴（列缺穴の上の静脈上）は下顎歯痛を主治する。灸7壮」

(4)『経穴彙解』:「龍虎とは龍玄のことだと思われるが，ここでは改めずに，そのまま記しておく」

【別　名】龍元，龍虎。

内陽池（ないようち）

【主　治】手部の白癬（水虫），口腔の炎症，心臓病。
【位　置】前腕掌側の正中線上で，手根横紋の上1寸で，長掌筋腱と橈側手根屈筋腱の間にある（図379）。
【経穴との関係】手厥陰心包経の前腕部の循行径路上で，大陵穴の上1寸。
【針灸法】針5分。針のひびき：酸麻感が指先に伝わる。灸3～7壮。
【出　典】『針灸孔穴及其療法便覧』:「内陽池は奇穴。大陵穴（手根横紋の中央）の上1寸。針5分，灸3～7壮。口腔の炎症を治す」

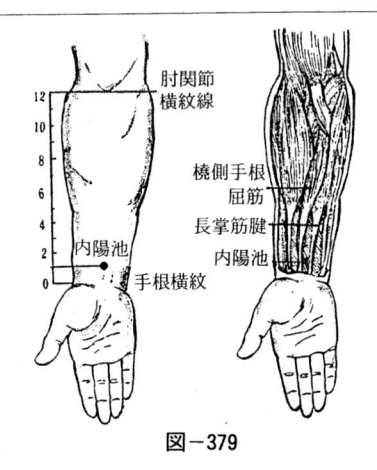

図－379

陰池(いんち)

【主　治】咳血，喉頭炎，嗄声。
【位　置】前腕掌側で，手根横紋の上1寸の橈側手根屈筋腱の橈側縁（図380）。
【取　穴】内陽池穴（奇穴）の外側（母指側）1寸に取る。
【経穴との関係】手厥陰心包経と手太陰肺経の前腕部の循行径路の間で，経渠穴（肺経）と並んでいる。
【針灸法】針5分，灸3～5壮。
【出　典】『針灸孔穴及其療法便覧』：「陰池は奇穴。手根横紋中央の1寸上方の外側（橈側）1寸。つまり内陽池の外側1寸。針5分，灸3～5壮。咳血，喉頭炎を主治する」

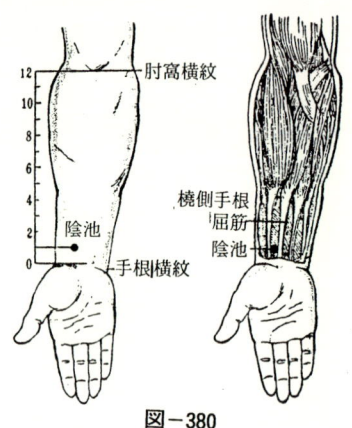

図－380

神門(しんもん)〔澤田〕

【主　治】腸出血。
【位置と取穴】前腕の尺側縁で，尺骨茎状突起の下の陥凹中の尺側手根屈筋腱の尺側縁（図381）。
【経穴との関係】手太陽小腸経と手少陰心経の腕部循行径路の中央で，神門穴と陽谷穴（小腸経）の中央。
【針灸法】針2～4分，灸2～3壮。
【出　典】『針灸真髄』：「神門の取穴法は前腕の掌側で，小指側の尺骨茎状突起の直下の陥凹中にある。つよく押すと小指の方へ痛みが走る部位。小腸

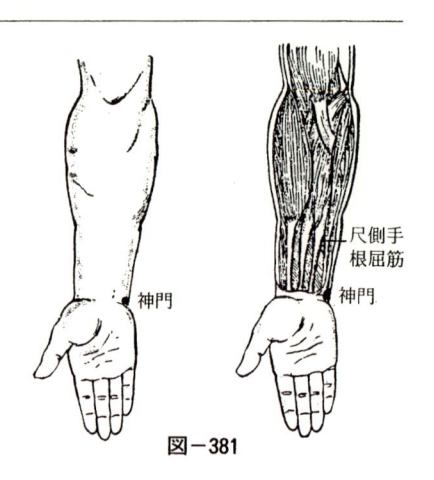

図－381

経と心経の中央に当たる」
【付　記】『針灸真髄』によれば，梁丘穴と神門穴にも同時に灸をすえると，腸出血治療に良い効果が挙がる，と記している。

研子(けんし)

【主　治】化膿性皮膚病。
【位　置】手腕部の尺側縁で，尺骨茎状突起の高点（図382）。
【経穴との関係】手少陰心経と手太陽小腸経の前腕部循行径路の間で，陰郄穴（心経）とほぼ並んでいる。
【灸　法】灸3壮。男は左，女は右。
【出　典】『備急千金要方』：「熱性疾患の後に腕豆瘡〔湿疹あるいはあせもが感染したもので化膿性皮膚病の類〕をおこしたものには，灸を尺骨茎状突起の上に3壮すえる。男なら左に，女なら右にすえる」

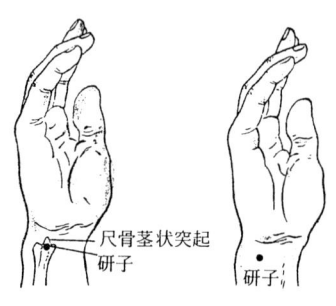

図−382

手心主(しゅしんしゅ)

【主　治】吐血，嘔吐。
【位　置】手根横紋上で，長掌筋腱と橈側手根屈筋腱の中央（図383）。
【経穴との関係】手厥陰心包経の大陵穴と同じ位置。
【灸　法】灸50壮。
【出　典】『千金翼方』：「吐血，嘔吐には灸を手心主に50壮すえる。大陵穴がこれである」

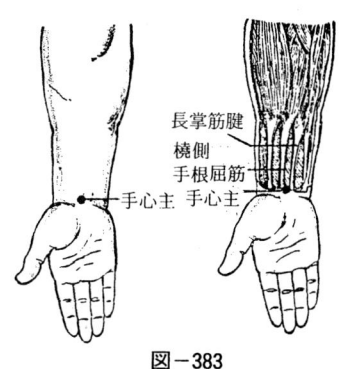

図−383

横紋〔手〕

【主　治】嘔吐，排便・排尿困難。
【位　置】遠位手根横紋の中央（図384）。
【経穴との関係】手厥陰心包経の腕部の循行径路上で，大陵穴のやや前方。
【灸　法】灸7壮。
【出　典】(1)『備急千金要方』：「心痛には灸を手根横紋に21壮すえる。あるいは灸を両手の虎口の白肉際に7壮すえる」「排便・排尿困難には灸を横紋に100壮すえる」
　　　　　(2)『小児推拿方脈活嬰秘旨全書』：「横紋から中指の先端方向に按捏法〔指圧でこねる手技〕すれば嘔吐を治す（横紋は手掌の尽きるところにある）」

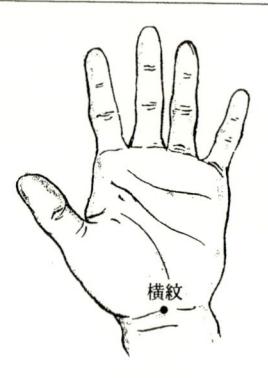

図－384

高　骨

【主　治】手の疾病。
【位　置】手掌側の橈側縁で橈骨茎状突起部（図385）。
【取　穴】手掌後方の寸部の前5分に取る。
【経穴との関係】手太陰肺経の腕部の循行径路のやや外側で，太淵穴の斜め前方。
【針灸法】針1寸5分。針のひびき：酸麻感が手指に生ずる。灸7壮。
【出　典】(1)『針灸大成』：「高骨の2穴は，手掌後方の寸部の前5分にある。針1寸半，灸7壮。手の疾病を治す」

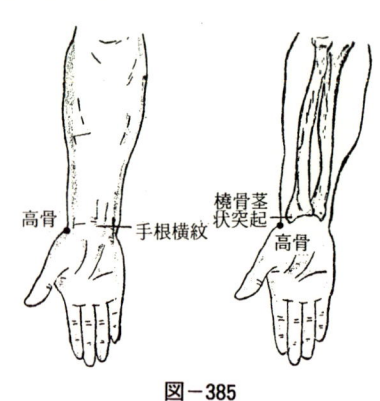

図－385

(2)『中国針灸学』:「高骨穴は手掌後方の寸部の前方の橈骨茎状突起部にある。灸7壮。手の痛みを主治する」

上牙痛 (じょうがつう)

【主　治】上顎歯痛。
【位置と取穴】前腕背側の橈側縁で，肘窩横紋の下2寸のところ。肘を屈して取る（図386）。
【経穴との関係】曲池穴の下2寸で，隆起している筋の間。手陽明大腸経の手三里穴と同じ位置。
【灸　法】灸5壮。
【出　典】『神応経』:「上顎歯痛には灸を5壮，前腕上部の隆起した筋の間にすえる」

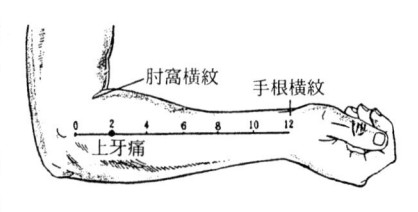

図-386

尺橈 (しゃくとう)

【主　治】一般的精神錯乱症。
【位　置】前腕背側の正中線上で，手根横紋と肘横紋の中央の橈骨と尺骨の間（図387）。
【経穴との関係】手少陽三焦経の前腕部の循行径路上で，四瀆穴の下1寸。
【針　法】一般的な精神錯乱症には，2寸5分から3寸，反対側の皮膚を刺し貫かぬ程度に直刺する。患者の症状を診て，軽症であれば1寸5分の浅刺とする。

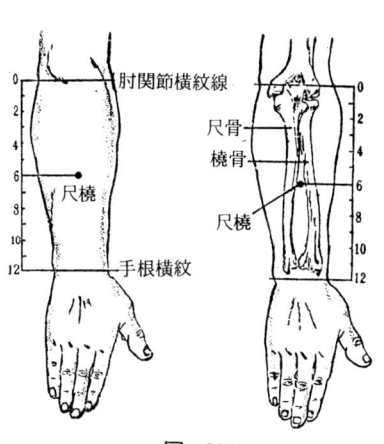

図-397

【出　典】『中医雑誌』：「奇穴を深刺する過梁針による精神病の治療方法とその効果」

神　授 (しんじゅ)

【主　治】歯槽膿漏。

【位　置】前腕背側の橈側縁で，手根横紋の上5寸5分のところ（図388）。

【経穴との関係】手陽明大腸経の前腕部の循行径路上で，温溜穴の下5分。

【灸　法】灸14壮。

【出　典】『経穴彙解』：「歯槽膿漏には灸を神授穴に14壮すえる。母指を上にむけ，橈骨茎状突起部を起点にして，患者の手掌の巾の分だけ上に量ったところがツボ」

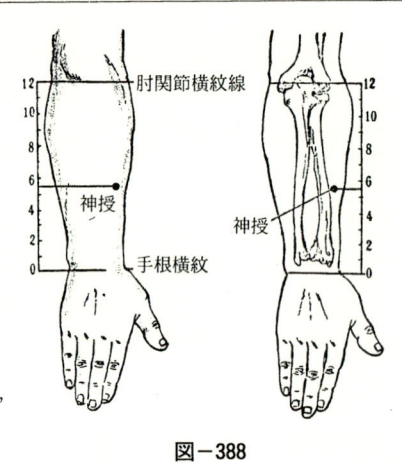

図-388

中　橈 (ちゅうとう)

【主　治】精神錯乱症，下顎歯痛。

【位　置】前腕背側の正中線上で手根横紋の上4寸，橈骨と尺骨の間（図389）。

【経穴との関係】中橈穴と手少陽三焦経の三陽絡穴とは同じ位置にある。しかし三陽絡穴は，文献によれば針は浅くするとか，禁針と記述されている。

【針　法】一般的な精神錯乱症の場合は，2寸5分から3寸まで，反対側の皮膚を刺し貫かないことを原則として直刺

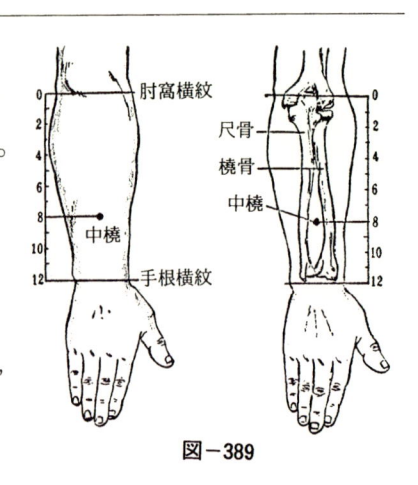

図-389

する。病状の好転している患者，慢性精神病には1寸の浅刺。
【出　典】尺橈穴に同じ。
【付　記】このツボを用いて下顎歯痛を治療する場合は灸を5壮とする。針は用いない。
【別　名】下牙痛。

寸　橈

【主　治】精神錯乱症。
【位　置】前腕背側の遠位部，手根横紋の中央の直上2寸で，橈骨と尺骨の間にある（図390）。
【経穴との関係】寸橈穴と手少陽三焦経の外関穴は同じ位置にある。しかし，ほとんどの文献が外関穴の刺針は浅刺としている。
【針　法】一般的な精神錯乱症の場合は，反対側の皮膚を刺し貫かないことを原則として，2寸5分の直刺。病状の好転している患者には1寸の浅刺でよい。
【出　典】尺橈穴に同じ。

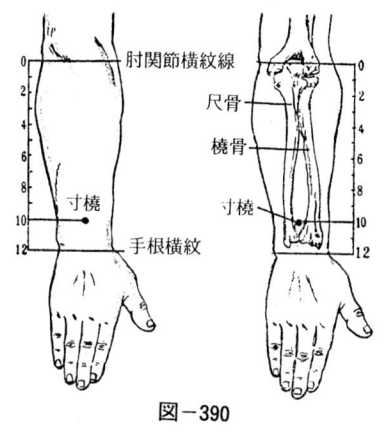

図－390

温　溜〔澤田〕

【主　治】下顎歯痛。
【位　置】前腕背側の橈側縁上で，手根横紋の上2寸（図391）。
【取　穴】両手の母指と示指を互いに交叉させた時，中指の先端のあたるところの橈骨の背側に取る。
【経穴との関係】手陽明大腸経の前腕部の循行径路上で，陽谿穴の上2寸。偏歴穴の下1寸。

図-391　　　　　　　図-392

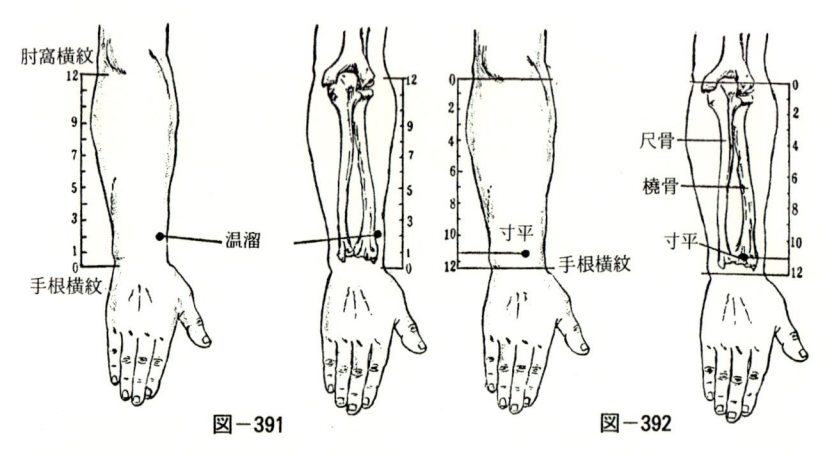

【針灸法】針2〜3部，灸3〜5壮。
【出　典】『針灸真髄』：「上顎歯痛は厥陰兪穴と内庭穴を取る。下顎歯痛は温溜穴（澤田流）を取ればすぐ治る」

寸　平
すんべい

【主　治】心臓衰弱，ショック。
【位　置】前腕背側の遠位部で，後正中線と橈側縁の間で，手根横紋の上1寸（図392）。
【経穴との関係】手少陽三焦経と手陽明大腸経の腕背側に循行する径路の間で，手根横紋の上1寸。
【針　法】針3分。針のひびき：酸麻脹感が指に伝わる。
【出　典】『針灸孔穴及其療法便覧』：「寸平は奇穴。手背の手根横紋中央の1寸上で，橈側に4分のところ。針3分。心機能の向上に用いられる。ショックの場合には，水溝（人中），隠白，十宣などと配穴する」

手　踝
しゅか

【主　治】上・下顎歯痛。

【位　置】手腕部の背側で，橈骨背側結節の頂点に位置する（図393）。
【経穴との関係】手陽明大腸経と手少陽三焦経の手根部の循行径路の間。
【灸　法】灸3～7壮。
【出　典】(1)『外台秘要』：「十指が痙攣して縮んだもの，筋がひきつり，屈伸できぬものを簡単に治せる。灸を手踝骨の上に7壮すえれば良い」
　(2)『針灸孔穴及其療法便覧』：「手踝は奇穴。手腕部背側の橈骨上踝の頂上。灸3～7壮。上・下顎歯痛を主治する。治癒せぬ場合は，さらに7壮すえれば著効が得られる」

河　口
（か　こう）

【主　治】小児の癲癇様発作で狂奔するもの。
【位　置】手根横紋の橈側端の陥凹部中に位置する（図394）。
【経穴との関係】手陽明大腸経の陽谿穴と同じ位置にある。
【灸　法】灸50壮。
【出　典】『備急千金要方』：「小児の癲癇様発作で狂奔するものには，灸を河口穴に50壮すえる。本穴は手腕後方陥凹中の動脈の触れるところにある。これは陽谿穴と同じである」

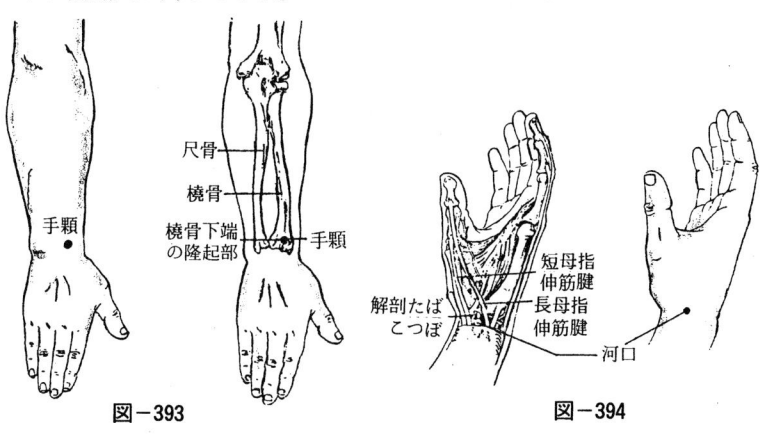

図-393　　　　　図-394

中泉(ちゅうせん)

【主　治】心部痛，各種の腹痛，ヒステリー，脳卒中，脳充血，角膜白濁，胃痙攣，腸疝痛，手関節炎，前腕部の筋痙攣および麻痺。

【位　置】手根横紋上で，橈側端より4分の1のところにある（図395）。

【経穴との関係】陽池穴（三焦経）と陽谿穴（大腸経）との中央の陥凹部中に位置する。

【針灸法】針3〜5分。針のひびき：酸麻感が指先に伝わる。灸3〜7壮。

【出　典】(1)『類経図翼』：「中泉穴は手腕部背側で，陽池穴と陽谿穴の中央の陥凹部中にある。灸7壮。胸中に気が満ちて横臥できぬもの，肺がひどく脹満するもの，眼中に白濁の生じたもの，手掌中央の熱感，胃気の上逆，唾血，心部痛，腹痛を主治する」

(2)『針灸孔穴及其療法便覧』：「中泉は奇穴で陽池と陽谿穴の中央の陥凹部中。針3〜5分，灸3〜7壮。主治は中風，脳充血，角膜白濁，胃痙攣，腸疝痛で，また，手関節炎，前腕部の筋の痙攣および麻痺も治す」

【別　名】池泉。

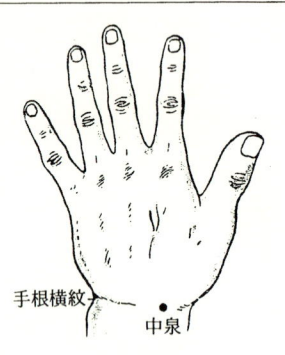

図－395

一窩風(いっかふう)

【主　治】腹痛，小児の急・慢性のひきつけ，下痢。

【位　置】手根横紋上で中指の延長線と交わる点（図396）。

【取　穴】手掌背部の尽きる部位の中央に取る。

【経穴との関係】陽池穴（三焦経）の橈側にある。

【推拿法】本穴より中指先端へ向けて指圧と捏法〔揉撚法＝こねる法〕を行なう。

【出　典】『小児推拿方脈活嬰秘旨全書』：「一窩風は手掌背側の尽きる部位の陥凹中にあり，腹痛治療に極めて有効である。急・慢性の小児のひきつけにも効果があり，一窩風から中指先端を強く捏法をすると下痢を治す」

池　泉
ち　せん

【主　治】すべての心胸部痛。
【位　置】手根横紋の中央，総指伸筋腱の橈側縁にある（図397）。
【取　穴】手根横紋の中央で大陵穴（心包経）と並んでいる。
【経穴との関係】池泉穴は手少陽三焦経の陽池穴と同じ位置にある。
【針灸法】針3分，灸3壮。
【出　典】『針灸経外奇穴療訣』：「池泉は手背部で手根横紋の中央，大陵穴と並ぶところ。心胸部痛を主治する。針3分，灸3壮」
【別　名】永泉。

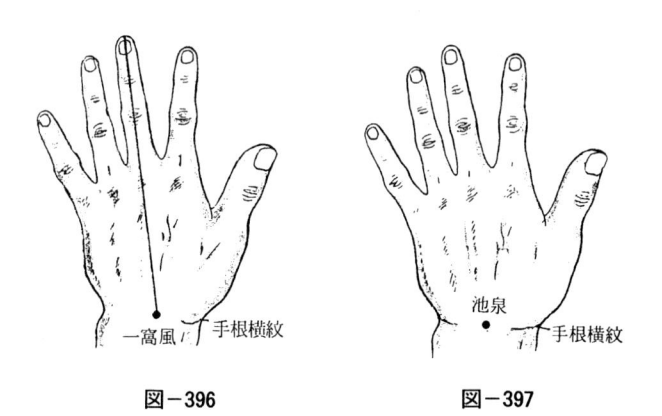

図－396　　　　　　　　　図－397

＜手掌部＞

手掌後白肉際（しゅしょうごはくにくさい）

【主　治】霍乱による痙攣。
【位　置】手掌上で，手根横紋の中央のやや前方にある（図398）。
【取　穴】手掌後方の白肉際に取る。
【経穴との関係】手厥陰心包経の手掌部の循行径路上で，大陵穴の直下にある。
【灸　法】灸7壮。
【出　典】(1)『備急千金要方』：「痙攣が両腕および胸部に発するものには，灸を手掌の白肉際に7壮すえる。また膻中，中府，巨闕，胃管〔中脘〕，尺沢にすえれば，頭部・手足のひきつけが治癒する」
　　(2)『類経図翼』：「手掌後白肉際穴は両腕と胸部の霍乱による痙攣を主治する。灸を手掌後白肉際に7壮すえる」

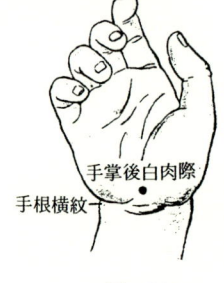

図－398

靠　山（こくさん）

【主　治】マラリヤ，痰壅〔喀痰の強い症状で痰が咽頭をふさぐもの〕。
【位　置】手根横紋の橈側端の位置で，横紋のわずかに前方にある（図399）。
【取　穴】母指の下方で，手掌根部の尽きる部位の手掌と前腕の境界に取る。
【経穴との関係】手太陰肺経の腕部の循行径路上で，太淵穴のやや下方。

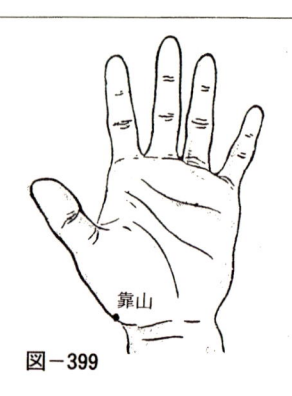

図－399

【灸　法】灸7壮。
【出　典】『小児推拿方脈活嬰秘旨全書』：「靠山穴は母指の下方の手掌根部の尽きる部位で手掌と前腕の境界にある。マラリヤ，痰壅を治す」

𠯢門(はんもん)

【主　治】息ぎれ，呼吸困難，扁桃炎，喉頭炎，歯痛。
【位　置】手掌母指球上で，第1中手骨基底部の橈側縁より内側へ1寸のところにある（図400）。
【経穴との関係】魚際穴（肺経）の内1寸。
【針灸法】針2～3分。針のひびき：酸脹感が指先に伝わる。灸3～7壮。
【出　典】(1)『小児推拿方脈活嬰秘旨全書』：「𠯢門穴は母指中手指節間関節の5分下にある。息ぎれ，呼吸困難を治す。𠯢門より横紋の方向へ推拿すれば嘔吐を治す。横紋より𠯢門の方向へ推拿すれば下痢を治す」
　(2)『針灸孔穴及其療法便覧』：「𠯢門は奇穴。母指の中手骨の後方で，魚際穴の内側1寸にある。針2～3分，灸3～7壮。扁桃炎，喉頭炎，歯痛を主治する」

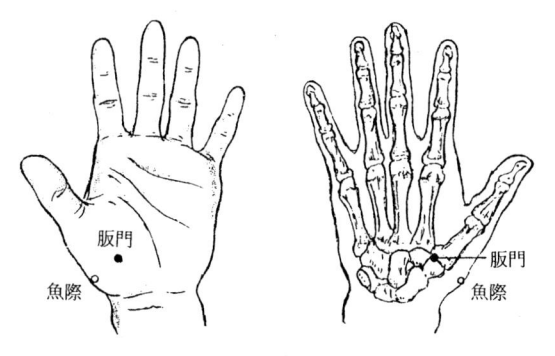

図－400

小天心
　　　しょう てん しん

【主　治】小児のひきつけで拳をかたく握りしめているもの，間代性痙攣，眼球屈折異常，高熱を伴なう意識障害。
【位　置】手掌側で，母指球と小指球の境界部の中央（図401）。
【推拿法】中指の先端で3〜5回揉み，こねる。
【出　典】『中医推拿学講義』

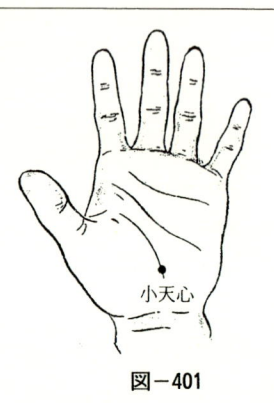

図-401

天　心
　　てん　しん

【主　治】小児のひきつけで眼球が上につり上ってしまったもの，口や眼のゆがんだもの。
【位　置】手掌部で，第4中手骨基底部の前方にある（図402）。
【経穴との関係】手少陰心経の手掌部の循行径路と手厥陰心包経の手掌部の循行径路との間で，労宮穴（心包経）の尺側のやや後方にある。

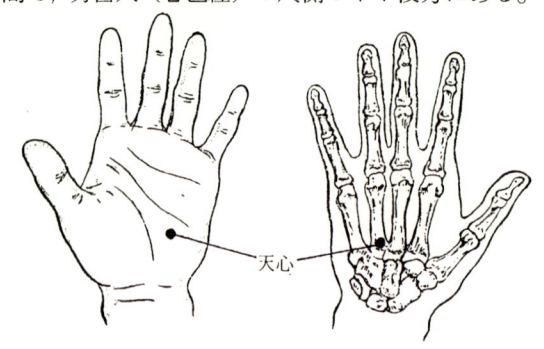

図-402

【針灸法】針1〜2分，灸3〜4壮。
【出 典】(1)『小児推拿方脈活嬰秘旨全書』：「天心穴は，小児のひきつけで眼球が上につり上ってしまったもの，口や眼のゆがみに，これを用いると効果がある」

(2)『経穴彙解』：「活嬰秘旨推拿方脈では文章が不明確であるが，図示するところによれば，天心穴は労宮穴の内側にある」

手　心

【主 治】瘈瘲〔発熱狂乱症〕，小児の慢性ひきつけ，黄疸，百日咳，小児の慢性の消化不良による栄養障害，口腔の炎症，高血圧症，指先の知覚異常。
【位 置】手掌の中央にあり，手掌と中指の間の横紋の中央と手根横紋の中央とを結ぶ線の中点が本穴である。第3中手骨上にあたる（図403）。
【経穴との関係】手厥陰心包経の手掌部の循行径路の橈側に位置する。労宮穴の橈側の上方。
【針灸法】針2〜3分。針のひびき：痛酸脹麻感が指先に伝わる。灸3〜7壮。
【出 典】(1)『備急千金要方』：「灸を髪際の入ること1寸のところに百壮，さらに間使穴と手心穴に各50壮すえる」「小児の慢性ひきつけで，手を屈し，拳を握りひきつけているものには，灸を両方の手心穴に1壮すえる」

(2)『千金翼方』：「灸黄法〔黄疸の灸法〕は手掌の中央に7壮すえる」

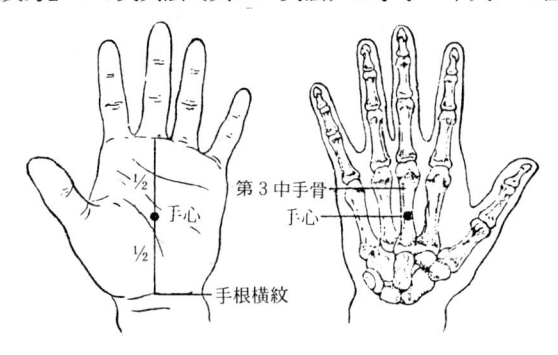

図－403

(3)『幼幼新書』:「獐釣にかかると,発熱し,手で頭をかきむしり,大声でなきわめいたりする。灸を左右の手心穴と頭頂の前方1寸の部位に各14壮すえる」「犬癇には灸を左右の手心,足太陽,肋戸に1壮すえる」

(4)『針灸孔穴及其療法便覧』:「手心は奇穴で手掌の中央にある。針2〜3分,灸3〜7壮。黄疸,百日咳,小児の消化不良による栄養障害,口腔の炎症,高血圧症,指先の知覚異常も治す」

旁労宮 (ぼうろうきゅう)

【主　治】扁桃炎。
【位　置】手掌側で第2・3中手骨間後方の陥凹中（図404）。
【取　穴】示指と中指をあわせて屈して,両指端が手掌に当たるところの間に取る。
【経穴との関係】労宮穴（心包経）の尺側1横指。
【灸　法】灸7壮。
【出　典】『経外奇穴彙編』:「旁労宮穴は示指と中指を屈したとき,両指の先端が手掌に当たるところの間で,労宮穴の1横指外側にある。灸7壮。扁桃炎による腫脹を治療する」

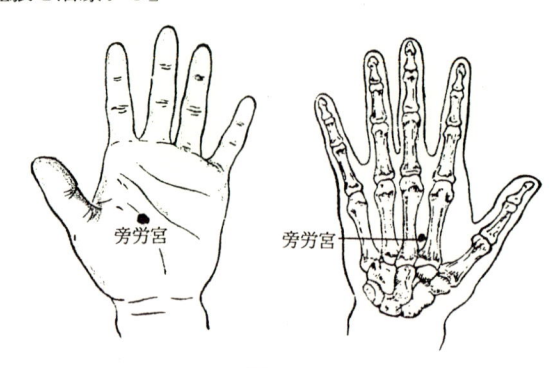

図-404

注　夏

- 【主　治】小児の虚弱体質で消化不良による栄養失調。
- 【位　置】手掌の橈側縁の近くで，第2中手骨中央の橈側縁（図405）。
- 【経穴との関係】手太陰肺経と手厥陰心包経の手掌部の循行径路の間で，ちょうど手背側の合谷穴と相対している。
- 【針灸法】針3～5分。針のひびき：脹麻感が指先に伝わる。灸3～7壮。
- 【出　典】『類経図翼』：「小児の虚弱体質で消化不良による栄養失調を治す方法としては，手掌側で母指の根部のやや前方で，母指球の形づくる大きい紋理の半横指ほど内側で，ちょうど背側の合谷穴と相対しているところ。押すと非常に痛い部位にツボを取る。これと長強穴を配穴して各々7壮灸をすえれば，実に見事に効く」

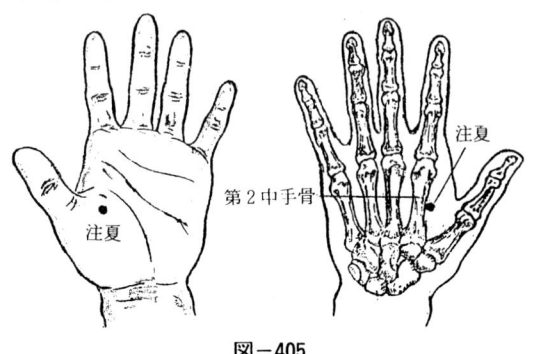

図－405

地　神

- 【主　治】縊首して仮死状態にあるもの。
- 【位　置】母指と掌部の境をなす横紋の中央にある（図406）。
- 【針灸法】針1～3分。針のひびき：酸麻感が指先に伝わる。灸3～7壮。
- 【出　典】『備急千金要方』：「縊死を図って仮死状態になったものには，灸

を四肢の大節と母指の根部にある横紋で地神というツボに各々7壮すえる」

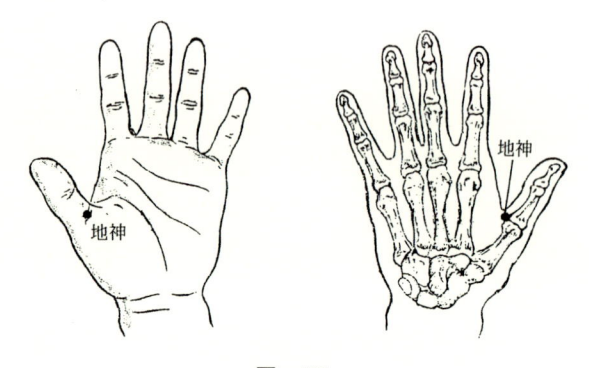

図-406

中　平〔手〕

【主　治】口腔の炎症。
【位　置】手掌部で，中指の根部で掌部の接する部の中央にある（図407）。
【経穴との関係】手厥陰心包経の指根部の循行径路上に位置する。
【針灸法】針2分。針のひびき：麻感が指先に伝わる。灸1～3壮。
【出　典】『針灸孔穴及其療法便覧』：「中平（手）は奇穴で中指の根部と掌部が接する部位にある横紋の中央，針2分，灸1～3壮。口腔の炎症を主治する」

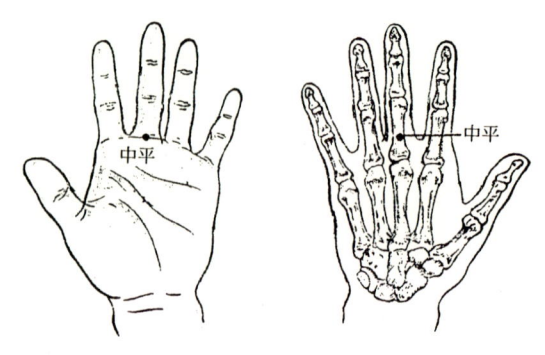

図-407

四横紋(しおうもん)

【主　治】手に生じた癧疔, 五指の疼痛, 解熱, 吐瀉疼痛。
【位　置】手掌の指側縁で, 示・中・環・小指の根部と掌部の接する部位の横紋中央。左右あわせて8穴 (図408)。
【針灸法】刺針して血を出す。灸3〜7壮。
【出　典】(1)『小児推拿方脈活嬰秘旨全書』:「四横紋をつかって, 上下の気の不足, 息ぎれ, 喘息, 吐瀉疼痛をやわらげる」
　　(2)『針灸孔穴及其療法便覧』:「四横紋は奇穴。手の食・中・無名・小指の基節と手掌部が接する部位の横紋中央で片手に4穴ある。刺針して出血させる。灸3〜7壮。手に生じた癧疔, 五指の疼痛を主治し, 解熱 (瀉血) も治す」

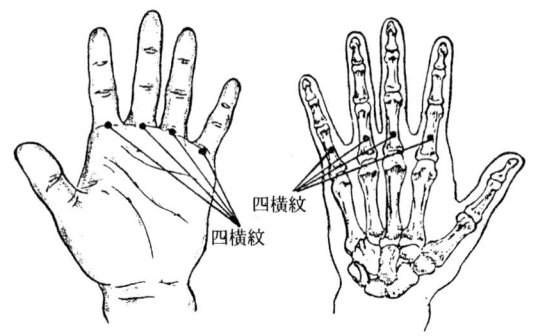

図－408

指　根(しこん)

【主　治】手に生じた癧疔。
【位　置】手掌の示・中・環・小指の各正中線上で, 基節骨の近位端で, 中手指節関節横紋の前方。左右あわせて8穴 (図409)。
【針灸法】針3分。灸5〜7壮。

図－409

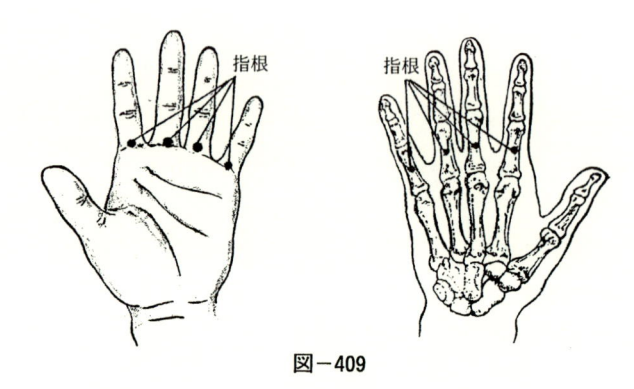

【出　典】(1)『治疗彙要』：「手に生じた疔については，どの指に生じたものであれ，指の基節の掌部に近い部位に刺針する。これを刺せば疔が消散するだけでなく，他の指へ蔓延するのも防ぐことができる」

(2)『中国針灸学』：「指根穴は指の基節骨の掌に近い部位にある。刺針は手に生じた癰疔を主治する」

小指中節 (しょうしちゅうせつ)

【主　治】身体に生じた腫瘍。
【位　置】小指の尺側縁で，近位指節間関節横紋の尺側端にある（図410）。
【取　穴】小指の基節骨外側の横紋端。指を屈して取穴する。

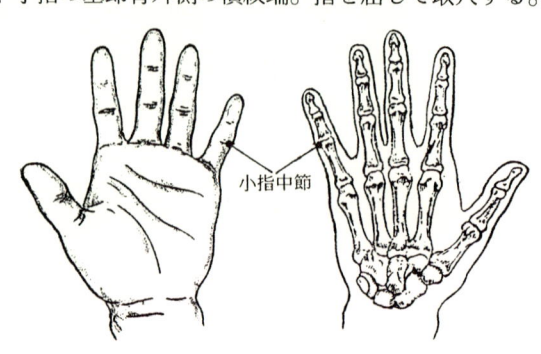

図－410

【経穴との関係】手太陽小腸経の小指部の循行径路のやや掌側。
【針　法】刺針して微量の黄色い液体を出す。男なら左，女なら右側を取る。
【出　典】『針灸孔穴及其療法便覧』：「小指中節は奇穴。小指の基節骨外側の横紋端。男なら左，女なら右側を取り，刺針して微量の黄色い液体を出す。身体に生じた腫瘍を主治する。『松心堂筆記』に依れば，刺針後は手を洗ってはならないとしている。洗えば再発するという」

四中縫 (しちゅうほう)

【主　治】百日咳。
【位　置】手の示・中・環・小指の近位指節間関節横紋の中央にある。左右あわせて8穴（図411）。
【針　法】刺針して液を出す。
【出　典】『中医研究工作資料彙編』（第1集）

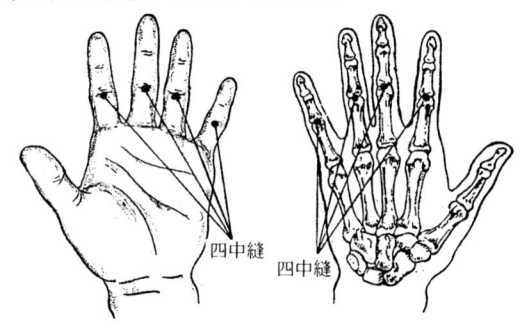

図－411

六縫 (ろくほう)

【主　治】疔瘡。
【位　置】手の示・中・環・小指の近位指節間関節横紋の中央に各々1穴。母指指節間関節横紋の中央に1穴。母指の基節骨と掌部の間の中央に1穴。左

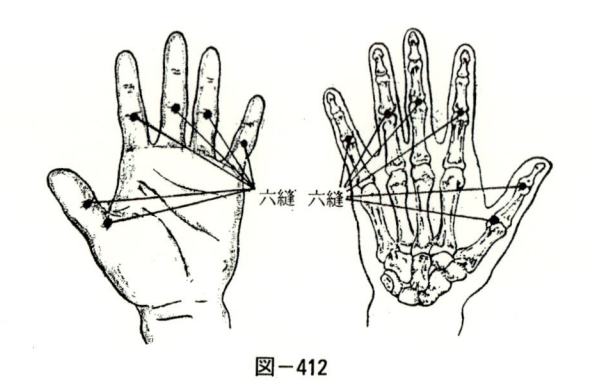

図−412

右あわせて12穴（図412）。

【針　法】針1〜2分。

【出　典】『腧穴学概論』：「六縫穴は手の示・中・環・小指の近位指節間関節横紋の中央および母指指節間関節と中手指節関節横紋の中央のあわせて6穴ある。疔瘡を主治する。針1〜2分」

五経紋（ごけいもん）

【主　治】小児の慢性栄養失調。

【位　置】母指指節間関節横紋上に1穴，示・中・環・小指の近位指節間関節横紋上に4穴，左右あわせて10穴（図413）。

【針　法】針1分。刺針して黄白色の液体を出す。

【出　典】『小児推拿方脈活嬰秘旨全書』：「五経文をつかって小児の慢性栄養失調を治す」

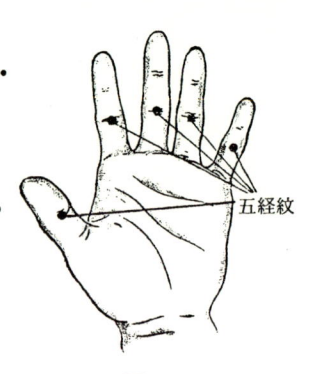

図−413

端正(たんせい)

【主　治】小児の慢性栄養失調。
【位　置】中指の手掌面で，近位指節間関節横紋の中央（図414）。
【経穴との関係】手厥陰心包経の中指部の循行径路上に位置する。
【針　法】針1～2分。針のひびき：痛覚が生じる。
【出　典】『針灸孔穴及其療法便覧』：「端正は奇穴。手の中指の近位指節間間接横紋の中央（掌側）。針1～2分。小児の慢性栄養失調を主治する」

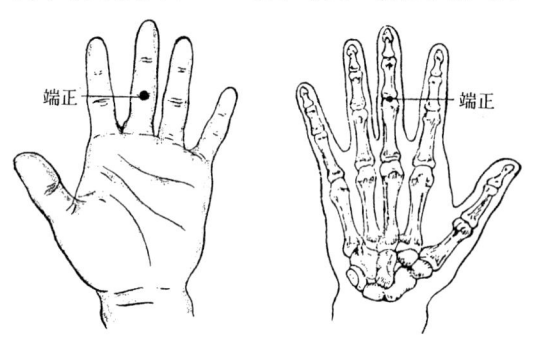

図－414

灸癜風(きゅうでんぷう)

【主　治】白斑症。
【位　置】中指の手掌側で，遠位指節間関節横紋の中央よりやや前方にある（図415）。
【経穴との関係】手厥陰心包経の中指部の循行径路上で，中衝穴の後方。
【灸　法】灸1～3壮。
【出　典】『備急千金要方』：「白癜風〔俗称白なまず〕には，灸を左右の手の中指の遠位指節間横紋よりわずかに外方の陥凹に3壮すえる。効果が出なければ繰返えしすえる」

灸癧風

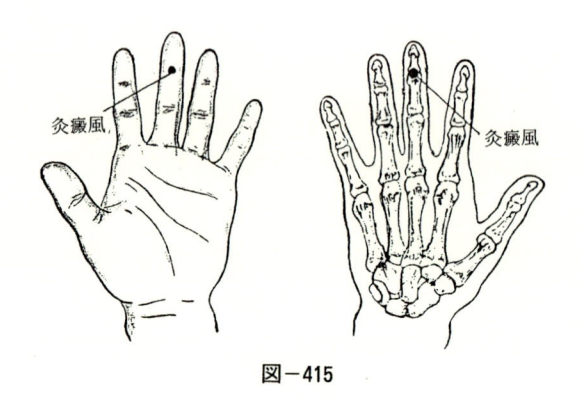

灸癧風

図—415

風関(ふうかん)

【主　治】小児のひきつけ。

【位　置】示指の掌側で，近位指節間関節横紋の中央にある（図416）。

【針　法】刺針して血を出す。

【出　典】『針法穴道記』：「小児のひきつけには3分の毫針を使用する。風関穴は示指の近位指節間関節横紋の中央にある。やや外向きに刺針し出血すればよい。刺針後に汗が出るようにすべきで，発汗しなければ効果はない。発汗し

風関

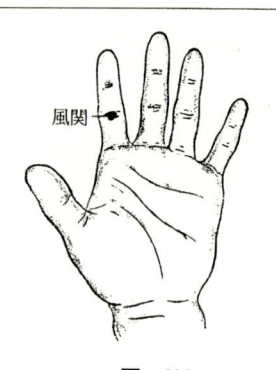

図—416

たならば，風に当たるのを避け，汗がひくまで待機させて，その後に外出させるようにする。さもないと，ひきつけが治らないばかりか，かえって重くなってしまう上に，針をしても効かなくなり，投薬にたよらざるを得なくなる。この点を来院治療後に帰宅させる際に充分注意しなければならない。男なら左手を先に，女なら右手を先に刺針する。小児に種痘を接種した時，および腫瘍あるいは潰瘍や下痢などの症状がある場合には，絶対に刺針してはならない。これは極めて肝要なことである」

鬼　当
　　き　とう

【主　治】夜盲症，小児の胃腸病，結膜炎，角膜白斑，扁桃炎。
【位　置】母指の尺側縁で，指節間関節横紋の尺側端（図417）。
【針灸法】針1〜2分。針のひびき：酸麻感が指先に伝わる。灸3〜5壮。
【出　典】(1)『針灸集成』：「手の大指甲後穴は母指指節間関節横紋の外側端の白肉際に取る。肝兪穴とともに，灸を1壮すえれば，大人・小児の夜盲症を治す」

　(2)『中国針灸学』：「鬼当穴は母指の指節間関節横紋の外側端にある。針2分，灸5壮。小児の胃腸病，結膜炎，角膜白斑，腎炎，水腫を治す」

　(3)『経穴治療学』：「小児の夜盲症は母指の指節間関節横紋の内側端に灸を3壮，針を2分刺入する」
【別　名】大指甲後。

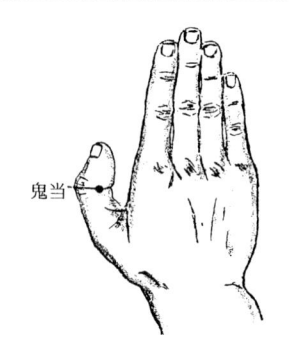

図−417

大指節横紋
　　だい し せつ おう もん

【主　治】急性角膜炎。
【位　置】母指の指節間関節横紋の中央（図418）。
【灸　法】灸3壮。患部が左なら右に，右なら左に灸をすえる。
【出　典】(1)『備急千要金方』：「目に突然生じた白斑は，灸を母指の指節間関節横紋に3壮すえる。患部が左にあれば右に，左にあれば右にすえれば良い」

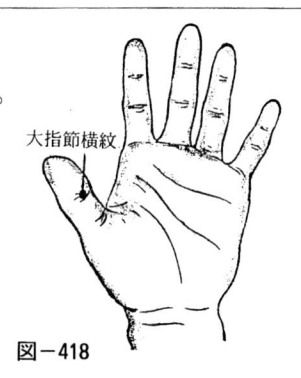

図−418

(2)『千金翼方』：「灸黄法……母指を屈して横紋に灸を各7壮すえる」
【別　名】大指節理。

鳳眼（ほうがん）

【主　治】小児の夜盲症，五指の屈伸困難，角膜白斑，心腹部の煩悶・膨満感。

【位置と取穴】母指の橈側縁で，母指の指節間関節横紋の橈側端。母指を屈して取る（図419）。

【経穴との関係】手太陰肺経の母指部の循行径路上で，少商穴の後方。

【針灸法】針1～2分。針のひびき：局部に痛麻感が生じ，時にはその感じが指先に伝わる。灸1～3壮。

図－419

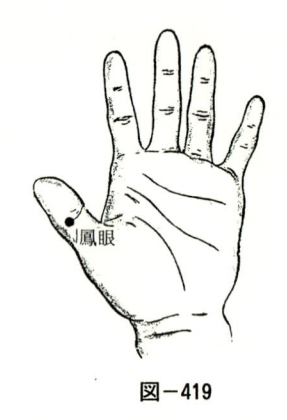

【出　典】(1)『肘後備急方』：「突然，心腹部に煩悶感，膨満感を生じた時には，灸を両手の母指内側の横紋端に各1壮すえる」

(2)「太平聖恵方」：「小児の夜盲で，夜になると物の見えないものには，灸を母指の爪甲の後1寸で横紋の端の白肉際に各1壮すえる。艾は小麦大とする」

(3)『針灸集成』：「手の母指の内側横紋端は目に生じた白斑を治す。小指の先端とともに灸を各3壮すえる。手の五指の屈伸困難となったものには1壮すえる。神効がある」

(4)『針灸孔穴及其療法便覧』：「鳳眼は奇穴。母指爪甲のほぼ1寸後方で，母指内側の横紋端にある。針2分，灸3壮。すべての眼疾患を主治する」

【別　名】大指内側横紋頭。

四　前

【主　治】カシン・ベック病，指関節痛。
【位　置】手指の掌側で，遠位指節間関節横紋の両端，つまり各指に2穴ある。左右あわせて20穴（図420）。
【針　法】針1〜2分。針のひびき：痛覚が生じる。
【出　典】『吉林衛生』（第1巻）

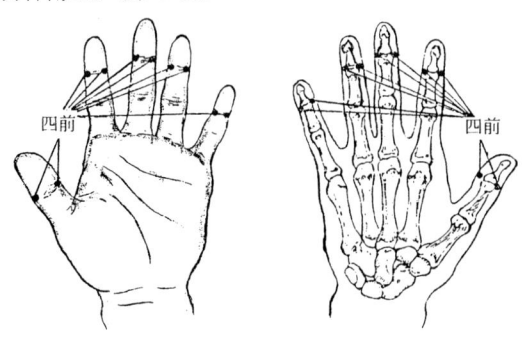

図－420

四　縫

【主　治】小児の慢性栄養障害，小児の百日咳，小児の消化不良。
【位　置】示・中・環・小指の掌側で，遠位指節間関節（つまり中節骨と末節骨の間）の中央。左右あわせて8穴（図421）。
【針　法】刺針して黄白色の透明液を出す。
【出　典】(1)『針灸大成』：「四縫の4穴は手の四指の掌側末節横紋にある。三稜針を用いて血を出す。小児の脱皮性紅皮症を治す」
　(2)『中国針灸学』：「四縫穴は母指を除く四指の掌側で末節・中節骨間関節の横紋の両端（各指に2穴）ある。刺針して黄白色の透明液を出す。小児の栄養障害を主治する」

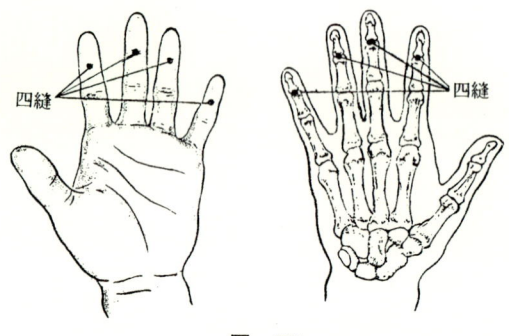

図-421

(3)『針灸孔穴及其療法便覧』:「四縫は奇穴で手の示・中・環・小指の遠位指節間関節横紋の中央。また異説としては,示・中・環・小指の遠位指節間関節横紋の両端であり,各指に2穴あわせて16穴と説くものもある。さらに環指にのみあるとの説もある。円利針で点刺し,血をしぼり出す。小児の栄養失調症を主治する。軽症の場合は点刺により血液をしぼり出し,重症の場合は黄白色の透明な粘液が出るまでしぼる。施術の2～3日後に顕著な効果があらわれると言われている」

【注 記】四縫穴の位置については2つの説がある。一説は本文のとおりである。他の説は手掌側示・中・環・小指基節骨と中節骨の中間。またある説は,四縫は8穴である。更に16穴の説もある。今後の研究を待たなければならない。

十宣 (じゅっせん)

【主 治】急性扁桃炎,すべての急性疾患によるショック,嘔吐・下痢,高血圧症,精神錯乱,息切れして言語を発し得ぬもの。

【位 置】十指の先端で爪甲より1分はなれたところ(図422)。

【経穴との関係】十宣穴の内の中指のものは,手厥陰心包経の中衝穴と同じ位置にある。

【針 法】刺針して瀉血する。

【出　典】(1)『備急千金要方』:「脾が虚して風邪を受け傷なわれ，これが喉に波及して，声の出なくなったもの，および手に波及したものには，まず灸を手の十指の端にすえる。次に人中穴にすえる。その次に大椎にすえる。さらに両耳門前脈（奇穴）にすえる。これは耳門の上下1寸にある。そして両母指の関節の上下に各7壮すえる」「邪の病にかかり，大声わめき，どなり走りまわるものには，灸を十指の先端で爪甲より1分はなれた部位にすえる。鬼城穴ともいう。息切れがして言葉のしゃべれないものには灸を十指の先端に各10壮すえる」

　(2)『良方集腋』:「乾霍乱〔飲食の不節制で穢濁が腸胃を閉塞する病〕で，胸腹部が痛み，脹満し，吐き気があるのに吐けず，排便したいのに出ない状態を腸閉塞といって最も危険な症状である。生白礬〔明礬〕の粉末1銭（3g）に，煮えたぎったお湯を入れ，それが冷えてからゆっくり飲ませる。これでも治らなければ十指を刺針して血を出す。また治痧法（刺絡法）といい，患者の膝窩横紋と肘窩横紋を湯温水につけて金属のさじで叩き，皮膚が紫になってから，刺針して瀉血すれば治る」

　(3)『針灸大成』:「十宣の10穴は，手の十指の先端の爪甲より1分離れたところにある。各指に1穴で，両手にあわせて10穴あるので十宣と名づけられた。急性扁桃炎を治す。三稜針を用いて血を出すと著効がある。あるいは，やわらかい糸で，指の基節の前と中節の後をしばると，その中間が眼のよう

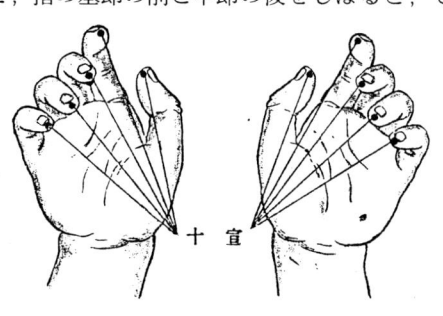

図−422

な形状になる。この両端に灸をすえる。灸5壮。針するとすぐに効果がある」

(4)『針灸孔穴及其療法便覧』:「十宣は奇穴。十指の先端で，爪甲より約1分離れたところ。三稜針か太い針で刺して血を出す。すべての急性病によるショック，嘔吐下痢，扁桃炎，高血圧症を主治する。人中，大椎，鳩尾穴と配穴して刺針すれば精神錯乱も治す」

【別　名】鬼城，手十指頭，手十指端。

小指尖（しょうしせん）

【主　治】黄疸，睾丸腫大，消渇，百日咳。

【位　置】小指の先端（図423）。

【針灸法】針1～2分。刺針の際，局部に痛感がある。灸3～7壮。

【出　典】(1)『備急千金要方』:「手太陽穴は手の小指の先端にある。灸を随年壮すえる。黄疸を治す」「消渇で頻尿となったものには，灸を両手の小指の先端と両足の第5趾の先端にすえる。さらに項椎（奇穴）にもすえるとよい」

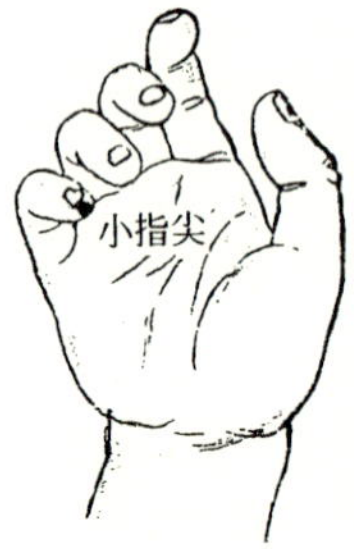

図－423

(2)『類経図翼』:「睾丸腫大には灸を手の小指の先端に7壮すえる。患部が左なら右に，右なら左にすえる」

(3)『針灸孔穴及其療法便覧』:「小指尖は奇穴で小指の先端。針1～2分，灸3～7壮。消渇，睾丸腫大，百日咳を主治する」

(4)『針灸腧穴索引』:「小指尖は別名を塩哮という。手の小指の先端にある。男なら左，女なら右に取穴する。針1～2分，灸3～7壮。消渇，睾丸腫大，百日咳を治す」

【別　名】小指頭，手太陽穴，塩哮。

鬼　信

【主　治】一酸化炭素中毒，脳卒中，水腫。
【位　置】母指の先端で爪甲より3分離れたところ（図424）。
【灸　法】灸7壮。
【出　典】『備急千金要方』：「扁鵲は次のように述べた。百邪による病には，針治療する場合13のツボがある。第1のツボは人中で，鬼宮という。左より刺入し，右に出す。第2は手の母指の爪甲の下で，鬼信という。3分刺入する」「身体の水腫は，灸を足の第2趾の1寸上に随年壮すえる。また灸を両手の母指の縫頭に7壮すえる」

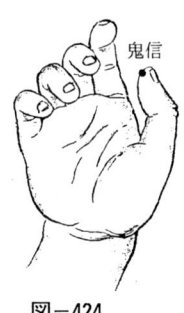

図－424

大拇指頭

【主　治】腎炎，水腫，救急。
【位　置】母指の先端，爪甲をほぼ1分離れたところ（図425）。
【針灸法】針1～2分。痛感がある。灸5壮。
【出　典】(1)『備急千金要方』：「五屍には灸を両手の母指の先端に7壮すえる」「身体の水腫は灸を両手の母指の縫頭に7壮すえる」

(2)『中国針灸学』：「大拇指頭穴は母指の先端。灸5壮。腎炎，水腫を主治する」

(3)『針灸孔穴及其療法便覧』：「大拇指頭は奇穴で母指の先端にある。針1～2分，灸5壮。腎炎，水腫を主治する。また救急にも用いられる場合もある」

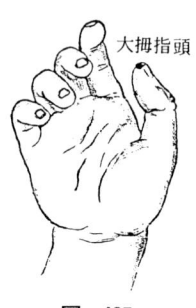

図－425

老龍（ろうりゅう）

【主　治】恐怖で死にかけたもの。
【位　置】中指の先端（図426）。
【経穴との関係】手厥陰心包経の中衝穴と同じ位置にある。
【推拿法】指でこねる。
【出　典】『幼科鉄鏡』：「老龍穴。恐怖で死にかけた者に，精霊威霊の2穴をつかっても覚醒しなければ，このツボをこねる。痛みを感じる者は生きかえるが，痛みを感じない者は死ぬ。肺兪穴を揉捏（じゅうねつ）してみてもよい」

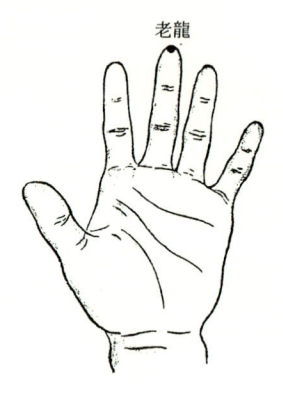

図－426

＜手背部＞

八会（はちえ）

【主　治】癲狂，白内障，近視，高血圧症，脳卒中，卵巣の疾患。
【位　置】手背側で，長母指伸筋腱と短母指伸筋腱との間にできる陥凹中央の下5分のところ（図427）。
【経穴との関係】手陽明大腸経の手背部の循行径路上で，陽谿穴の下5分。八会穴は澤田流で言う大腸経の合谷穴に同じ。
【灸　法】灸随年壮。
【出　典】『備急千金要方』：「狂乱して走り叫ぶ者に，灸を八会穴に随年壮

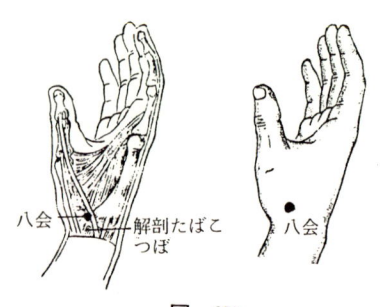

図－427

すえる。ツボは陽明の下5分」
【別　名】澤田流合谷

虎　口(ここう)

【主　治】牙関緊急，煩熱・頭痛，めまい，不眠症，盗汗，歯痛，扁桃炎，肩痛，心部痛。

【位　置】手背部で，母指と示指の指間，手を握り，第1中手骨頭の高点から第2中手骨頭の高点を結ぶ線の中点（図428）。

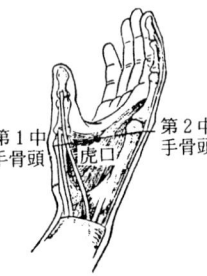

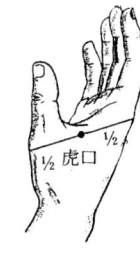

図－428

【経穴との関係】合谷穴（大腸経）の橈側前方。

【針灸法】針4～6分。針のひびき：脹麻感が指先に至る。灸5壮。

【出　典】(1)『備急千金要方』:「牙関緊急は，虎口に灸をすえる。男は左，女は右」

　(2)『千金翼方』:「心部痛は虎口白肉際の両側に灸7壮すえる」「煩熱・頭痛には虎口に針3分」

　(3)『類経図翼』:「小児牙関緊急には，虎口に灸を7壮すえる。男は左，女は右。また承漿に灸を3壮すえる」「煩熱・頭痛は虎口に針3分。心部痛には虎口の白肉際の両側に灸を7壮すえる」

　(4)『中国針灸学』:「虎口は母指と示指のあいだで，合谷穴の前方の中央の赤白肉際。灸5壮。頭痛，めまいを主治する」

　(5)『針灸孔穴及其療法便覧』:「虎口は奇穴で，母指と示指のあいだ，合谷穴前方の中央の赤白肉際。針4～6分，灸5壮。頭痛，めまいを主治する。また不眠症，盗汗，歯痛，扁桃炎，肩甲・上肢痛も治療する」

精霊威霊
<small>せいれい いれい</small>

【主　治】脳卒中，痰壅，呼吸困難，息ぎれ，耳鳴，めまい，頭痛，小児の急・慢性ひきつけ，手背の発赤・腫脹・疼痛，腕関節炎。

【位　置】手背部で第4・5と2・3中手骨間の後縁，手根横紋と中手骨間連線の中点で，陥凹のところが穴位。第4・5中手骨間は精霊穴，第2・3中手骨間は威霊穴。左右あわせて4穴（図429）。

【経穴との関係】精霊穴は中渚穴（三焦経）の後方。威霊穴は合谷穴の尺側。

【針　法】針3～5分。針のひびき：酸麻感が指先に至る。

【出　典】(1)『小児推拿方脈活嬰秘旨全書』：「威霊穴は虎口の下，両側の丸い骨のところ。脳卒中の患者に指圧すれば目覚める。声がでるものは甦えるが，声のでないものは死ぬ」「精霊穴は4指・5指の間の下0.5寸。痰壅，呼吸困難，息ぎれを治す」

　(2)『針灸孔穴及其療法便覧』：「精霊・威霊は奇穴で，外労宮穴（手背中央）の両側の骨間。左が精霊，右が威霊。針3～5分。耳鳴，めまい，頭痛，小児の急・慢性ひきつけを主治し，また手背の疼痛，腕関節炎も治す」

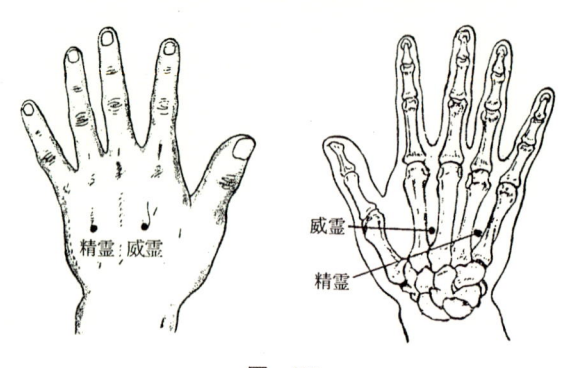

図－429

外労宮
がいろうきゅう

【主　治】消化不良，嘔吐・下痢，手掌・指の麻痺，五指の屈伸障害，小児の破傷風，手背の発赤・腫脹・疼痛。

【位　置】手背中央，第3中手骨背側で，手根横紋から中手骨頭を結ぶ線の中点（図430）。

【針灸法】針2～3分。針のひびき：酸麻脹感が指に至る。灸3壮。

【出　典】(1)『小児推拿方脈活嬰秘旨全』：「外労宮は，掌心の正反対（手背部）のところ。消化不良，嘔吐・下痢を治療する」

(2)『針孔穴及基療法便覧』：「外労宮は奇穴で手背の中央にある。針2～3分，灸3壮。手掌・指の麻痺，五指屈伸障害，小児の破傷風を主治し，また手背の発赤・腫脹，疼痛を治す」

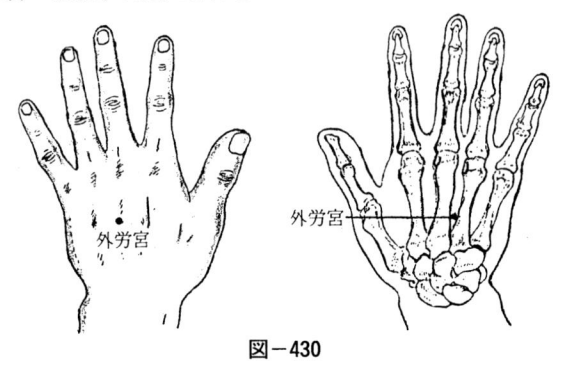

図－430

二人上馬
ににんじょうば

【主　治】排尿障害。

【位　置】手背尺側で，第5中手骨頭の後方（図431）。

【経穴との関係】後谿穴（小腸経）の背側。

【灸　法】灸7壮。

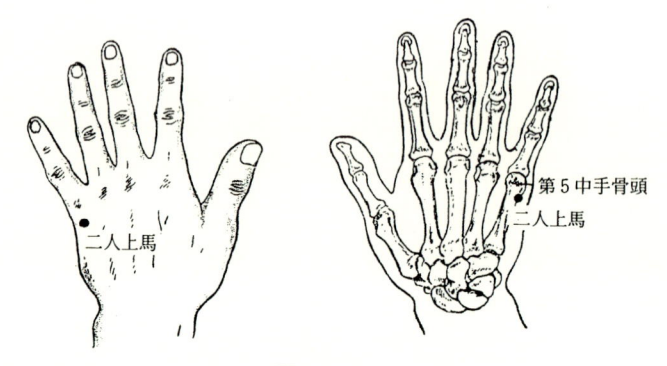

図−431

【出　典】『小児推拿方脈活嬰秘旨全書』：「二人上馬は，小指背側の陥凹部。排尿障害を治療し，補腎の効がある」

八　邪
（はち　じゃ）

【主　治】頭痛，歯痛，手腕の発赤・腫脹，麻痺。
【位　置】手背で，手を握り，中手骨頭のあいだが本穴である。第1・2中手骨頭の間が大都といい，第2・3中手骨頭の間を上都といい，第3・4中手骨頭の間を中都といい，第4・5中手骨頭の間を下都ともいう（図432）。
【針　法】針1〜2分，あるいは瀉血。
【出　典】(1)『医経小学』：「漏経穴法……八邪8穴は手の十指にあり，中手

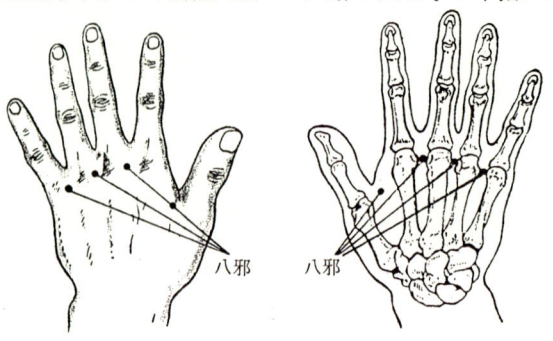

図−432

骨頭間は麻痺を治すと記載されている」

　(2)『奇効良方』：「八邪8穴は手の五指の中手骨頭間で、左右各々4穴ある。その1が大都2穴。手の母指と示指のあいだ，虎口赤白肉際にあり，拳を握って取る。灸7壮，針1分。頭風，歯痛を治す。その2が上都2穴。示指と中指の中手骨頭のあいだ，拳を握って取る。手腕の発赤・腫脹を治す。針1分，灸5壮。その3が中都2穴。中指と環指の中手骨頭のあいだ，液門ともいう。手腕の発赤・腫脹を治す。針1分，灸5壮。その4が下都2穴。環指と小指の中手骨頭のあいだ，中渚ともいう。中渚穴は本来液門の下5分にあるとの説もある。手背の発赤・腫脹を治す。針1分，灸5壮。両手あわせて8穴，故に八邪という」

　(3)『中国針灸学』：「八邪は手の五指中手骨頭間，針5分。手腕の発赤・腫脹を主治する」

　(4)『針灸腧穴索引』：「八邪は，異名を八関という」

【別　名】八関。

八　関
はっ　かん

【主　治】マラリヤ，高熱，眼痛，指痛。
【位　置】手の背側で，指股間にある。左右あわせて8穴（図433）。
【針　法】針1分，または瀉血する。
【出　典】(1)『黄帝内経素問』（刺瘧篇）：「種々のマラリヤで，脈のあらわれないものには，十指間に瀉血すれば回復する。身体に小豆ほどの赤いものがあらわれれば，これをすべて瀉血する」

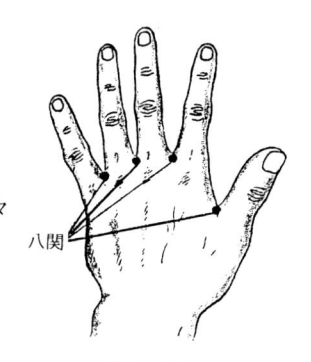

図－433

　(2)『外台秘要』：「唐論によれば，手指関節から腕にかけて疼痛あるものは指股間の疼痛点に灸を7壮すえれば癒る」

　(3)『景岳全書』：「八関に強刺すれば眼痛を治す。耐え難き者，十指股間

を瀉血すれば必ず癒る」

(4)『保命集』：「昼夜高熱して眠るをえざるには十指股間を瀉血する。これを八関大刺という。眼痛で赤く腫大したものには八関を大刺する」

(5)『針灸孔穴及其療法便覧』：「八関は奇穴。指の股間を瀉血する。マラリヤを主治する」

大　都〔手〕

【主　治】頭風，歯痛。
【位　置】手背部で，手を握り第1中手骨の高点と第2中手骨の高点を結ぶ中点のやや前方（図434）。
【取　穴】手の虎口の赤白肉際。拳を握って取る。
【経穴との関係】三間穴（大腸経）の橈側。
【針灸法】針1分。針のひびき：局部に脹感がある。灸7壮。
【出　典】『針灸大成』：「手の母指と示指の虎口の赤白肉際にあり，拳を握って取る。灸7壮，針1分。頭風，歯痛を治す」

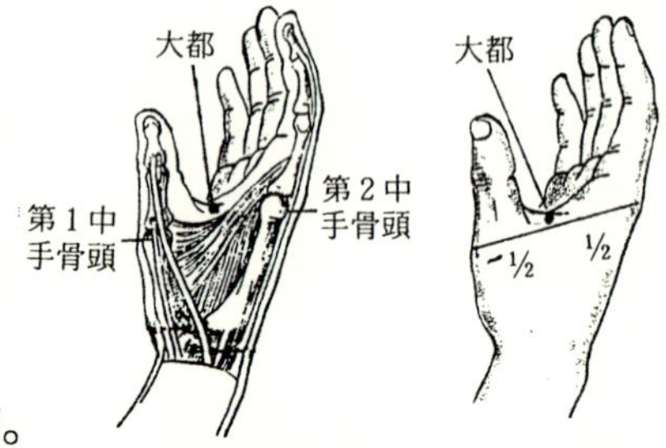

図-434

項　強

【主　治】項のこり。
【位　置】手背第2・3中手骨頭後方の陥凹部（図435）。
【経穴との関係】手陽明大腸経の手背部の循行径路上で，三間穴の尺側。
【針　法】針5分。
【出　典】『経外奇穴彙編』：「項強は，示指・中指の中手骨頭間の後方の陥凹部，一扇門穴の後方約1寸。針5分。項のこりを治療する」

図－435

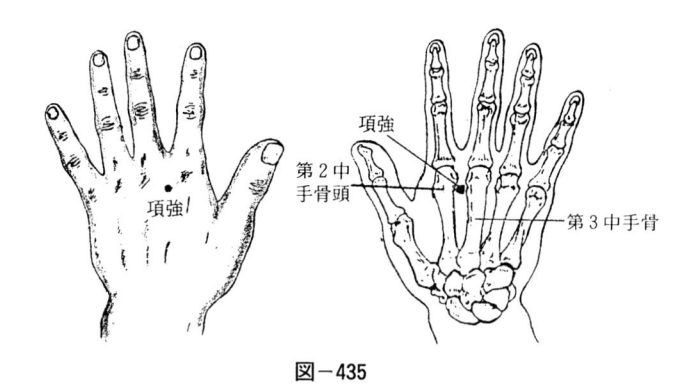

旁　虎
（ぼう　こ）

【主　治】咽喉炎，手背の腫脹・疼痛。
【位　置】手背の第2・3中手骨頭高点間のやや後方（図436）。
【針灸法】針2～3分。針のひびき：酸麻感が指先に至る。灸7壮。
【出　典】『針灸孔穴及其療法便覧』：「旁虎は奇穴。中指と示指の中手骨間で上都穴のやや後方。針2～3分，灸3～7壮。咽喉炎による疼痛を主治し，手背の腫脹・疼痛も治す」

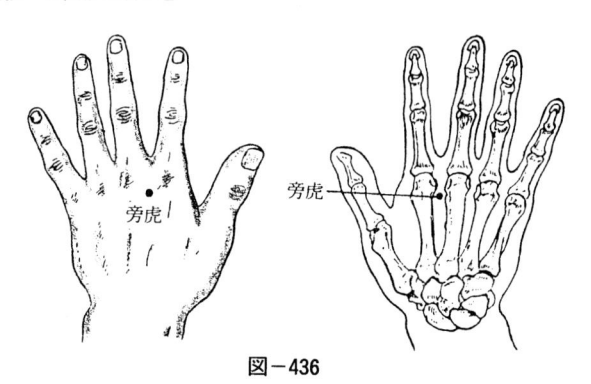

図－436

上　都（じょうと）

【主　治】手腕の発赤・腫脹。
【位　置】手背部にあり，手を握り，第2・3中手骨頭高点の間（図437）。
【針灸法】針1分。針のひびき：局部に脹感がある。灸5壮。
【出　典】『針灸大成』：「手の示指・中指の中手骨頭の間，拳を握って取る。手腕の発赤・腫脹を治す。針1分，灸5壮」

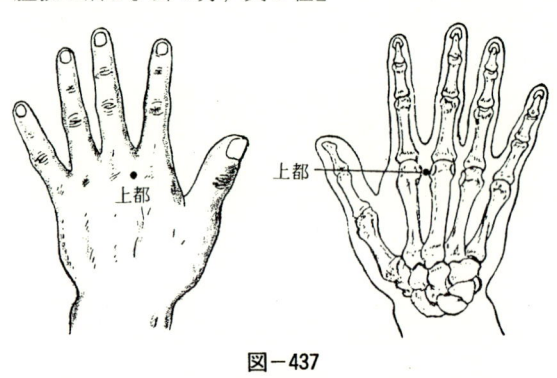

図－437

中　都〔手〕（ちゅうと）

【主　治】手腕の発赤・腫脹。
【位　置】手背部で，手を握り，第3・4中手骨高点のあいだ（図438）。
【針灸法】針1分。針のひびき：酸麻感が指先に至る。灸5壮。
【出　典】『針灸大成』：「手の中指・環指中手骨頭間にあり，液門ともいう。手腕の発赤・腫脹を治す。針1分，灸5壮」

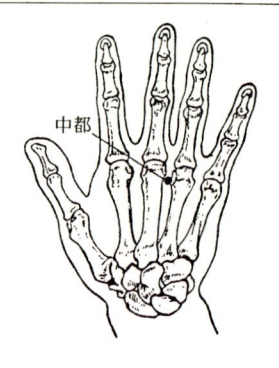

図－438

下都

【主　治】手腕の発赤・腫脹。
【位　置】手背部で，手を握り第4・5中手骨頭高点のあいだ（図439）。
【経穴との関係】手少陽三焦経の手背部の循行径路上で，中渚穴と液門穴のあいだ。
【針灸法】針1分。針のひびき：酸麻感が指先に至る。灸5壮。
【出　典】『針灸大成』：「手の環指，小指の背側で中手骨頭間で中渚ともいう。中渚穴は液門の下5分。手腕の発赤・腫脹を治す。針1分，灸5壮」

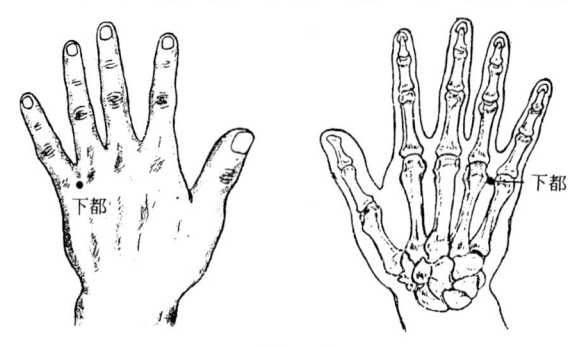

図－439

拳尖

【主　治】眼球充血，角膜痛，小児の高熱による眼痛。
【位　置】手の第3中手骨頭の高点（図440）。
【灸　法】灸3壮，左患側は右に灸，右患側は左に灸をすえる。
【出　典】(1)『備急千金要方』：「角膜疾患のとき，灸を右手の中指の中手骨上に小麦大で5壮すえる。左手も同じ要領ですればよい」
　(2)『太平聖恵方』：「小児の高熱による眼痛には，灸を手の中指の中手骨頭に3壮すえる。拳尖という。艾は小麦大」

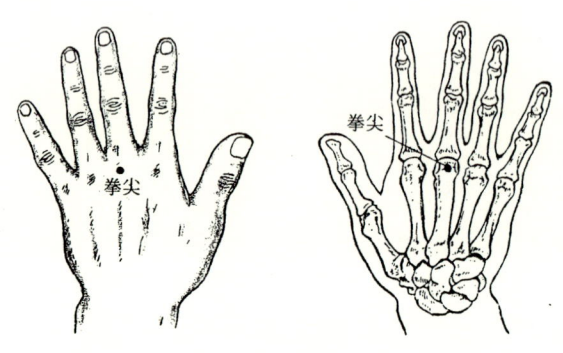

図-440

(3)『神応経』：「風邪でにわかに角膜炎を生じ，両眼疼痛して耐え難い者を晴眼するには，手の中指の骨先上に灸3壮すえる」

(4)『類経図翼』：「拳尖は中指の中手骨尖上で，拳を握って取る。風邪による角膜疼痛を主治する。左患側は右に，右患側は左に小麦大の灸をすえる」

(5)『針灸孔穴及其療法便覧』：「拳尖は奇穴。中指の中手骨尖上で，拳を握って取る。灸3壮。眼球の充血，角膜疼痛を主治する」

大骨空(だいこつくう)

【主　治】各種の眼疾患。
【位　置】母指の背側正中線上で母指指節間関節横紋の中点（図441）。

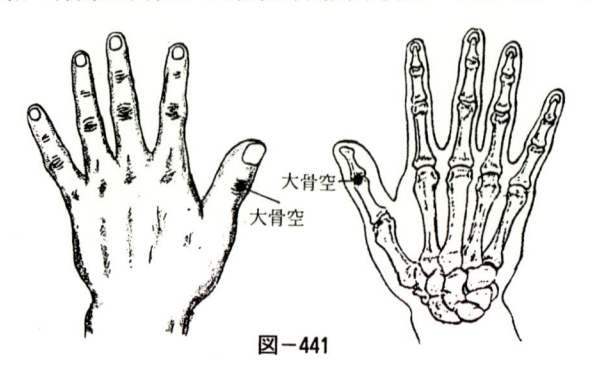

図-441

【灸　法】灸3〜5壮。
【出　典】(1)『備急灸法』：「鼻血が止まらぬ者，手を握り母指を屈し母指指節間関節に粟粒大の灸を3壮すえる。男女とも同法。右の鼻血は左に，左の鼻血は右に灸をすえる」

(2)『扁鵲神応針灸玉龍経』：「眼瞼化膿で，涙が断えず流れて苦しい者に，大・小骨空はまことに著効をみるツボである。灸7壮で病根を除去する。大骨空穴は手の母指指節間関節上にある，灸7壮」

(3)『針灸大成』：「大骨空は2穴，手母指指節間関節上で，指を屈し骨先の陥中が当穴である。慢性眼疾患および白内障を治す。灸7壮」

(4)『医学綱目』：「眼瞼化膿は，母指指節間関節上にある大骨空に，灸を9壮すえる。口で吹いて火をけす。小骨空は小指の尖で灸を7壮すえる。同じく口で吹いて火をけす」

(5)『類経図翼』：「大骨空は母指指節間関節上で，指を屈した関節中。灸14壮。禁針。慢性白内障の痛みおよび嘔吐・下痢を主治する」

(6)『医経小学』：「漏経穴法……大小骨空は母指・小指の末節関節尖で，眼病を治す」

【別　名】大骨孔。

鬼　哭〔手〕

【主　治】癲狂，乳児のひきつけ，乳汁が止まった時の癲癇，小児のひきつけ。
【位　置】手の背側橈側線で，母指の橈側爪甲角に1穴，そのすぐ直下の皮膚上に1穴（図442）。
【経穴との関係】両側の鬼哭2穴は，少商穴（肺経）と三角形をなす。
【灸　法】両手の母指を掌側に向けてひもでしばり，艾灸を扁平にして爪甲角に置き，その半分が爪甲上に，残りの半分が皮膚上にかかるように置く。灸3壮。
【出　典】『太平聖恵方』：「泰丞祖は精神不安および癲狂病に，各医療法で効果ないときは，両手の母指を紐で固くしばって灸3壮すえる。艾灸が4カ

所（左右の手で計4穴）をおおうように置く。半分は爪甲上の2穴，残りの半分は皮膚上の2穴。4カ所を同時に焼き尽くす。1カ所でも焼き尽くさねば効果がない。その効果は量りしれない。乳児のひきつけ，乳汁が止まった時の癲癇，小児のひきつけにはここに小麦大の灸1壮をすえる」

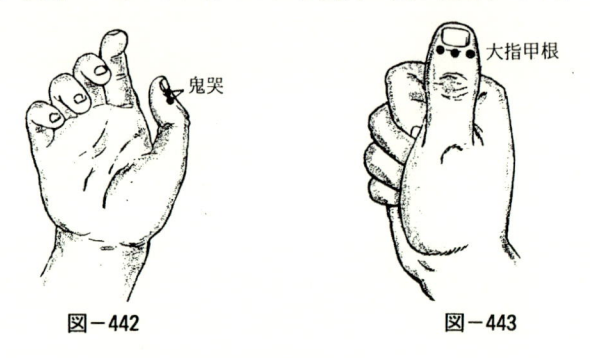

図－442　　　　　図－443

大指甲根
（だいしこうこん）

【主　治】扁桃炎，流行性感冒，咽喉部の腫脹・疼痛，口内炎，喉頭炎，耳下腺炎，脳充血。

【位　置】母指背側，爪甲根中点で皮膚部に向って1分に1穴，両側爪甲角の外側約1分に2穴。左右あわせて6穴（図443）。

【経穴との関係】その中の1穴は手太陰肺経の少商穴である。

【針　法】各穴に点刺した後，指で血をしぼり出す。

【出　典】(1)『江西中医薬』：「三商穴〔大指甲根穴〕による流感治療効果——趙子門」

(2)『針灸集成』：「大指甲根を瀉血し，扁桃炎を治す。重病な者は1日2回刺針瀉血する」

(3)『針灸孔穴及其療法便覧』：「大指甲根は奇穴で，母指爪甲後約1分，赤白肉際にある。3穴に刺針して瀉血する。扁桃炎を主治し，口内炎，喉頭炎，耳下腺炎，脳充血も治す」

【附　記】姚武卿医師の先祖三代にわたって伝わった経験によれば，上述の病

症を針治療する場合，まず三商穴に刺針し，続いて尺沢，合谷穴を配穴して刺針する。手技は点刺。体質強壮なる者には，三商穴と尺沢穴を点刺した後，血をしぼり出す。体質虚弱者には血を出してはいけない。
【別　名】排行三針，三商。

老　商

【主　治】流行性感冒。
【位　置】母指の尺側縁で爪甲根と同じ高さの指腹の尺側縁線と爪甲尺側角を結ぶ線の中点（図444）。
【取　穴】母指の外側で爪甲角から韮の葉1枚へだてたところに取る。
【針　法】刺針後，指で血をしぼり出す。
【出　典】大指甲根の(1)と同じ。

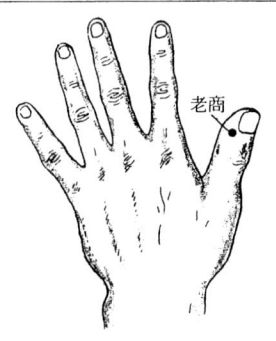

図－444

中　商

【主　治】流行性感冒。
【位　置】母指背側の正中線で，爪甲根の後1分のところ（図445）。
【取　穴】母指の中央で，爪甲角より韮の葉1枚ほどへだてたところ。老商穴と少商穴のあいだに取る。
【針　法】刺針後，指で血をしぼり出す。
【出　典】大指甲根の(1)と同じ。

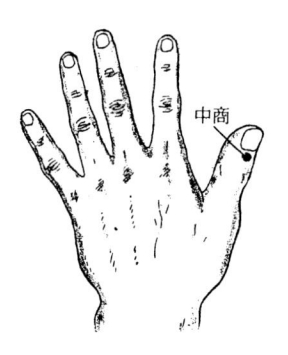

図－445

三門(さんもご)

【主　治】蜂窩織炎。
【位　置】示指の中手骨頭の橈側陥凹部（図446）。
【経穴との関係】手陽明大腸経の指節間関節部の循行径路上で，二間穴と三間穴のあいだ。
【灸　法】灸3〜7壮。
【出　典】『外科大成』：「三門穴は蜂窩織炎を治す。ツボは手の示指の中手骨頭外側の陥中。少骨穴ともいう」
【別　名】少骨。

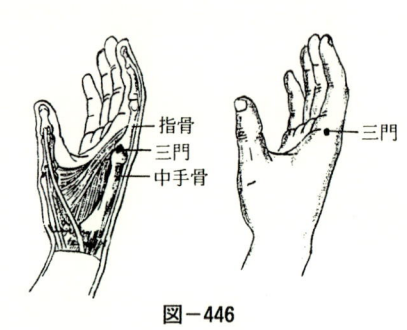

図－446

五虎(ごこ)

【主　治】手指の拘縮と痙攣。
【位　置】手背部で，第2・4中手骨頭の高点（図447）。
【灸　法】灸5壮。
【出　典】(1)『類経図翼』：「五虎は手の食指と環指の背側，中手骨尖上に各

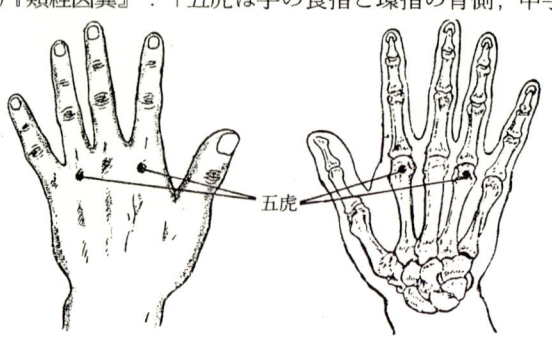

図－447

1穴ある。拳を握って取る。手指の拘縮痙攣を主治する」

(2)『針灸大成』：「五虎4穴は手の食指と無名指の基節骨の尖上で，拳を握って取る。五指の拘縮と痙攣を治す。灸5壮。両手あわせて4穴」。

(3)『医経小学』：「漏経穴法……五虎4穴は示指と環指背側の基節骨の尖上で，灸7壮」

【備　考】以上の出典文献を根拠に，五虎穴の位置は2つの説がある。一説は本文【位置】と同じで，他の一説は示指および環指の背側で，中手指節間関節部の中点である。はたしてどこの位置かは今後の研究考察を待たねばならない。

一扇門 (いっせんもん)

【主　治】熱がさがらず発汗もしないもの，疥瘡，眼病。

【位　置】手背部で，第2・3中手指節関節前縁，示指と中指の指股縁のやや後方（図448）。

【灸　法】灸3～7壮。

【出　典】(1)『小児推拿方脈活嬰秘旨全書』：「一扇門，二扇門は，中指両傍の指股間の下半寸がこのツボ。熱がさがらず，発汗もない症状を治す。このツボを捏(こね)ると汗が雨のように出る。多く出さないように注意する」

(2)『針灸孔穴及其療法便覧』：「一扇穴は奇穴。手背の中指と食指後側指股間中。威霊穴の前3寸。灸3～7壮。疥瘡，眼病を主治する」

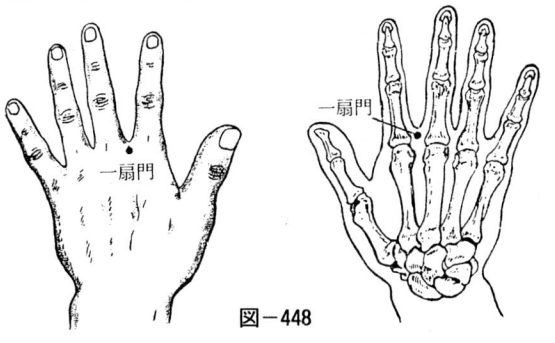

図－448

二扇門（にせんもん）

【主　治】熱がさがらず発汗もしないもの，疥瘡，眼病。
【位　置】手背部で第4・5中手指節関節の前縁，環指と小指の指股縁のやや後方（図449）。
【経穴との関係】手少陽三焦経の指節関節部の循行径路上で液門穴のやや上方。
【灸　法】灸3～7壮。
【出　典】『針灸孔穴及其療法便覧』：「二扇門は奇穴。手背の無名指と小指後側の指股間中で精霊穴の前3寸のところ。灸3～7壮。疥瘡，眼病を主治する」

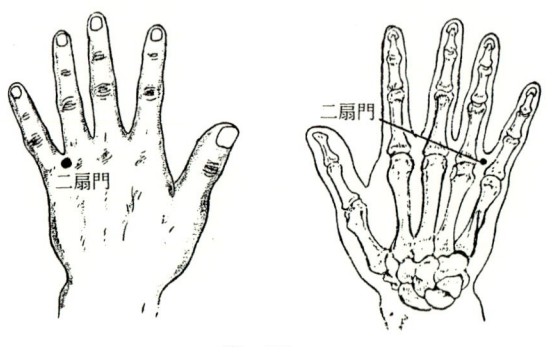

図－449

中魁（ちゅうかい）

【主　治】反胃，食道狭窄，食欲不振，胃拡張，鼻血，悪心，尋常性白斑。
【位　置】手の中指背側正中線上で，指を曲げたときの遠位指節関節の高点（図450）。
【灸　法】灸3～7壮。
【出　典】(1)『扁鵲神応針灸玉龍経』：「歯痛，二間に針灸。反胃で食後吐くものには，奇穴の中魁を試してみよ。中魁は，中指の遠位指節関節先にある。

灸14壮で，これを瀉す。禁針」

(2)『類経図翼』：「中魁2穴は手の中指の遠位指節間関節尖上で，指を曲げて取穴する。反胃を主治する」

(3)『針灸大成』：「中魁2穴は，中指の遠位指節間関節上で，指を曲げて取穴する。反胃で食後吐くのを治す。灸7壮，これを瀉してもよい。また陽谿2穴を中魁ともいう」

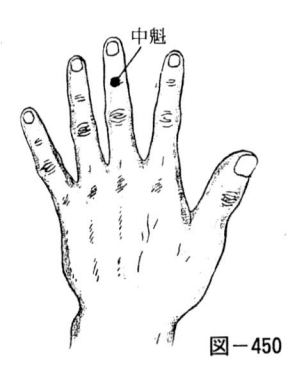

(4)『医経小学』：「漏経穴法……中魁2穴は手の中指の遠位指節間関節上で反胃を治すと記載されている」

(5)『外治寿世方』：「鼻血には紐で手の中指の遠位指節間関節部をしばれば，血は止まる。左鼻出血は右をしばり，右鼻出血は左をしばる。両側の鼻出血には両側をしばる。効果は顕著である」

(6)『中国針灸学』：「中魁は中指の遠位指節間関節上で指を屈して取穴する。灸3壮。食道狭窄，食欲不振，胃拡張，尋常性白斑を主治する」

(7)『東医宝』：「中魁2穴は，手の中指の遠位指節間関節上。胃酸過多，嘔吐を主治する。灸5壮，口で吹いて消す」

図－450

中指節（ちゅうしせつ）

【主 治】歯痛，歯神経の疼痛。
【位 置】手の中指背側で，遠位指節間関節基底前縁の陥凹部（図451）。
【灸 法】灸7壮。
【出 典】(1)『千金翼方』：「歯痛には，両手の中指背側で遠位指節間関節の前の陥凹部に灸を7壮すえる。ただちに癒る」

(2)『中国針灸学』：「中指の遠住指節間関節の前，爪甲後方の陥凹中。灸3壮。歯神経の疼痛を主治する」

【別 名】手中指第一節。

図−451

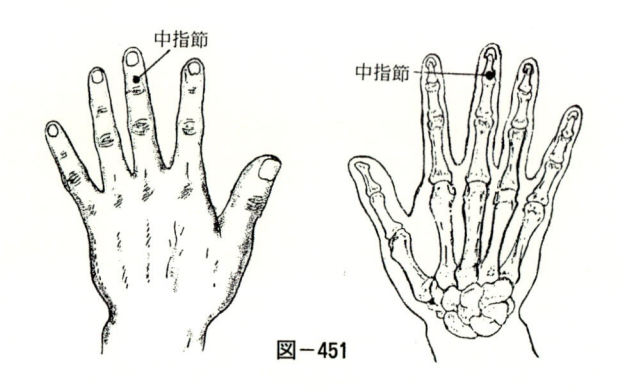

五指節(ごしせつ)

【主　治】腹痛，呼吸困難。
【位　置】手の五指背側で，近位指節間関節横紋の中点（図452）。
【推拿法】示・母指の二指で各穴を3〜5回もむ。
【出　典】『中医推拿学講義』

手太陽(てのたいよう)

【主　治】鼻閉。
【位　置】手の小指の尺側縁で，指先より後方1寸のところ（図453）。

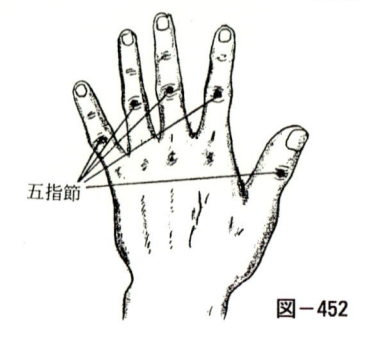

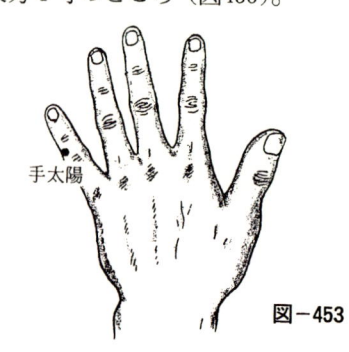

図−452　　　図−453

【経穴との関係】手太陽小腸経の小指部の循行径路上で，少沢穴のまっすぐ後方。
【針　法】針3分。
【出　典】『千金翼方』:「鼻閉には，手太陽に刺針3分。小指の外側後方1寸の白肉際の陥凹中」

小骨空(しょうこつくう)

【主　治】各種の眼疾患，手関節痛。
【位　置】手の小指背側で遠位指節間関節の中点に位置する（図454）。
【灸　法】灸3～5壮。
【出　典】(1)『扁鵲神応針灸玉龍経』:「小骨空は，手の小指の遠位指節間関節上にある。灸7壮。禁針」

(2)『針灸大成』:「小骨空2穴は，手の小指の遠位指節間関節上がツボである。灸7壮。手関節痛，眼病を主治する」

(3)『医経小学』:「漏経穴法……小骨空は，小指の遠位指節間関節上で，眼病を治す」

(4)『針灸集成』:「小骨空穴は，眼病および眼瞼化膿症を治す。灸9壮，口で吹いて火を消す」

(5)『中国針灸学』:「小骨空は，小指背側の遠位指節間関節の中央。灸3

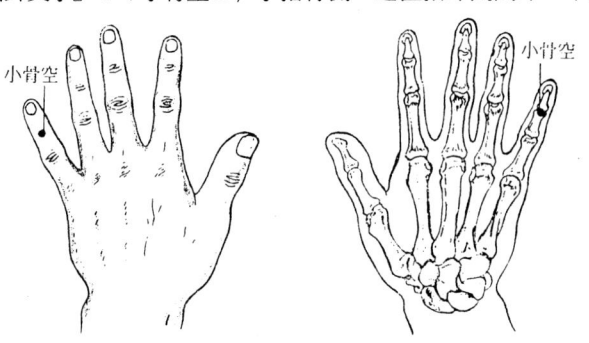

図-454

〜5壮。各種眼病を主治する」

　(6)『東医宝鑑』：「小骨空2穴は手の小指の遠位指節間関節上で，眼病を治す。灸9壮，口で吹いて火を消す」

小指節
しょうしせつ

【主　治】胃疾患。

【位　置】手背で第5中手骨頭の高点に位置する（図455）。

【経穴との関係】手太陽小腸経の手背部の循行径路の橈側で，前谷穴（小腸経）と後谿穴のあいだで，2穴と水平なところ。

【灸　法】灸3〜5壮。

【出　典】『針灸孔穴及其療法便覧』：「小指節は奇穴で，手の小指の中手骨端にある。拳を握って取る。灸3〜5壮。胃疾患を主治し，特に慢性胃病に好い効果がある」

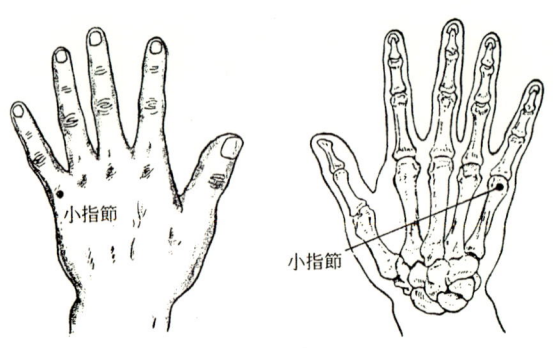

図−455

十王（じゅうおう）

【主　治】脳卒中，激しい吐き下し，暑気あたり，霍乱，感冒。
【位　置】手の十指背側で，爪甲正中線にそって皮膚部に約1分（図456）。
【針　法】三稜針或は太針で瀉血。針先をやや指関節に向けて約1分刺入する。
【出　典】(1)『外台秘要』：「脳卒中の急救法は，手足両側爪甲後方に灸を各14壮すえる。五毒諸膏散を飲ませる。巴豆〔ハズの種子〕があれば更によい」
(2)『針灸孔穴及其療法便覧』：「十王は奇穴。手の十指爪甲の後方正中で赤白肉際にある。三稜針あるいは太針で瀉血する。針先を指関節に向け約1分刺入する。激しい吐き下し，暑気あたり，霍乱を主治する」

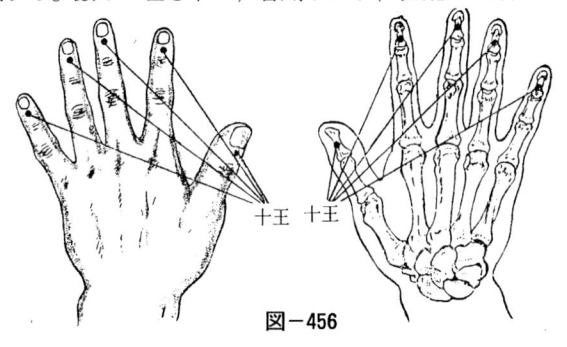

図−456

小指爪紋（しょうしそうもん）

【主　治】喉痺。
【位　置】手の小指背側で，爪甲根部に位置する。手の小指爪紋中央に取る（図457）。
【針　法】瀉血3滴。
【出　典】『備急千金要方』：「喉痺には，小指爪紋中に，大豆ぐらい血を3滴瀉血する。左右順番に行なうが，施術後の飲酒などは慎むこと」

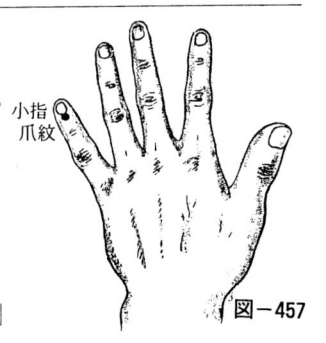

図−457

下肢部

<股殿部>

維胞（いほう）

- 【主　治】子宮下垂。
- 【位　置】上前腸骨棘下方の陥凹部に位置する（図458）。
- 【経穴との関係】維道穴（胆経）の斜め下1寸のところ。
- 【針　法】針5〜8分。
- 【出　典】『経外奇穴彙編』：
「維胞は維道穴の斜め下1寸のところ。針5〜8分。子宮下垂を治療する」

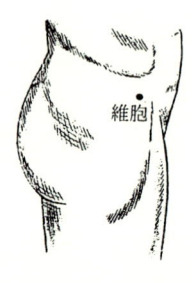

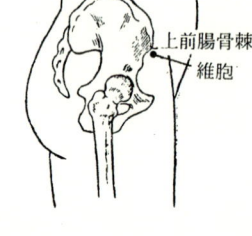

図－458

維宮（いきゅう）

- 【主　治】子宮下垂。
- 【位　置】鼠径溝の下方で，上前腸骨棘上方の陥凹部の斜め下2寸のところ（図459）。
- 【経穴との関係】維道穴（胆経）の斜め下2寸のところ。
- 【針　法】針5〜8分。
- 【出　典】『経外奇穴彙編』：
「維宮は，維道穴の斜め下2寸のところ。針5〜8分。子宮下垂を治療する」

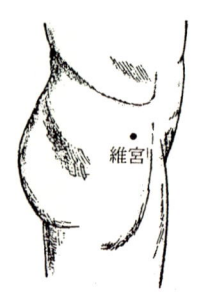

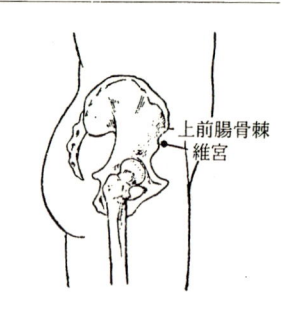

図－459

新建(しんけん)

【主　治】感冒，発熱，外側大腿皮神経痛，股関節炎，大腿神経痛。

【位　置】殿部に位置する。大転子の最高点と上前腸骨棘を結ぶ線の中点（図460）。

【経穴との関係】居髎穴（胆経）の前方にある。

【針灸法】針3～7分，灸3～15壮。

【出　典】(1)『新針灸学』：「新建は，大転子と上前腸骨棘のあいだで，大腿伸筋群の中にある。針3～7分，棒状灸5～20分間。感冒，発熱，外側大腿皮神経痛，股関節炎を主治する」

(2)『中国針灸学』：「針1寸5分，灸15壮。大腿関節炎を主治する」

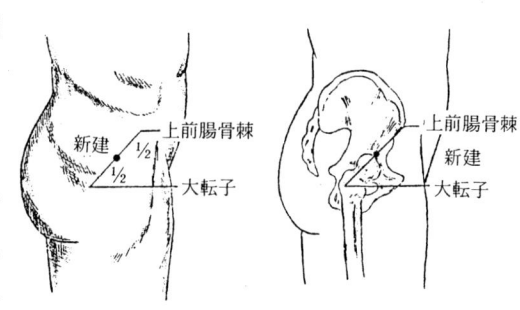

図-460

後期門(ごきもん)

【主　治】難産，坐骨神経痛。

【位置と取穴】腸骨稜の上縁で，大転子と尾骨先端を結ぶ線の中点と相対するところ（図461）。

【経穴との関係】環跳穴（胆経）の直上方で，腸骨稜の上縁。

【針灸法】針1寸5分～3寸。針のひびき：酸脹感が殿部に伝わる。灸3～7壮。

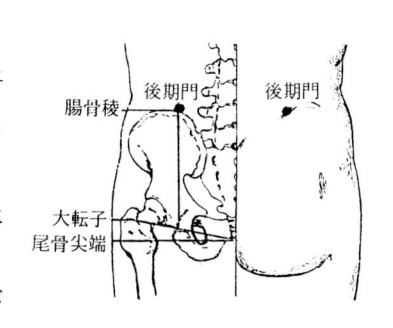

図-461

【出　典】(1)『福州民間針灸経験録』：「後期門穴は腸骨稜の上縁にある。針

3寸。分娩困難を主治する」

(2)『針灸孔穴及其療法便覧』：「後期門は奇穴。環跳穴の直上，腸骨稜の上縁にある。針1寸5分〜3寸，灸3〜7壮。難産を主治し，坐骨神経痛も治す」

臀　中（でんちゅう）

【主　治】坐骨神経痛，下肢運動障害，小児麻痺，蕁麻疹，足の冷え症。

【位　置】殿部に位置する。大転子後側の上方で，大転子と坐骨結節を結ぶ線を底辺とする正三角形の頂点にあたる（図462）。

【針　法】殿部側面に90度の角度で直刺。深さ1寸8分〜2寸4分。針のひびき：麻感が足背および足底に伝わる。

【出　典】『常用経穴解剖学定位』

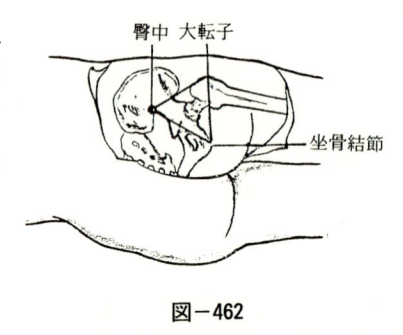

図－462

環　中（かんちゅう）

【主　治】坐骨神経痛，腰・大腿・膝部痛あるいは組織炎，殿部痛。

【位　置】殿部で，尾骨先端と大転子を結ぶ線の中点。さらにこの中点と仙骨管裂孔を結ぶ線の中点（図463）。

【経穴との関係】環跳穴（胆経）と腰俞穴（督脈）の中間にあたる。

【針灸法】針1〜2寸。針のひびき：麻酸感が足に伝わる。灸3〜7壮。

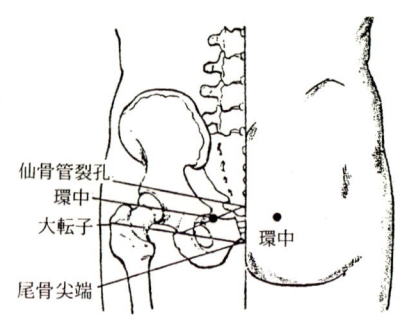

図－463

【出　典】(1)『中国針灸学』:「環中は，環跳と腰兪の中間にある。針1寸5分，灸15壮。坐骨神経痛を主治する」
　(2)『針灸孔穴及其療法便覧』:「環中は奇穴。環跳と腰兪の中間。針1〜2寸，灸7壮。坐骨神経痛を主治し，腰・大腿・膝部の疼痛あるいは組織炎を治療する」

横　痃（おうけん）

【主　治】梅毒，鼠径リンパ節炎，各種の痔疾。
【位　置】殿部で，大転子から尾骨先端に至る内側2分の1の中点のところから，外側へ1横指のところ（図464）。
【取　穴】患者の手を殿部中央にあて，中指を尾骨先端におき，母指を環跳穴に向けたときの，母指・示指の2本の指の間の点に取穴する。
【針灸法】針5〜7分，灸1〜3壮。
【出　典】『腧穴学概論』

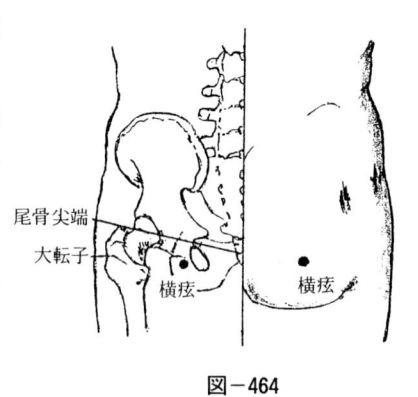

図－464

＜大腿部＞

五　里〔澤田〕（ごり）

【主　治】緑内障，白内障，角膜黒色，近視。
【位置と取穴】大腿内側面の中央部で，膝蓋骨中線上縁の直上8寸5分のところ（図465）。
【経穴との関係】足厥陰肝経の大腿部の循行径路上で，五里穴と陰包穴を結ぶ線の中点。
【針灸法】針5〜8分，灸3〜5壮。

図－465　　　　　　　　　図－466

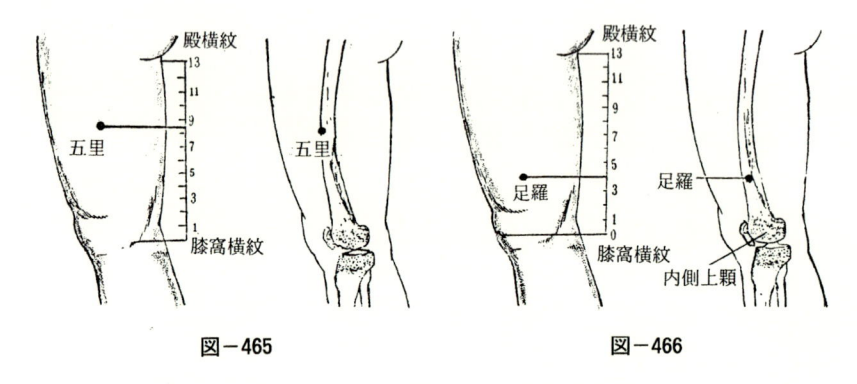

【出　典】『針灸真髄』:「肝経の五里は,大腿内側の肝経の中央部よりやや上方のところを取穴する。緑内障,白内障,角膜黒色,近視などの眼病を主治する」

足　羅(そくら)

【主　治】産褥熱,下肢痙攣,月経不順,大腿部の疼痛。
【位　置】大腿内側で,大腿骨内側上顆の上方,膝蓋骨の中央から上方4寸のところ(図466)。
【経穴との関係】足太陰脾経の大腿部の循行径路上で,血海穴の直上2寸。
【針灸法】針5分〜1寸。針のひびき:酸麻感が部に伝わる。灸3〜5壮。
【出　典】(1)『福州民間針灸経験録』:「足羅は膝上4横指にある。横刺で3寸,産褥熱を治療する」
　(2)『針灸孔穴及其療法便覧』:「足羅は奇穴。膝頭の上4横指(内側で大輪穴の上約3寸のところ)。針5分〜1寸(本来の説は3寸),灸3〜5壮。産褥熱を主治し,下肢痙攣,月経不順,大腿・膝部の疼痛も治す」

蘭　門
らん　もん

【主　治】膀胱七疝（訳注ホ・1），胃腸神経失調症。
【位　置】下肢内側の正中線上で，膝窩横紋の上下各3寸のところ（図467）。
【経穴との関係】足厥陰肝経の大腿部の循行径路上で，曲泉穴の上下各3寸のところ。
【針灸法】針6～9分。針のひびき：酸麻感が膝部に伝わる。灸7壮。
【出　典】『針灸大成』：「蘭門2穴は曲泉の両傍で，各3寸の脈中。膀胱七疝，胃腸神経失調症を主治する」

百 虫 窩
ひゃくちゅうか

【主　治】陰嚢疥癬。
【位　置】大腿内側で，大腿骨内側上顆の上方，膝窩横紋の上3寸のところ（図468）。
【経穴との関係】足太陰脾経の循行径路上で，血海穴の上1寸。
【針灸法】針2寸5分。針のひびき：酸麻感が膝部に伝わる。灸14壮。
【出　典】『針灸集成』：「血郄（つまり百虫窩は，大腿内側正中で膝上3寸の陥中にある。陰嚢疥癬を治す。針2寸半，灸は14壮で止める」
【別　名】血郄。

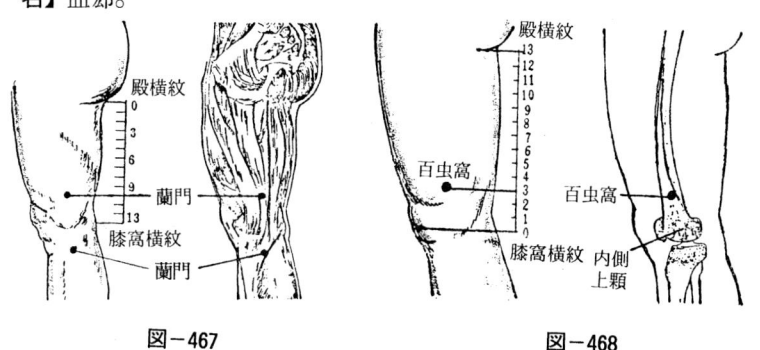

図-467　　　　　図-468

足明(そくめい)

【主　治】産褥熱，膝関節炎。
【位　置】大腿骨内側上顆上縁のやや上方，膝窩横紋の上2寸5分（図469）。
【経穴との関係】足太陰脾経の大腿部の循行径路上で，血海穴の上5分の所。
【針灸法】針5分〜1寸。針のひびき：酸麻感が膝部に伝わる。灸3〜5壮。
【出　典】『福州民間針灸経験録』：「足明穴は大輪穴の上2横指。横刺で3寸。産褥熱を主治する」

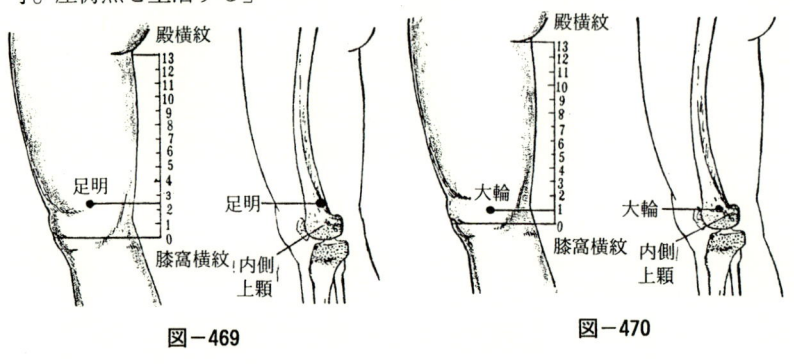

図-469　図-470

大輪(だいりん)

【主　治】産褥熱，膝関節炎。
【位　置】大腿内側で膝蓋骨の上縁と同じ高さの大腿骨内上顆の上縁で，膝窩横紋の上1寸（図470）。
【経穴との関係】足太陰脾経の膝部の循行径路上で，血海穴の下1寸。
【針　灸】針6分〜1寸。針のひびき：酸麻感が膝部に伝わる。灸3〜5壮。
【出　典】(1)『福州民間針灸経験録』：「大輪穴は，膝の内側にある。針3寸。産褥熱を治す」

(2)『針灸孔穴及其療法便覧』：「大輪は奇穴で，膝頭の上内側にある。針6〜1寸（本来の説は3寸），灸3〜5壮。産褥熱を主治し，また膝関節炎も治す」

髎髎（りょうりょう）

【主　治】子宮出血，月経不順，大腿内側部の湿疹による搔痒・疼痛。

【位　置】膝関節部で，膝窩横紋の大腿骨内顆の高点（図471）。

【経穴との関係】足太陰脾経の膝部の循行径路上で，陰陵泉穴の直上3寸。

【針灸法】針5〜8分，灸3〜5壮。

【出　典】『経外奇穴彙編』：「髎髎は，陰陵泉穴の直上3寸のところ。針5〜8分，灸3〜5壮。子宮出血，月経不順，大腿内側部の湿疹による搔痒・疼痛を主治する」

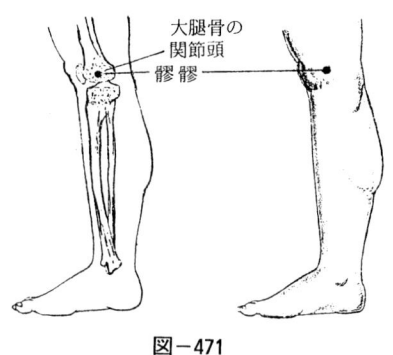

図－471

腎系（じんけい）

【主　治】消渇による頻尿症。

【位　置】大腿の前側，上前腸骨棘と膝蓋骨を結ぶ線上で，大腿直筋の筋腹中，膝蓋骨の上6寸（図472）。

【経穴との関係】足陽明胃経の大腿部の循行径路上で伏兎穴（胃経）の下1寸。

【灸　法】灸3〜7壮。

【出　典】『備急千金要方』：「消渇による頻尿症……陰市から伏兎穴に向って上方3寸，膝に沿って取る。あるいは三二列灸〔訳者不明〕から1寸隔てたところが腎系穴（黄帝経では伏兎の下1寸）である。灸7壮，5日に1回，3回で止める」

髋骨(かんこつ)

【主　治】 大腿痛。

【位　置】 膝蓋骨正中線の上3寸，大腿直筋の外縁で両側1寸5分。片側2穴，左右あわせて4穴（図473）。

【経穴との関係】 梁丘穴（胃経）の両側1寸5分のところ。

【針灸法】 針5～8分。針のひびき：酸麻感〔だるくしびれるような感じ〕が膝部に伝わる。灸5～7壮。

【出　典】 (1)『針灸大成』：「髋骨4穴は梁丘穴の傍1寸5分のところ。両足あわせて4穴。大腿痛を治す。灸7壮」

(2)『医経小学』：「髋骨4穴は，梁丘穴の両側各1寸5分のところ。大腿痛を主治する」

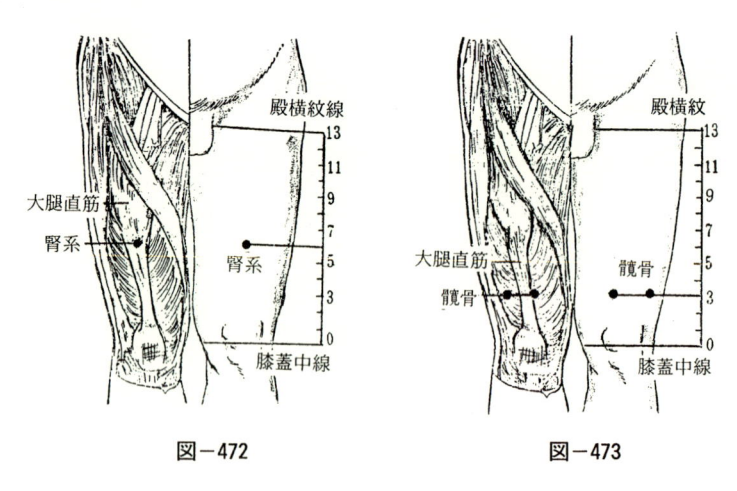

図－472　　　　　　　図－473

髄膏（ずいこう）

【主　治】大腿のリウマチ性筋無力症，膝関節炎，膝部の発赤・腫脹・疼痛，冷え症による歩行障害，膝関節痛，大腿痛。

【位　置】大腿前側で，膝蓋骨正中線の上3寸，大腿直筋の外縁で両側各1寸。片側2穴，左右あわせて4穴（図474）。

【経穴との関係】梁丘穴（胃経）の両側1寸のところ。

【針灸法】針5〜8分。針のひびき：酸麻感が膝に伝わる。灸3〜5壮。

【出　典】『類経図翼』：「髑骨は，膝蓋骨の上で，梁丘の傍1寸。足，膝部の発赤・腫脹・疼痛，冷え症による歩行障害，膝関節痛，大腿痛による運動障害を主治する」

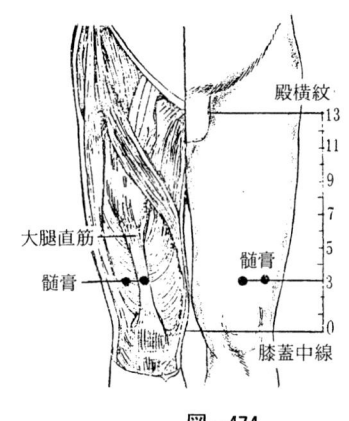

【別　名】髑骨。

図－474

膝上二穴（しつじょうにけつ）

【主　治】膝関節炎。

【位　置】膝関節部で，膝蓋骨の上，大腿直筋腱両側の陥凹中。片側2穴，左右あわせて4穴（図475）。

【取　穴】膝蓋骨上部で大腿直筋腱の両側の陥凹部。足を伸ばして取る。

【針灸法】針5〜8分。針のひびき：局部に沈脹感がある。灸3〜5壮。

【出　典】『中国針灸学』：「膝上二穴は，膝蓋骨上部の大腿直筋腱両側の陥凹部。足を伸ばして取る。針5分，灸7壮。膝関節炎，膝部の疼痛を治す」

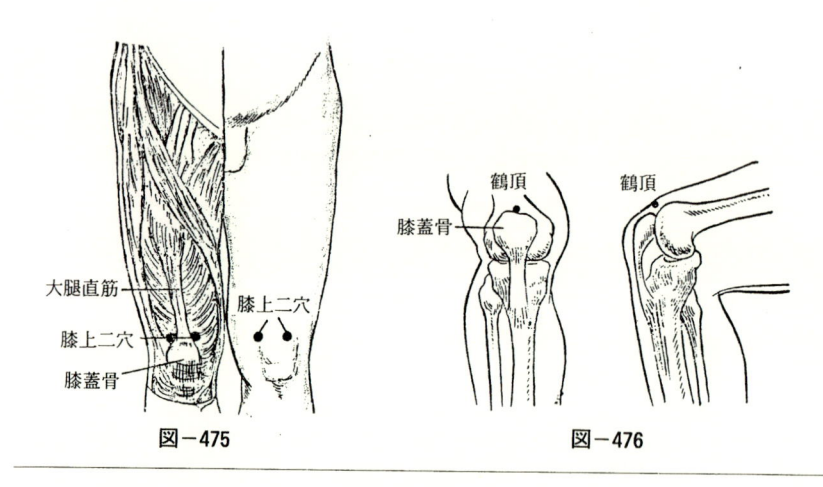

図−475　大腿直筋／膝上二穴／膝蓋骨／膝上二穴

図−476　膝蓋骨／鶴頂／鶴頂

鶴　頂〔足〕
かく　ちょう

【主　治】両足麻痺，大腿無力，膝関節炎，脚気，鶴膝風（訳注カ・4）。

【位　置】膝関節部で，膝蓋骨上縁の正中陥凹部。膝を曲げて取る（図476）。

【灸　法】灸3〜7壮。

【出　典】(1)『針灸集成』：「鶴頂（膝蓋骨尖上）は，両足の麻痺・無力を主治する。灸7壮」

(2)『外科大成』：「膝頂穴は，膝関節の腫脹，脚気を治す秘法である。他の諸書に記載がない」「鶴膝風は，両膝の内外が腫れ，寒熱が交互におこり，痛みは虎に咬まれたように激しく，大腿部がやせて細くなっていくのに，膝蓋部が腫れて大きくなるもので，これを治すのに膝頂は著効がある。膝眼穴に灸14壮。青い血管が浮き出て痛みが足心に至る者には，三陰交穴に灸14壮，膝が伸ばせるまで治療する。重症には，膝頂に灸7壮。ここは秘穴である」

【別　名】膝頂。

内外膝旁(ないがいしつぼう)

【主　治】リウマチ性膝関節炎。
【位　置】膝部に位置する。膝蓋骨両側の陥凹中に各1穴，それぞれ内外膝旁とよんでいる。左右あわせて4穴（図477）。
【経穴との関係】外膝旁は足陽明胃経の膝部の循行径路上で，犢鼻穴の上1寸のところ。
【針　灸】針4〜6分，膝関節中央に向けて斜刺する。
【出　典】『ハルピン中医』

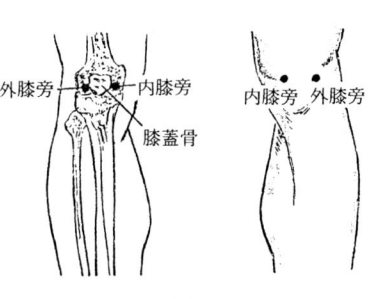

図−477

頭風(ずふう)

【主　治】頭風，眩暈。
【位　置】大腿外側で，前側縁に近く，膝蓋骨中央と水平線の上9寸（図478）。
【取　穴】体をまっすぐにして両手を大腿に垂らし，母指と示指の指股間縁の中点に取る。
【経穴との関係】足少陽胆経の大腿部の循行径路の前方で，風市穴の斜め前上方約3寸のところ。
【灸　法】灸5〜7壮。
【出　典】『神応経』：「頭風，眩暈には，手を大腿に垂らしたところと，虎口内（母指と示指の指股間縁の中点）に灸をすえる」

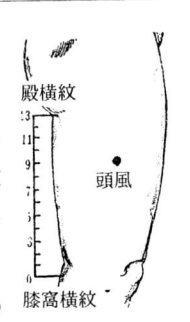

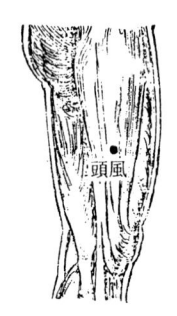

図−478

関儀（かんぎ）

【主　治】下腹部痛，腟痛。
【位　置】膝関節の外側で，膝窩横紋の上1寸の陥凹部にある（図479）。
【経穴との関係】関儀穴はおよそ足陽明胃経と足少陽胆経の膝部の循行経路のあいだにある。
【針　灸】針5分。針のひびき：局部に脹感がある。灸3～7壮。
【出　典】『備急千金要方』：「腟痛で心下部にけん引痛がある者あるいは下腹部痛，早期の腹痛には，関儀に灸を100壮すえる。穴位は膝外側の上1寸の陥凹部にある」

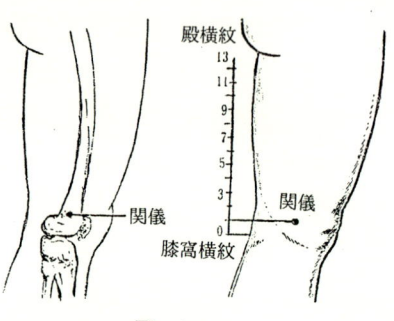

図－479

成骨（せいこつ）

【主　治】腰痛，口唇瘍，殿部潰瘍など。
【位　置】膝関節の外側で，大腿骨外側上顆の最高点（図480）。
【経穴との関係】足少陽胆経の膝部の循行径路のやや前方で，足陽関穴のやや前上方。
【針　法】浅刺して瀉血する。
【出　典】(1)『黄帝内経素問』（刺腰痛論篇）：「足少陽の異常による腰痛は，針で皮膚の中を刺す様な痛みがある。それが次々に伝わって，前にかがむことも，後に反ることも，振りかえることも出来なくなる。この場合には，少陽経の成骨の端を刺して瀉血する。成

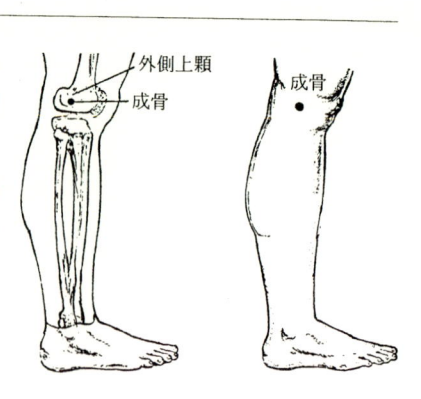

図－480

骨は膝外の骨端になる。夏は瀉血すべからず」

(2)『外科大成』:「膝下外廉横骨は口唇瘍,殿部潰瘍などを主治する。秘法なり」

【別　名】膝下外廉横骨。

霊　宝 (れい　ほう)

【主　治】精神錯乱症。
【位　置】大腿の外側で,膝窩横紋の外側端の上6寸のところ（図481）。
【取　穴】陰委一穴（奇穴）の上5寸,膝を曲げて取る。
【針　法】直刺3〜8寸。
【出　典】『中医雑誌』:「奇穴深刺の過梁針による精神病の治療法とその効果」

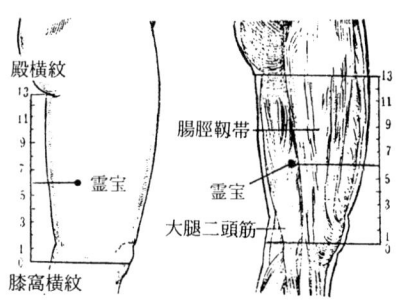

図－481

五　霊 (ご　れい)

【主　治】精神錯乱症。
【位　置】大腿の外側で,膝窩横紋の外側端の上5寸,大腿二頭筋の外側縁（図482）。
【取　穴】陰委一穴（奇穴）の上4寸,膝を曲げて取る。
【針　法】直刺3〜8寸。
【出　典】霊宝穴と同じ。

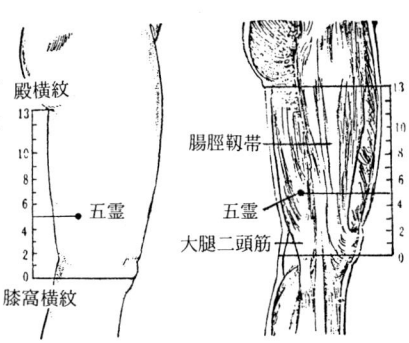

図－482

四連(しれん)

【主　治】精神錯乱症，精神科疾患。
【位　置】大腿の外側で，膝窩横紋の外側端の上4寸のところ（図483）。
【取　穴】陰委一穴（奇穴）の上3寸，膝を曲げて取る。
【針　法】直刺3～8寸。
【出　典】霊宝穴と同じ。

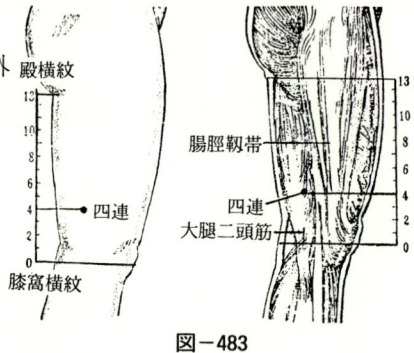

図－483

陰委三(いんいさん)

【主　治】精神錯乱症。
【位　置】大腿の外側で，膝窩横紋の外側端の上3寸のところ（図484）。
【取　穴】陰委一穴（奇穴）の上2寸，膝を曲げて取る。
【針　法】直刺3～8寸。
【出　典】霊宝穴と同じ。

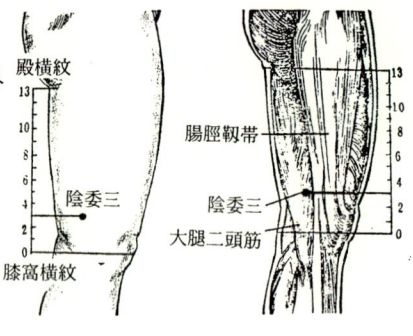

図－484

陰委二(いんいに)

【主　治】精神錯乱症。
【位　置】大腿の外側で，膝窩横紋の外側端の上2寸，大腿二頭筋の外側縁（図485）。
【取　穴】陰委一穴（奇穴）の上1寸，膝を曲げて取る。

【針　法】直刺3～8寸。
【出　典】霊宝穴と同じ。

陰　委　一
いん　い　いち

【主　治】精神錯乱症。
【位　置】大腿の外側で，膝窩横紋の外側端の上1寸，大腿二頭筋と腸脛靱帯のあいだの陥凹中（図486）。
【取　穴】大腿の外側で，膝下横紋の上1寸，大腿二頭筋腱の外縁に取る。
【針　法】直刺3～8寸。
【出　典】霊宝穴に同じ。

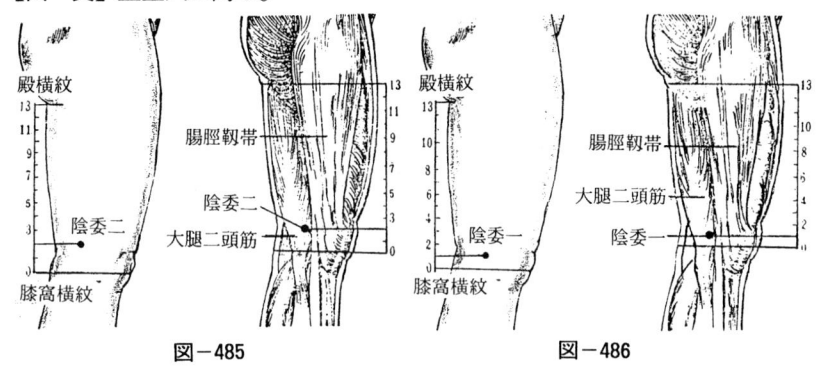

図－485

図－486

膝　外
しつ　がい

【主　治】頸部リンパ節結核。
【位　置】膝下横紋の外側端で，大腿二頭筋腱の前縁（図487）。
【経穴との関係】委陽穴（膀胱経）の前方で，大腿二頭筋腱の前縁。
【灸　法】随年壮。
【出　典】『千金翼方』（瘰癧灸法）：

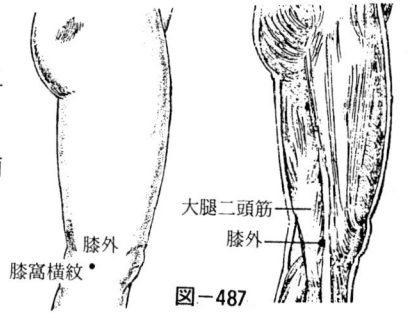

図－487

「五月五日の昼に，両足の膝部外側の横紋頭に灸を随年壮すえる。灸の火が消えるまで，動かさない」

魯根（ろこん）

【主　治】産褥熱，膝関節炎，高血圧症。

【位　置】大腿屈側の正中線，膝窩横紋の上2寸2分半（図488）。

【経穴との関係】委中穴（膀胱経）の上3横指のところ。

【針　法】針1寸〜1寸5分。針のひびき：麻酸感が足踵に伝わる。

【出　典】『福州民間針灸経験録』：「魯根穴は，委中の上3横指のところ。針3寸。産褥熱を治す」

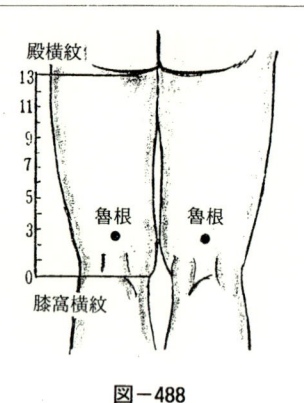

図－488

膝旁（しつぼう）

【主　治】腰痛による屈伸困難，下肢のだるさで長く立っていられないもの。

【位　置】膝窩横紋の両端，片側に2穴，左右あわせて4穴（図489）。

【経穴との関係】膝旁穴の外側の方のツボは，委陽穴（膀胱穴）と同じ位置である。

【灸　法】灸3壮。

【出　典】(1)『太平聖恵方』：「張文仲医師の神仙灸法は，重症の腰痛で，寝返りがうてず，起坐困難，および冷えと麻痺で，足の筋が痙攣して屈伸不能なものを治すのに，膝窩の両側横紋頭に灸をすえる。

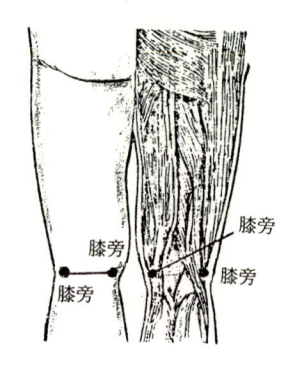

図－489

左右の足4穴に各3壮。片足ごとに2穴に同時に灸をすえる。火が肉に達する時，ようやく痛みが感じるが，この時二人で両足の火を同時に吹き消す。昼に灸をすると，臓腑の気が自然に1～2回循るか，あるいは雷鳴の如く動いて，疾患はたちどころに癒る。この方法の効果は顕著で，はかり難い程の神効がある」

(2)『針灸孔穴及其療法便覧』：「膝旁は奇穴で膝窩横紋の両頭にある。左右あわせて4穴。灸各3壮。あるいは同時灸，同時に火を消す。腰痛による屈伸困難，下肢のだるさで長く立っていられないものを主治する」

＜下　腿　部＞

内龍眼 (ない りゅう がん)

【主　治】膝関節痛。

【位置と取穴】坐位で，膝関節を軽く屈して，膝蓋骨の内側縁の陥凹部中で，膝蓋骨の下縁と水平であり，膝蓋骨の内側縁より1横指はなれたところ（図490）。

【針　法】前面内側より後面外側へ向けて，膝蓋骨前面と45度の角度をなすように斜刺する。針のひびき：麻感〔しびれ感〕が足底に伝わる。

【出　典】『常用経穴解剖学定位』

膝跟 (しつ こん)

【主　治】下腿・膝部の腫脹・疼痛。

【位　置】膝関節の前面の腓骨側で，膝蓋靱帯の腓骨側陥凹部の両側へ各々3分はなれた2個の陥凹中にある（図491）。

【針　法】針3分。

【出　典】『針灸孔穴及其療法便覧』：「膝跟は奇穴。膝蓋骨の下で，膝蓋骨の上，犢鼻穴の両側にある内・外側の陥凹中にあり，左右あわせて4穴。針3分。下腿・膝部が赤く腫れて痛み，屈伸できずに歩行困難になったものを主治する」

図-490

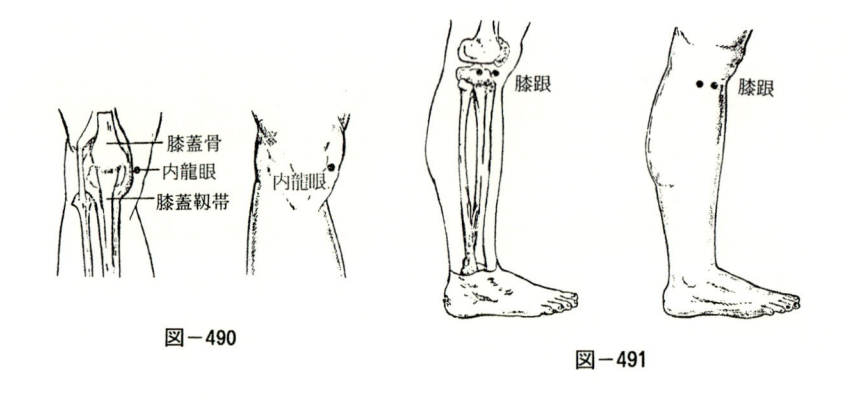

図-491

膝　眼（しつがん）

【主　治】膝部の発赤・腫脹，鶴膝風，腿部痛，膝関節炎，中風，脚気。

【位　置】膝関節の前面で，膝蓋骨中央の下1寸で，膝蓋靱帯両側の陥凹中。左右あわせて4穴（図492）。

【取　穴】膝蓋骨前面下の両側の陥凹部がこのツボである。膝を屈して取る。

【針灸法】針5分。針のひびき：局部に脹酸感がおこる。灸3～5壮。または施灸はしない。

【出　典】(1)『外台秘要』：「蘇恭は次のように語った。脚気で，心腹の気が動かず，両腰骨から膝にかけてつまったような感じのあるものは，灸を膝眼穴に7壮すえるとよい。膝蓋骨の下に接したところで，筋の外側の陥凹部がこれである。再発したら，さらに3壮すえる」

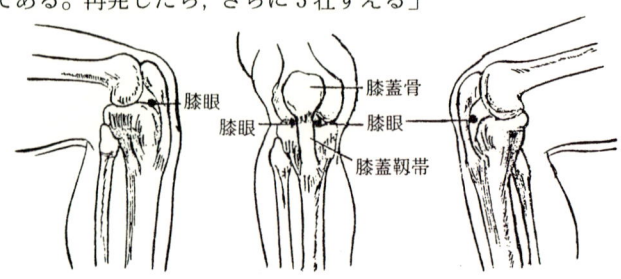

図-492

(2)『太平聖恵方』:「膝眼の4穴は，膝蓋骨前面の下方両側にある陥凹中のツボである。針を5分刺入し，3呼吸の間留針し，5回目の吸気で瀉す。膝の冷えと痛みが続いているものを主治する。灸は不可」

(3)『扁鵲神応針灸玉龍経』:「下肢痛には髕骨穴が両下肢の疼痛を治す。膝頭の赤く脹れたものも同じ。膝関節部の膝眼穴は刺針とすべきで，針灸を同時に行なうとかえって病を重くする。膝眼穴は膝の下のツボである。針3分，灸は不可」

(4)『類経図翼』:「膝眼穴は膝蓋骨正面の下の両側の陥凹中。針5分，禁灸。膝部の冷えと痛みの止まらぬものを主治する。昔，ある人が膝が痛むので，ここに灸をすえたところ，立つことができなくなった。故に灸は不可である」

(5)『神応経』:「身体中に疥癬が生じたものには，曲池，合谷，足三里，絶骨，膝眼に灸を14壮すえる」

(6)『外科大成』:「膝眼穴は，鶴膝風を治す。本穴は膝関節の下の両側の陥凹中にある」

【別　名】膝目。

太　陰

【主　治】脚気。

【位　置】下腿の内側で内果上縁の上8寸の，脛骨内側縁後方の陥凹部中にある（図493）。

【経穴との関係】中都穴（肝経）と地機穴（脾経）との間に位置する。

【灸　法】灸3〜7壮。

【出　典】『外台秘要』:「脚気の灸のツボ……太陰の2穴。内果の上8寸の骨の下の陥凹部が，このツボである」

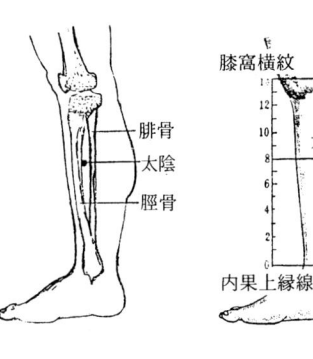

図－493

交儀（こうぎ）

【主　治】下腹部痛，排尿困難，月経不順，婦人の赤白帯下，脚気。

【位　置】下腿の内側で，内果上縁の上5寸の脛骨後縁にある（図494）。

【経穴との関係】交儀穴と足厥陰肝経の蠡溝穴は同じ位置にある。

【針灸法】針5～8分。針のひびき：酸麻感が内果に伝わる。灸5～30壮。

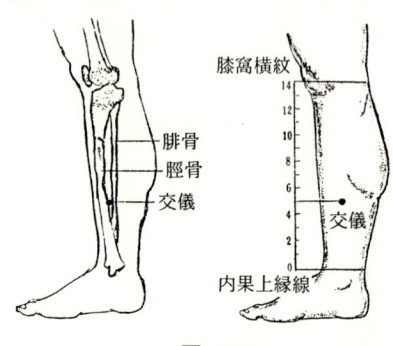

図－494

【出　典】(1)『備急千金要方』：「婦人の赤白帯下，月経不順は灸を交儀穴に30壮すえる。本穴は内果の上5寸にある」

(2)『太平聖恵方』：「交儀2穴は内果の上5寸の陥凹部中にある。灸5壮。急性脱腸，下腹部痛，排尿困難，婦人の赤白帯下，月経不順を主治する」

(3)『中国針灸学』：「交儀穴は内果の上5寸にある。灸30壮。月経不順，赤白帯下を主治する」

(4)『針灸孔穴及其療法便覧』：「交儀は奇穴で内果の上5寸。針5～8分，灸3～5壮。月経不順，赤白帯下を主治し，脚気も治す」

足踝上（そくかじょう）

【主　治】ひきつけ，小児の重舌，下肢の筋の拘縮。

【位　置】下腿部で，内果上縁の直上4寸のところと，外果上縁の直上4寸のところにある。左右あわせて4穴（図495）。

【経穴との関係】足踝上穴の内側のツボは，足太陰脾経の循行径路上にある。三陰交穴の上1寸。足踝上穴の外側のツボは，足少陽胆経の下腿部の循行径路の後方に位置している。陽輔穴のわずかに後方にある。

【灸　法】灸21壮。

【出　典】(1)『千金翼方』：「小児の重舌は灸を左の足踝上穴に 7 壮すえる」

(2)『医説』：「岐伯灸法……下肢筋の攣縮がおこり激痛を発するものには，灸を足踝上穴に 1 壮すえる。内側筋の攣縮であれば内側のツボに，外側筋であれば外側のツボにすえる」

(3)『幼幼新書』：「ひきつけで乳をほしがらず眠ってばかりいるものには，灸を足の内外果骨の上 4 寸にすえる。男なら内果側，女なら外果側とし，各21壮すえる。また髪際にも21壮すえる」

承　命
（しょう　めい）

【主　治】突然の驚きで錯乱するもの，癲癇，下肢の浮腫。

【位　置】下腿脛骨内側の後側で，内果上縁の上 2 寸 5 分のアキレス腱の前縁にある（図496）。

【経穴との関係】太谿穴（腎経）の直上 3 寸に位置する。

【針灸法】針 5 ～ 8 分。針のひびき：麻酸感が内果に伝わる。灸 3 ～ 7 壮。

【出　典】(1)『備急千金要方』：「突然の驚きで錯乱するものには，承命穴に灸を30壮すえる。本穴は内果後方の上 3 寸の動脈上にある」

(2)『針灸孔穴及其療法便覧』：「承命は奇穴で太谿穴の直上 3 寸にある。針 5 ～ 8 分，灸 3 ～ 7 壮。主治は癲癇，下肢浮腫も治す」

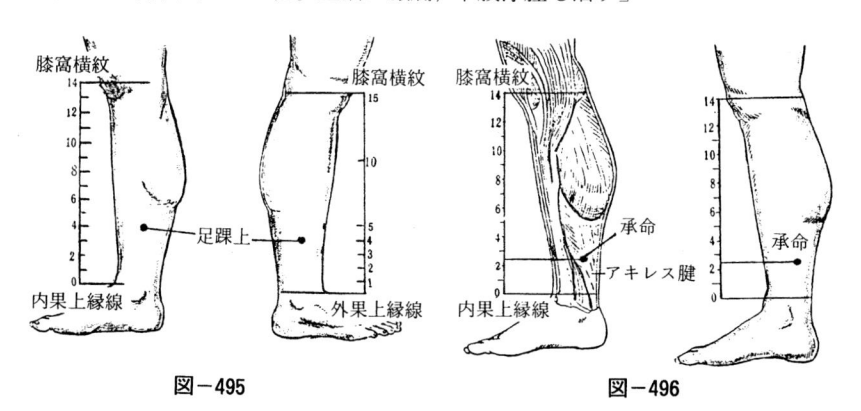

図－495

図－496

内踝上

【主　治】 痔瘻，筋の拘縮，帯下，子宮下垂，子宮出血。

【位　置】 下腿の内側にあり，内果上縁の上1寸の脛骨の内縁に位置する（図497）。

【経穴との関係】 三陰交(肝経)の下2寸。

【灸　法】 灸3～6壮。

【出　典】 (1)『備急千金要方』：「諸風で筋が拘縮し歩行不能となったもので，内果側に発したものには，灸を内踝上穴に40壮すえる。外果側に発したものには外果上穴に30壮すえる。即効がある」

(2)『千金翼方』：「帯下，不正子宮出血で，内部が冷え，子宮下垂のものには，灸を足の内踝上穴に各3壮すえる。2年経過したものには6壮とする」

(3)『医学綱目』：「慢性化した痔瘻には，足の内果の上1寸に灸を3～6壮すえる」

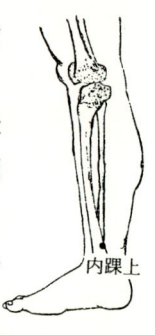

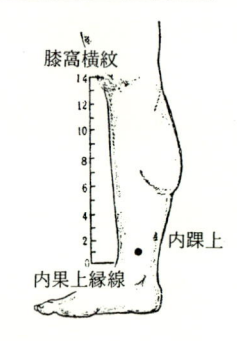

図－497

欲断産

【主　治】 妊娠中絶。

【位　置】 右側下腿内側で，内果上縁の上1寸の脛骨の内縁にある。右の内踝上穴と同じ位置である（図498）。

【灸　法】 灸3壮。

【出　典】『神応経』：「欲断産穴は，右足の内果の上1寸にある」

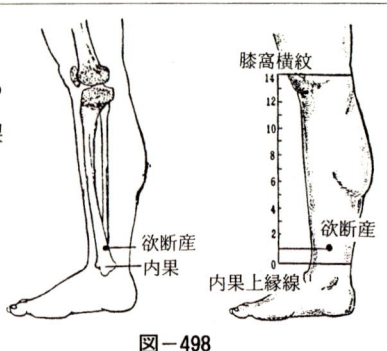

図－498

少陽維 (しょうようい)

【主　治】脚気，下腿部の慢性湿疹，皮膚結核症，下肢麻痺。

【位　置】下腿内側の脛骨後部で，内果上縁の上7分半のアキレス腱の前縁にある（図499）。

【経穴との関係】太谿穴（腎経）と復溜穴（腎経）のちょうど真ん中にある。

【針灸法】針3～5分。針のひびき：麻酸感が内果に伝わる。灸3壮。

図－499

【出　典】(1)『外台秘要』:「少陽維の2穴は内果後方1寸の筋中にある」

(2)『針灸孔穴及其療法便覧』:「少陽維は奇穴で太谿穴と復溜穴との中央にある。針3～5分，灸3壮。下腿の慢性湿疹，皮膚結核症を主治し，下肢麻痺も治す」

(3)『針灸腧穴索引』:「少陽維穴は太谿穴と復溜穴の中央にある。針3～5分，灸3壮。脚気，下腿部の慢性湿疹，下肢麻痺を治す」

治転筋 (ちてんきん)

【主　治】腰痛，悪性瘡の潰瘍，腓腹筋痙攣，ポリープ，関節炎。

【位　置】足の内果の上縁で，内果頂点の真上にある陥凹部中（図500）。

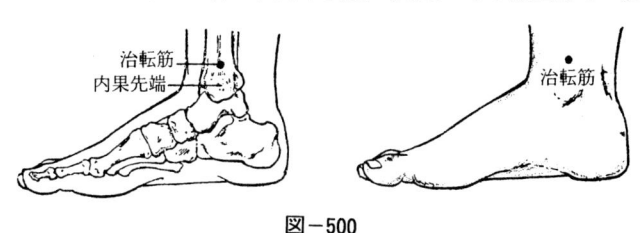

図－500

【取　穴】内果の先端より真上にさすり上げ、内果の上縁にある陥凹部に取穴する。

【灸　法】灸7〜14壮。

【出　典】(1)『福州民間針灸経験録』:「脾脈穴〔治転筋〕は内果上縁の陥凹中にある。腰痛を治す。灸14壮」

(2)『中国針灸学』:「内果骨の上縁中央の陥凹中にある。灸7壮。瘡が発生して1年のものは6壮、3年のものは9壮すえる。悪性瘡の潰瘍、ポリープ、腓腹筋痙攣、関節の痛風を主治する」

【別　名】脾脈。

膝下(しっか)

【主　治】腓腹筋痙攣、脛骨痛。

【位　置】膝部にあり、膝蓋骨下縁の膝蓋靱帯のところ(図501)。

【経穴との関係】犢鼻穴の内側にある。

【灸　法】灸3壮。

【出　典】『千金翼方』:「腓腹筋痙攣、脛骨の耐え難い疼痛を治すには、灸を膝の下の靱帯の上に3壮すえる」

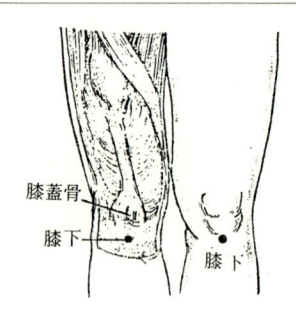

図-501

前承山(ぜんしょうざん)

【主　治】小児の後弓反張。

【位　置】下腿前面の正中線上で、脛骨前縁の外果の上8寸のところにある(図502)。

【経穴との関係】下腿の脛骨前縁で、下腿背面の承山穴(膀胱経)と相対するところ。

【灸　法】灸3〜4壮。

【出　典】(1)『小児推拿方脈活嬰秘旨全書』：「前承山穴。小児の後弓反張には，このツボを長くつまんだり，長く揉めば効果がある」
　(2)『腧穴学概論』：「前承山穴は下腿前面にあり，承山穴と相対するところにあたる。小児の後弓反張を主治する。灸3〜4壮」

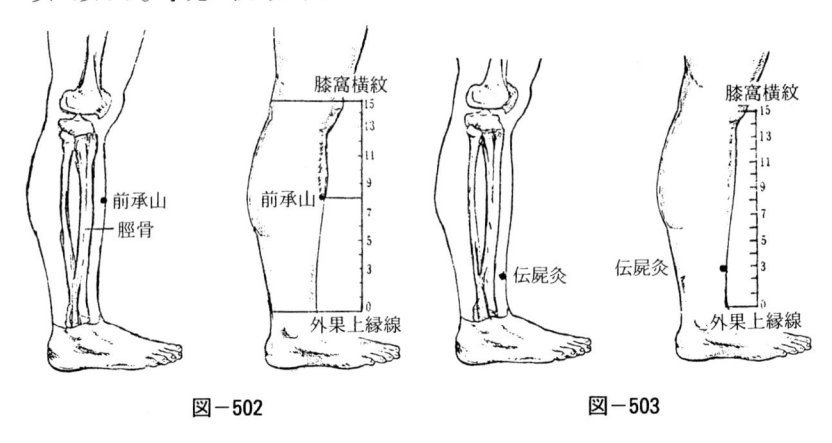

図−502　　　　　　　　　図−503

伝屍灸

【主　治】肺結核。
【位　置】下腿前面の脛骨前縁で，内果と外果を結んだ線上の中央の上3寸にある（図503）。
【経穴との関係】解谿穴（胃経）の直上3寸にある。
【灸　法】1本の細い麻紐で本穴の上をしばり，灸でこの麻紐を焼き切る。男は左，女は右のツボを取る。
【出　典】『外台秘要』：「靴の紐を結ぶところの横紋より，脛骨上に4横指上に量った部位にある。脛骨に沿って4指の中節〔近位指節間関節〕をあててさすると小さな穴がある。1本の麻をうすくけずり，この麻でゆるくしばった上から灸をすえて，麻を焼き切る。男は左，女は右にすえる。殆どの疾患が治る」

陵後（りょうご）

【主　治】足のしびれ・痙攣，腓骨神経痛，膝関節炎。
【位　置】下腿外側で，腓骨頭の後縁下の陥凹部中にある（図504）。
【経穴との関係】陽陵泉穴（胆経）の後方で腓骨頭を挾んで並んでいる。
【針灸法】針5分。針のひびき：酸麻感が外果に伝わる。
【出　典】『針灸孔穴及其療法便覧』：
「陵後は奇穴で陽陵泉穴の後方にある。針5分。足のしびれ・痙攣を主治し，腓骨神経痛，膝関節炎も治す」

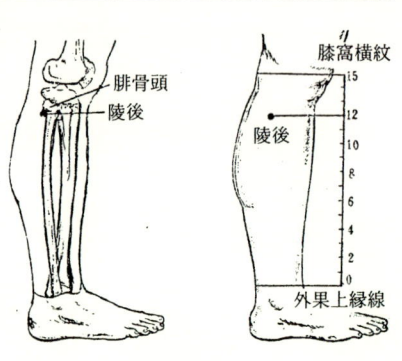

図−504

陵後下（りょうごか）

【主　治】坐骨神経痛，膝関節炎，腓骨神経痛。
【位　置】下腿外側で，腓骨頭後縁にある陥凹部の下5分のところ。または膝蓋骨中線から外側3寸5分にある（図505）。
【針灸法】針5〜8分。針のひびき：酸麻感が外果に伝わる。灸3〜5壮。
【出　典】『針灸孔穴及其療法便覧』：
「陵後下は奇穴で陵後穴の下ほぼ5分のところ。針5〜8分，灸3〜5壮。坐骨神経痛を主治し，また膝関節炎，腓骨神経痛も治す」

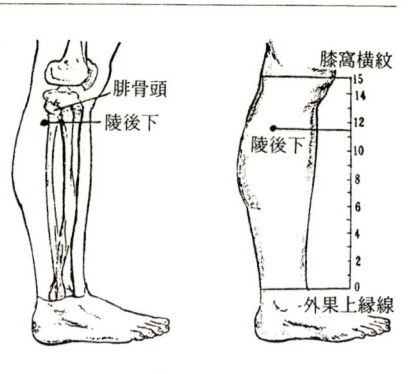

図−505

胆嚢点(たんのうてん)

【主　治】急性胆嚢炎,急性胆嚢炎による胆石症,胆道回虫症,慢性胆嚢炎の急性発作,胆嚢切除手術後の胆疝痛。

【位　置】下腿外側の上部,腓骨頭前下方の陥凹部より下方へ1横指のところ(図506)。

【経穴との関係】陽陵泉穴(胆経)の下1横指にある。

【針　法】強瀉法を主とする。針の刺入を敏速にして,すぐに得気をおこし,針をゆっくりと引き出しながら,針先は経絡の流注とは逆方向に向ける。得気の後は何回か雀啄し,経絡に沿ってだるい感じが足指の先端へ伝わるようにする。抜針後に針の孔を指で押える。殆どの場合,刺激を与えた後に置針しないが,一部については1～2時間の置針を行なう。置針の際は15分毎に刺激を強める。大体6時間に1回,刺針治療を施す。

【出　典】『中華外科雑誌』:「中医中薬による急性胆道疾患の治療――上海第一医学院附属中山医院」

【備　考】上海第一医学院付属中山医院が急性胆道疾患の針治療の際使用している主穴……胆嚢点(左右),陽陵泉(左右),期門(左右)。補穴……肝兪(左右),胆兪(左右),足三里(左右)。症状の重い者には,日月(左右),行間(左右)を加える。熱の高い者には,曲池(左右)を加える。

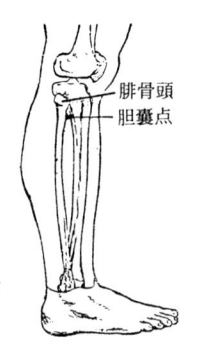

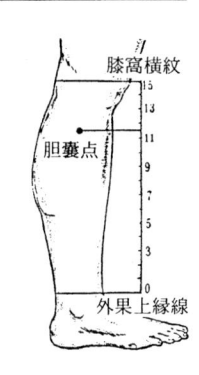

図-506

中平〔足〕

【主　治】一般的な癲癇症, 欝病, 慢性精神病。

【位　置】下腿の外側, 腓骨頭と外果の先端とを結ぶ線上で, 膝蓋骨外側の下5寸のところ。または膝蓋骨外側と外果上縁とを結ぶ線上の上から3分の1の点にある（図507）。

【取　穴】膝の下5寸の脛骨と腓骨の間に取る。

【経穴との関係】足陽明胃経の下腿部の循行径路上で, 足三里穴（胃経）の下1寸。

【針　法】刺針に際しては, やや内側へ向けて斜刺すること。一般的な癲癇症と欝病には5〜6寸と深刺する。癲癇症の良くなりつつある患者と慢性精神病患者には1寸5分〜2寸と浅刺にする。

【出　典】天霊穴と同じ。

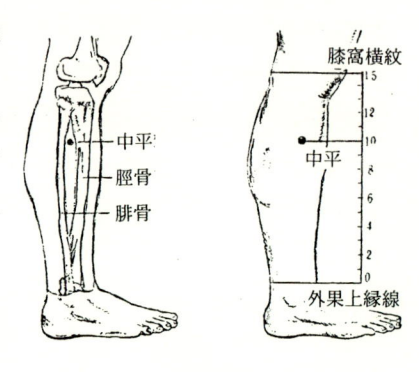

図－507

闌尾

【主　治】急性虫垂炎。

【位　置】下腿外側で, 膝蓋骨外側の下5寸5分の前脛骨筋の外側縁にある（図508）。

【経穴との関係】足陽明胃経の下腿部の循行径路上で, 足三里穴と上巨虚穴を結ぶ線上の圧痛点（右側に圧痛を覚える者が多い）。

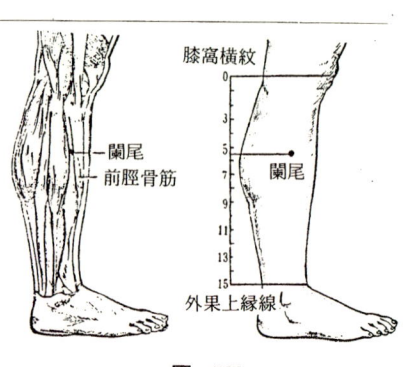

図－508

【針　法】刺入は外より内へ向けて，下腿外側面と90度の角度をとる。深度は6分から1寸2分まで刺入してよい。針のひびき：酸感が足背に伝わる。

【出　典】『新中医薬』の葉肖麟の翻訳した「虫垂突起炎の針治療」という文章の内で次のように述べている。「ドイツの医学博士ニール・クラーク氏は虫垂突起炎の針治療のツボを発見した。このツボは奇穴に属する。右側下腿の外側前面の前脛骨筋上で，足三里穴の下2寸のやや前方のところ。患者の多くがこの点に圧痛か硬結を見い出す。クラーク氏はこれを"闌尾点"と名付けた。急性であれ亜急性であれ虫垂突起炎の際は，銀針でこのツボに瀉針（鎮静）を施術し，約30分間刺針をつづけると炎症は消失する。刺針すると患者は，一種独特な痛痒感と蟻走感を感じる。この感覚が消失したら抜針する。急性虫垂突起炎の場合は，針治療を施すと疼痛はすぐ緩解し，体温も下り，炎症も減退し，遅くとも翌日には全快する。慢性の場合は，8日間治療を継続すべきで，これでようやく全快する。事前に酒を暴飲していた者は効果がない」

外踝上（がいかじょう）

【主　治】脚気，片麻痺，下肢神経痛。

【位　置】下腿外側の遠位端で，外果先端の直上，外果上縁の上2寸5分のところ（図509）。

【取　穴】外果の先端より上へ3寸のところに取る。

【針　灸】針5分，針のひびき：麻酸感が外果に伝わる。灸3～7壮。

【出　典】(1)『備急千金要方』：「こむらがえりで十指の筋が攣縮し，屈伸不能となったものには灸を足の外踝上に7壮すえる」「諸風で筋が攣縮し，歩行不能となり，外果の筋が攣縮をおこしたものには，灸を外踝上穴に30壮す

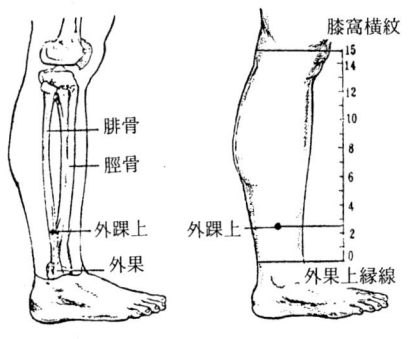

図－509

える。即効がある」

(2)「類経図翼」：「外踝上穴は外果の先端の上3寸にある。筋の攣縮を主治する。灸7壮, または針で瀉血する」

絶　骨〔澤田〕

【主　治】足部の脱疽〔閉塞性血栓性血管炎〕。
【位置と取穴】足の外果前縁の直上で, 外果の上縁と水平のところ（図510）。
【経穴との関係】足少陽胆経の足関節部の循行径路上で, 丘墟穴の上約1寸5分のところ。このツボと足少陽胆経の絶骨穴とは同名だが位置が異なる。
【針灸法】針3～5分, 灸3～7壮。
【出　典】『針灸真髄』：「足部の脱疽を治療するのに絶骨穴への施灸がよい。先生（澤田氏のこと）の取られる絶骨穴とは, 足の外果前側で足関節横紋の上方にある。胆経の丘墟穴の上ほぼ1寸5分のところにあたる」

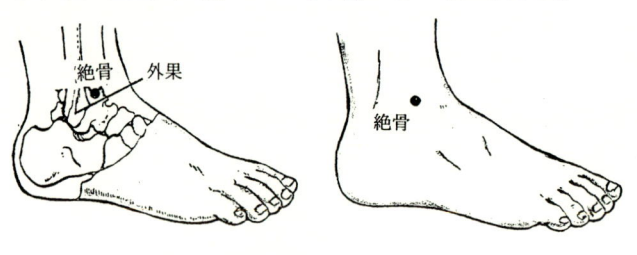

図-510

瘰　癧　灸

【主　治】急・慢性の潰瘍あるいは潰瘍性の頸部リンパ節腫脹。
【位　置】下腿外側の遠位端で, 外果先端（男は左, 女は右）の直上各々2寸5分, 3寸, 3寸5分のところで片側で3穴, 左右で6穴（図511）。
【取　穴】患者の中指の長さを3寸として, この尺度で患者の外果先端（男は左, 女は右）の直上で2寸5分, 3寸, 3寸5分のところを量る。

【灸　法】生姜片をこのツボの上に置き,その上に艾灸をのせる。各ツボ3壮とし,3ヶ所のツボを同時に施灸するので合計9壮となる。第1壮の施灸の後は,生姜片を取換えず,艾の灰も取去らずに,続けて第2壮,第3壮とすえる。最後に生姜片を取りのぞく。施灸個所に水泡ができるので,絆創膏を貼る。

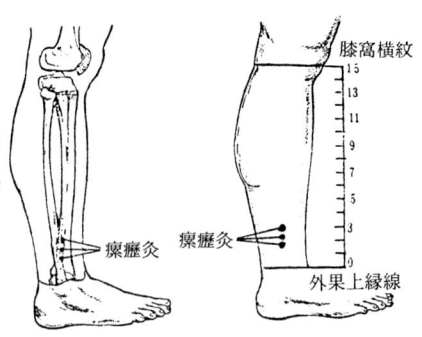

【出　典】『中医研究工作資料彙編』:「呉智医師の郭永慶家伝来の秘方〝瘰癧灸治法″の紹介」

図-511

<足　部>

内踝尖(ないかせん)

【主　治】小児の言語障害,霍乱による強直性筋痙攣,歯痛,腓腹筋痙攣,扁桃炎。

【位　置】内果の最先端(図512)。

【灸　法】灸5壮。

【出　典】(1)『備急千金要方』:「4～5才の小児の言語障害を治すには,足の両内果に灸を各3壮すえる」

(2)『備急灸法』:「孫真人は霍乱による強直性筋痙攣と,突然原因不明の

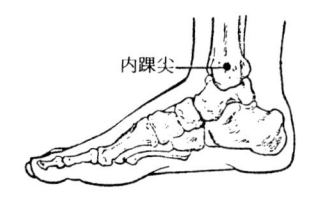

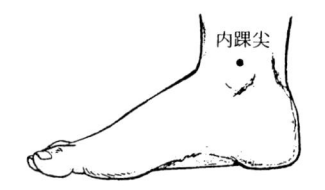

図-512

攣をおこし死にそうになるものに，両内踝尖に緑豆大の灸を3壮すえた。筋痙攣が下肢の内側におきた場合は内踝尖に，外側におきた場合は外踝尖に灸をすえる」

(3)『針灸大成』：「内踝尖2穴は，内果の最先端。灸7壮。下顎歯の疼痛，腓腹筋痙攣を治す。灸7壮」

(4)『医学綱目』：「歯痛。足内果の先端の灸が上顎歯痛を治す。龍玄穴と列缺穴の上の静脈中の灸は下顎歯痛を治す」

(5)『類経図翼』：「踝尖は，足の内果の先端にある。下顎歯痛，腓腹筋痙攣，脚気寒熱を主治する。灸7壮。あるいは刺針して瀉血する」

(6)『中国針灸学』：「内・外踝尖は，内果と外果の先端にある。灸7壮。歯痛，扁桃炎を主治する」

(7)『針灸孔穴及其療法便覧』：「内踝尖は奇穴で内果の先端にある。灸5壮。下顎歯痛，腓腹筋痙攣，4～5才の小児の言語障害，子宮・膣道炎を主治する」

【別　名】踝尖，呂細

内崑崙(ないこんろん)

【主　治】小児の陰部腫脹，腓腹筋痙攣，四肢の冷え，嘔吐。

【位　置】内果の後下方とアキレス腱の間の陥凹部で，外果の先端と同じ高さにある（図513）。

【経穴との関係】足の内果後方の陥凹中で，崑崙穴（膀胱経）と相対する位置にある。

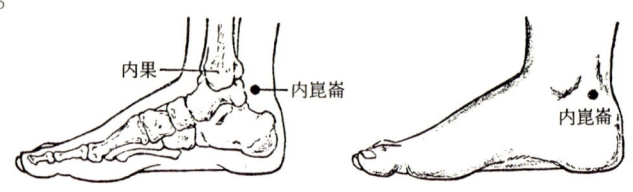

図－513

【針灸法】針3～6分。針のひびき：局部に脹感あるいは酸麻感が足の指先に至る。灸3～5壮。

【出　典】(1)『太平聖恵方』：「小児の陰部腫脹には内崑崙の2穴に灸を各3壮すえる。内果の後方5分の踵骨と腱の間の陥凹中にある。艾は小麦大とする」

(2)『類経図翼』：「内崑崙は，足の内果後方の陥凹中にある。腓腹筋痙攣を主治する。6分刺し，瀉法を取る」

(3)『針灸孔穴及其療法便覧』：「内崑崙は奇穴。針3～5分，灸3～5壮（古い説では針6分。瀉法をとるとなっている）。腓腹筋痙攣を主治し，四肢の冷え，嘔吐も治す」

足太陰 (あしのたいいん)

【主　治】難産，胎盤残留，淋病，子宮痙攣，子宮内膜炎。

【位　置】足の内果の下縁，後方約1寸の陥凹中（図514）。

【経穴との関係】太谿穴（腎経）のやや前下方。

【針灸法】針3～5分。針のひびき：局部に脹麻感がおこる。灸3～5壮。

【出　典】(1)『千金翼方』：「逆子出産で足から出てきたものには，針を足太陰に3分入れ，足が体内に戻った後に抜針する。ツボは内果の後方白肉際の陥凹部にある」

(2)『中国針灸学』：「足太陰と足太陽は，足の内果と外果の後1寸に取る。針3分，灸3壮。難産，胎盤残留を主治する」

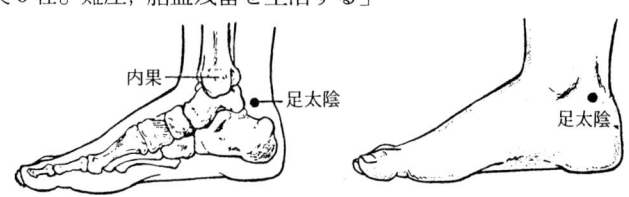

図－514

営池（えいち）

【主　治】腸出血，子宮出血，子宮内膜炎，月経過多，赤白帯下，尿閉，足関節炎。

【位　置】足の内果下縁の前方と後方の陥凹部。片足に2穴（図515）。

【針灸法】針3分。針のひびき：局部に脹感がおきる。灸3〜7壮。

【出　典】(1)『備急千金要方』：「赤白帯下は，営池穴4穴に灸30壮すえる。ツボは内果の前後の脈上にある。別名を陰陽という」

　(2)『針灸雑誌』（第1巻）：「営池4穴は，内果前後の陥凹中。赤白帯下を治す。針3分，灸30壮」

　(3)『針灸孔穴及其療法便覧』：「営池は奇穴で足内果の前と後の陥凹部で左右あわせて4穴ある。針3分，灸3〜7壮。腸出血，子宮出血，子宮内膜炎，月経過多，尿閉を主治する。また足関節炎も治す」

【別　名】陰陽，営衝。

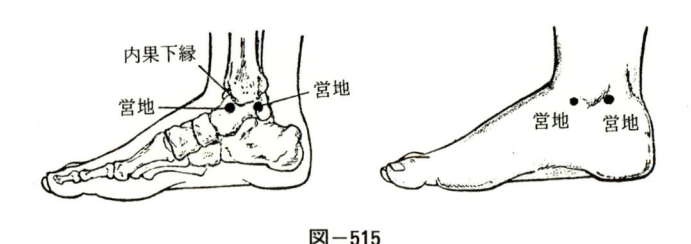

図－515

太陰蹻（たいいんきょう）

【主　治】脚気，婦人の不妊症，子宮下垂，淋病，煩悶感，心部痛，眼部痛，月経不順，突然の疼痛発作，下腹部痛，歯痛，中風による歩行障害。

【位　置】足の内果下方の陥凹中（図516）。

【灸　法】灸3壮。

【出　典】(1)『外台秘要』の脚気の灸の穴名を記載した部分に「太陰蹻2穴は，内果下方の円いくぼみの中である。黄帝三部針灸経および同人腧穴経には少陽維，太陰，太陰蹻の3つの穴名がない」と書かれてある。

(2)『太平聖恵方』：「陰蹻2穴は，足内果下方の陥凹中がツボである。突然の疼痛発作，下腹部痛を治す。病いが左にあれば右に，右にあれば左を取ると効果がある。女子の無月経，驚き悲しんで楽しまぬもの，流産，多汗，顔色の黒いもの，飢えていながら食欲のないもの，婦人の淋病，子宮下垂・子宮脱，四肢の結核性リンパ結節，高熱で寒気して煩悶するもの，各種の淋病，目部痛，下腹部の片側痛，嘔逆，嗜臥（常に横になりたがるもの），中風による歩行困難，悪性の風邪による意識障害，夜驚症，小便の黄色いもの，下腹部の熱感，喉の乾きを治す。灸3壮，針は3分」

(3)『針灸資生経』：「水原と陰蹻穴は婦人の不妊症，子宮下垂・子宮脱，帯下，無月経，煩悶心痛を治す」

(4)『扁鵲神応針灸玉龍経』：「虫歯で夜も眠れないほどの歯痛には，呂細〔太陰蹻〕をさがし施術すれば痛みを止めることができる。まず瀉法で針を刺し，後に補法を取る。この方法は人づてに伝承されたものである。呂細は足の内果の骨肉の下方の陥凹中にある。針3分で瀉法をした後に補法を取る。痛みが鎮静した後に抜針する。灸14壮」

【灸　名】呂細。

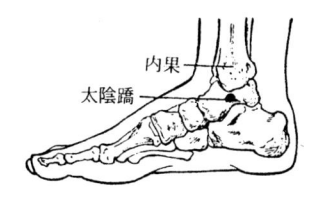

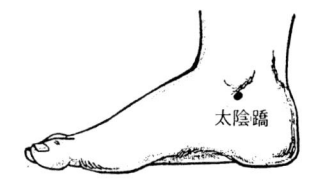

図－516

漏陰(ろういん)

【主　治】赤白帯下，四肢のだるさ。
【位　置】足の内果下縁の下方5分（図517）。
【針灸法】針1分。針のひびき：局部に脹感がある。灸30壮。
【出　典】『千金翼方』：「赤白帯下，四肢がだるいものは，漏陰穴に灸を30壮すえる。ツボは内果の下5分の動脈のやや上に取る」

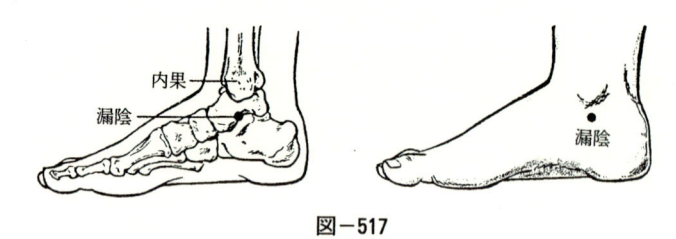

図-517

内踝前下(ないかぜんか)

【主　治】反胃嘔吐。
【位　置】足関節部で，内果の下よりやや斜め前方に1横指のところ（図518）。
【経穴との関係】足太陰脾経の足関節部の循行径路上で，商丘穴のやや上方にある。
【灸　法】灸3壮。
【出　典】(1)『針灸集成』：「内果の下よりやや斜め前方にツボがある。灸3壮。反胃嘔吐を治す」
　　(2)『針灸孔穴及其療法便覧』：「内踝前下は奇穴で内果の下やや前方，あるいは1横指前にある。灸3壮。反胃嘔吐を主治する」

図-518

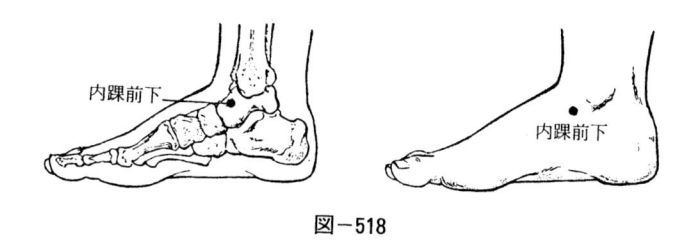

太 谿〔澤田〕

【主　治】腎臓病，咽喉痛，扁桃炎，中耳炎，喘息，婦人科疾患。
【位　置】足の内果前下方5分のところに位置する。内果下部と舟状骨下部をつなぐ線の中央にあたる（図519）。
【経穴との関係】足少陰腎経の足関節部循行径路上で，照海穴の前斜め上方。然谷穴の後斜め上方。
【針灸法】針3～5分，灸3～5壮。
【出　典】『針灸真髄』：「太谿（澤田流）は灸の常用穴。内果の前下方5分のところ。内果下部と舟状骨下部をつなぐ線上の中央部。針灸関係の本では照海穴としている部位にあたる。ここは腎臓の要穴である。咽喉痛，扁桃炎，中耳炎，喘息，婦人科疾患などを治す」

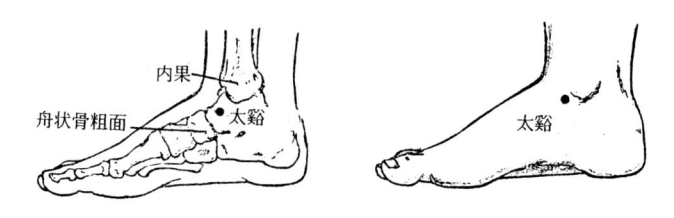

図-519

然後(ねんご)

【主　治】腹膜炎，消化不良，小児のひきつけ，嘔吐，足部の腫脹・疼痛。
【位　置】足の内側で，舟状骨粗面後下方の陥凹中にある（図520）。
【経穴との関係】然谷穴（腎経）の後方約4分。
【針灸法】針3〜5分。針のひびき：局部に酸脹感がおこる。灸3〜7壮。
【出　典】『針灸孔穴及其療法便覧』：「然後は奇穴で然谷穴の後方4分のところ。針3〜5分，灸3〜7壮。腹膜炎，消化不良を主治する。また小児のひきつけ，嘔吐，足部の腫脹・疼痛も治す」

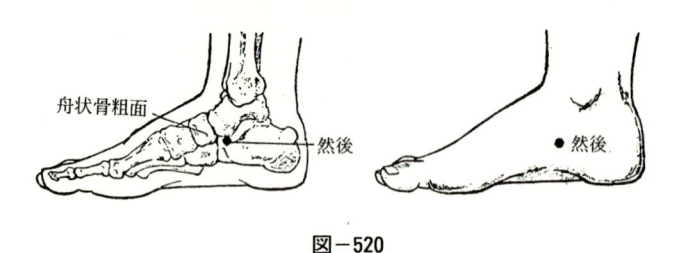

図－520

踝下(かか)

【主　治】全身の突発性腫脹，顔面部の浮腫，足腫部の関節炎。
【位　置】内果の直下で，足の内側下縁から踵への移行部（図521）。

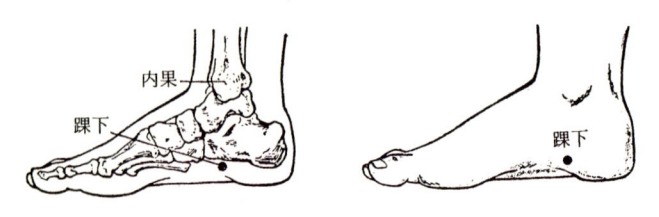

図－521

【経穴との関係】照海穴（腎経）のやや下方。
【針灸法】針3分。針のひびき：局部に脹感がおこる。灸3壮。
【出　典】『針灸孔穴及其療法便覧』：「踝下は奇穴で内果の下，赤白肉際のところ。針3分，灸3壮。全身の突発性腫脹，顔面部の浮腫を主治し，足腫部の関節炎も治す」

鬼　眼

【主　治】中悪（訳注チ・3），突発性人事不省。
【位　置】足の第1指の内側で，爪甲根部と水平で爪甲角より1分のところ（図522）。
【経穴との関係】足太陰脾経の隠白穴と同じ位置。
【灸　法】灸7壮。
【出　典】『医灯続焔』：「中悪の処方は，百会穴，人中穴，足の母指の爪甲より韮葉の幅ほど離れたところにある鬼眼穴，および丹田，気海穴などに灸を7壮すえる。その効果は妙である。1〜2回すえてみて覚醒すればそこで止め，さらにそれ以上すえる必要はない」

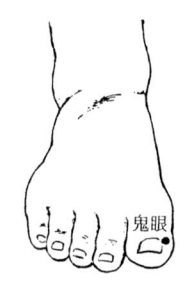

図－522

陰　陽

【主　治】中風，子宮内膜炎，赤白帯下，下痢，腸疝痛。
【位　置】足の第1指の内側で，足の母指指節間関節の横紋端（図523）。
【経穴との関係】大都穴（脾経）の前下方。
【灸　法】灸3壮または随年壮。
【出　典】(1)『備急千金要方』：「扁鵲は中風で心部が煩悶し，死にそうなものには急いで足の母指の横紋に灸を随年壮すえれば，即刻効果があると述べている」「赤白帯下，下痢には陰陽穴に随年壮灸をすえ，これを3回繰り返す。このツボは足の母指の横紋端の白肉際にある」

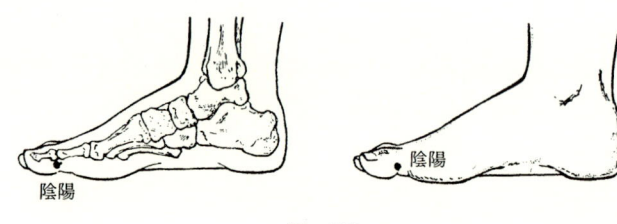

図-523

(2)『類経図翼』:「陰陽穴は,足の母指の下部で横紋端の白肉際にある。赤白帯下や下痢を主治する。灸を随年壮すえ,これを3回繰り返す」

華　佗
（か　だ）

【主　治】副睾丸炎,男子の突然の疝気痛,睾丸腫大。
【位　置】足の第1指の内側で,爪甲根部より5分のところ（図524）。
【経穴との関係】隠白穴（脾経）の外方4分にある。
【針灸法】針2～3分。針のひびき:痛麻感が指先に至る。灸3～5壮。
【出　典】(1)『太平聖恵方』:「華佗穴は男子の突然の疝気痛,睾丸腫大を治す。患者の足の母指の爪甲を去ること5分,内側の白肉際に取る。灸3壮。艾は棗〔なつめ〕の種の半分の大きさ。患部が左にあれば右に,右にあれば左に灸をすえる」

(2)『針灸孔穴及其療法便覧』:「華佗は奇穴。足の母指の内側で,爪甲根部角を去ること5分の赤白肉際。針2～3分,灸3～5壮。副睾丸炎を主治する」

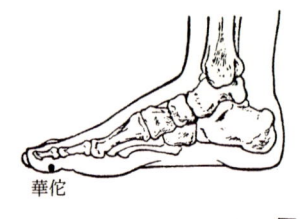

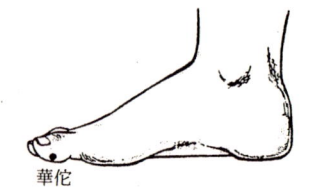

図-524

大趾甲下（だいしこうか）

【主　治】突然の精神錯乱，突然昏倒して人事不省に陥ったもの。
【位　置】足の母指の内側で，爪甲端の下3分のところ（図525）。
【針　法】針1～3分。
【出　典】『備急千金要方』：「突然，昏倒し人事不省になった者は，みな，脈が触れないようになる。これは陽脈が下降し，陰脈が上昇して，気が閉塞するためにおこる。百会穴に針を3分刺入して補法をとり，灸または炭火入りのアイロンで両側腹部を暖め，さらに煙突内のススを銃弾大とって水に溶かして飲ませる。また針を足の第3指の爪甲を去る韮葉のところに刺し，さらに足の第1指の内側で爪甲を去る3分にも刺す」「突然の精神錯乱には，針を足の第1指の爪甲の下部に少し刺入するとすぐ止まる」
【別　名】大母趾爪甲下。

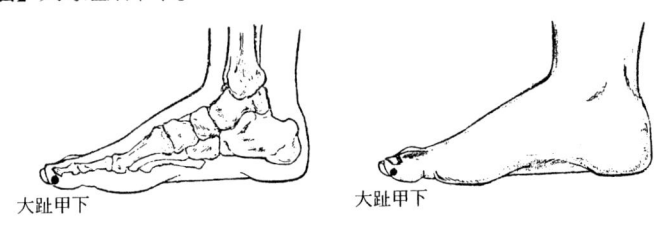

図－525

気端（きたん）

【主　要】脚気，足指の麻痺，脳充血，足痛，足背部の腫脹，救急。
【位　置】足指十本の先端。左右あわせて10穴（図526）。
【針灸法】針1～2分，灸3壮。
【出　典】(1)『備急千金要方』：「脚気になるとまず脚が弱ってくるものだが，すみやかに灸をすえる。足指十本の先端，気端穴という。日に灸を3壮すえ

る」

(2)『針灸集成』:「気端は脚気を主治する。日に3壮，灸をすえる。著効がある」

(3)『針灸孔穴及其療法便覧』:「気端は奇穴で足指の先端にある。左右あわせて10穴。針1～2分（点刺），灸3壮。足指の麻痺，脚気を主治する。また脳充血，足背の腫脹も治し，救急穴としても用いられる」

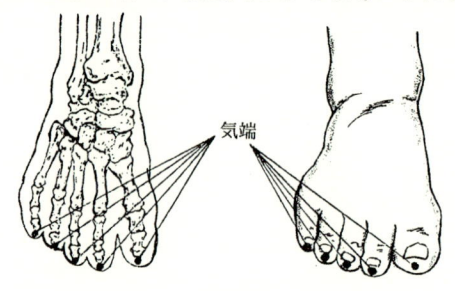

図-526

曲　尺
きょく　しゃく

【主　治】臍周囲の疼痛，下腹部痛，腰痛，腹脹，遺精。
【位　置】足背の内側面で内果の前下方，前脛骨筋内側縁の陥凹部（図527）。
【経穴との関係】足厥陰肝経の足背部の循行径路上で，中封穴（肝経）の上方。
【針灸法】針3～5分，灸3～5壮。
【出　典】『医心方』「小品方」:「足背と脛が接する部の陥凹中。母指と対していて，内果の前，2本の筋の中央の陥凹中にある」

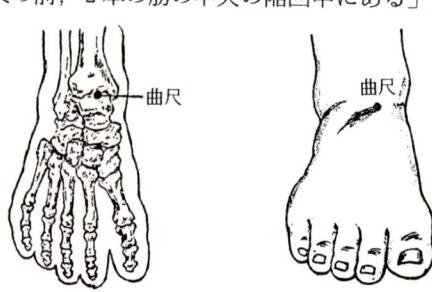

図-527

鞋　帯
　　　けい　たい

【主　治】小児の後弓反脹。

【位　置】足関節の前面で，内・外果の先端を結んだ線と前脛骨筋の外側縁との交点の下3分のところ（図528）。

【経穴との関係】足陽明胃経の足関節前面の循行径路上で，解谿穴の下3分のところ。

【灸　法】灸3〜7壮。

【出　典】(1)「小児推拿方脈活嬰秘旨全書」：「鞋帯穴は小児が仰向けに倒れたとき，ここを揉むと効果がある」「針灸の専門書によっては，解谿穴のことを鞋帯穴と名付けている。ここでは鞋帯穴を図解しておく。それは解谿穴の少し下にある（江静波氏の注記）」

(2)『経穴彙解』：「『秘旨無穴』の注記の図解では足背の上にある」

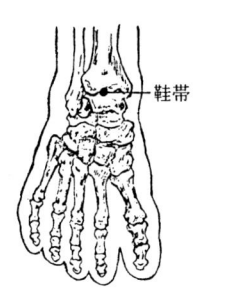

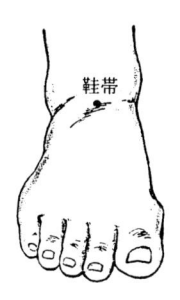

(3)『腧穴学概論』：「鞋帯は，足背横紋の中央。小児のひきつけを主治する。灸3〜7壮」

図-528

内太衝(ないたしょう)

【主　治】腸ヘルニア痛，呼吸困難，鎮静作用。

【位置と取穴】足背上に位置し，第1・第2中足骨の間の中央で，長母指伸筋腱の内側の陥凹中にある。足を挙げて取穴する（図529）。

【経穴との関係】太衝穴（肝経）の内側で，長母指伸筋腱の陥凹中にある。

【針灸法】針2～3分。針のひびき：酸脹感が指先へ伝わる。

【出　典】(1)『針灸集成』：「内太衝2穴（足の太衝穴の内側，大筋〔長母指伸筋〕を隔てた陥凹中にあり，足を挙げて取穴する）は，腸ヘルニア痛，呼吸困難を主治する。針2～3分，灸3壮。著効がある」

(2)『針灸孔穴及其療法便覧』：「内太衝は奇穴で太衝穴の内側，筋を隔てた陥凹中にある。足を挙げて取穴する。針2～3分，灸3壮。腸ヘルニア痛，呼吸困難を主治する。鎮静作用もある」

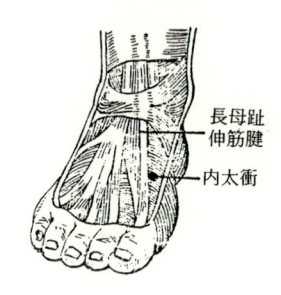

図－529

足陽明(あしのようめい)

【主　治】精神錯乱して狂い走る，ショック，恍惚，片麻痺。

【位　置】足背上で，母指の先端から直上3寸のところ（図530）。

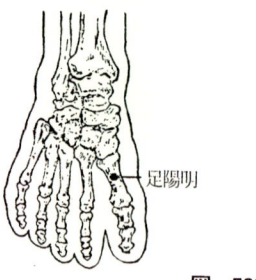

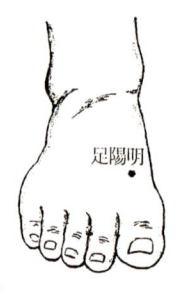

図－530

【経穴との関係】足太陰脾経と足厥陰肝経の足部の循行径路の間に位置する。
【灸　　法】灸100壮。
【出　　典】(1)『備急千金要方』：「精神錯乱して狂い走る，ショック，恍惚には，足陽明穴に灸を30壮すえよ」
　(2)『千金翼方』：「灸により風を退け，片麻痺を治す法……まず天窓穴に灸をすえ，次いで大門穴にすえる。……次に足陽明，足の母指の先端3寸にすえる。各々灸100壮」

足厥陰
あしのけついん

【主　　治】消渇，中風。
【位　　置】足の母指の背側正中線上で，中足指節関節部（図531）。
【経穴との関係】足厥陰肝経と足太陰脾経の足部の循行径路の間にある。
【灸　　法】灸3壮。患部が左にあれば右に，右にあれば左に灸をすえる。
【出　　典】『備急千金要方』：「口がかわき煩悶する消渇に，灸を足厥陰に100壮すえる。または陽池穴に50壮すえる」「中風を治すには，灸を足厥陰にすえる。左に患あれば右に，右にあれば左にすえる。3壮。足の母指の中足指節関節部にある」

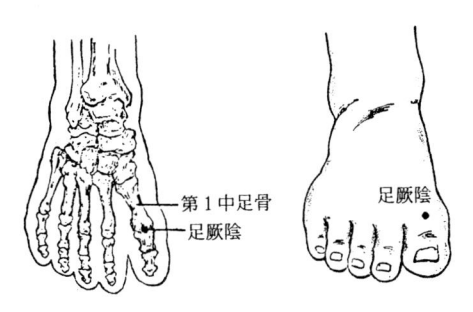

第1中足骨
足厥陰
足厥陰

図-531

百息(ひゃくそく)

【主　治】大便失禁，難産。
【位　置】足の母指の背側正中線上にあり，指先の直上1寸の所（図532）。
【灸　法】灸3壮。
【出　典】(1)『備急千金要方』:「老人，小児の大便失禁を治すには，両足の母指の爪甲を去ること1寸に3壮灸をすえ，さらに母指の背節関節間に各3壮すえる」
　(2)『千金翼方』:「逆子で手が先に出てきたものには，針を太衝穴に3分刺入し，すぐ百息穴に補法をとる。足の母指の先端より1寸のところ」

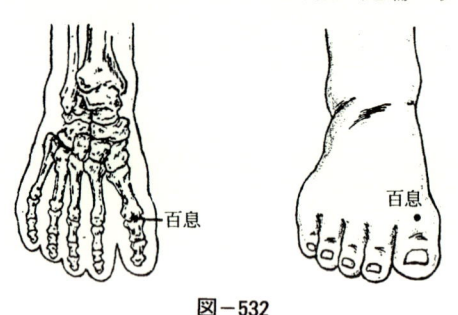

図－532

拇趾表横紋(ぼしおもておうもん)

【主　治】淋病，睾丸炎，腸ヘルニヤ痛，腰痛。
【位　置】足の母指の背側，母指指節間関節横紋の中央（図533）。
【針灸法】針1～2分。針のひびき：局部に脹麻感がおこる。灸3～5壮。
【出　典】(1)『千金翼方』:「中風で悪感煩悶し，熱毒がまわって死にそうなものは，足の大指の横紋に随年壮灸をすえる」
　(2)『中国針灸学』:「拇趾表横紋は足の母指の指節間関節横紋の中央。灸7壮。淋病，睾丸炎，腸ヘルニヤ痛，腰部の神経痛を主治する」

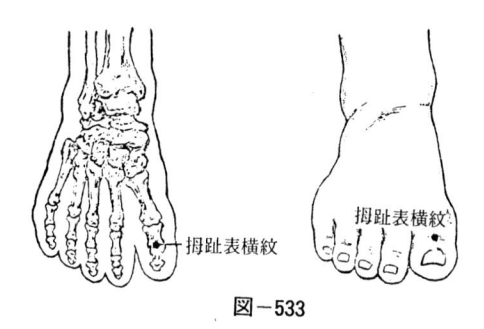

拇趾表横紋

図−533

拇趾聚毛(ぼししゅうもう)

【主　治】中風，脳出血，眩暈，頭痛，悪夢。
【位　置】足の母指の背側で，母指指節間関節部の聚毛部（図534）。
【針灸法】針1〜2分。針のひびき：局部に脹麻感がおこる。灸3壮。
【出　典】(1)『備急千金要方』：「夢にうなされるものは，両足の母指の聚毛部に灸を14壮すえる」
　(2)『類経図翼』：「中風を治すには，灸を聚毛に7壮すえる。夢にうなされて目の醒めぬものには，両足の母指の聚毛部に灸を21壮すえる」
　(3)『中国針灸学』：「拇趾聚毛は足の母指指節間関節部の聚毛部にある。灸3壮。心臓麻痺，脳出血，脳貧血症，眩暈を主治する」
【別　名】足大指叢毛。

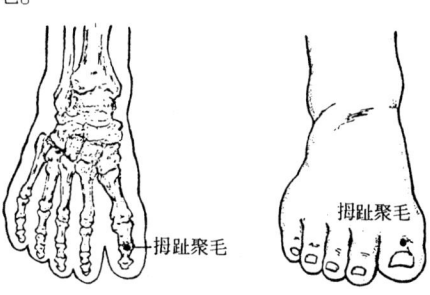

図−534

拇趾横理三毛(ぼしおうりさんもう)

【主　治】鼻出血，胃痛，腸疝痛，慢性睾丸炎，癲狂。
【位　置】足の母指の背側で，爪甲根部の正中点（図535）。
【針灸法】針2〜3分。針のひびき：局部に脹麻感がおこる。灸5〜7壮。
【出　典】(1)『備急千金要方』：「鼻血が出てむずがゆい時には，足拇趾横理三毛に10壮灸をすえる。症状が激しければ100壮すえる。鼻出血の止まらぬ場合もここにすえる。睾丸の腫脹も治せる」「狂ったように走りまわり昏倒して死んだようになったものには，足拇趾三毛に9壮灸をすえる」
　(2)『針灸孔穴及其療法便覧』：「拇趾横理三毛は奇穴。足母指の背側の末節で新月のような横紋のあるところ。針2〜3分，灸5〜7壮。鼻出血を主治し，胃痛，腸疝痛，慢性睾丸炎も治す」

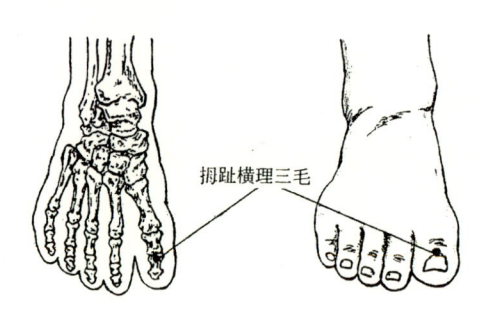

図－535

甲　根(こうこん)

【主　治】卒中，慢性の胸痛。
【位　置】足の母指の背側，爪甲弧部の中央（図536）。
【針灸法】針1分。針のひびき：局部に痛感がおこる。灸3〜7壮。
【出　典】(1)『千金翼方』：「卒中が重くなって恍惚となり，口がきけなくなっ

たものを治す法……鼻の下の人中と両手足の母指の爪甲に灸をすえる。艾の半分が爪の上，残りの半分が肉の上にのるようにする。灸は7壮に止どまらず14壮すえてもよい。艾は雀を撃つ矢尻大につくる」

(2)『針灸集成』：「甲根穴は母指の爪甲弧部にある。疝気を治す。針1分」

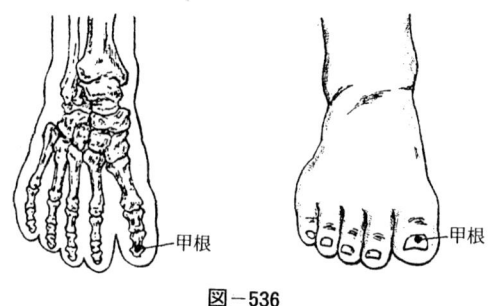

図－536

足大趾端
あしのだいしたん

【主　治】鼠経リンパ節腫大，足部の腫瘍。
【位　置】足の母指の先端（図537）。
【灸　法】灸3壮。
【出　典】『外科大成』：「鼠経リンパ節腫大には足大趾端に灸をすえる」
「足部の腫瘍には患側の母指端に灸を3壮すえる」

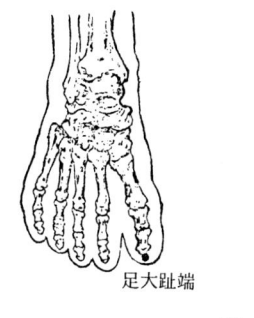

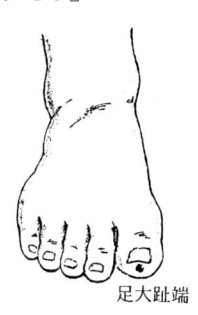

図－537

足少陽 (あしのしょうよう)

【主　治】胸悶・脇痛，癲癇，腹部の不快感。
【位　置】足背上に位置し，足第2指の正中線で，中足指節関節の後方1寸のところ（図538）。
【針灸法】針1～2分，灸随年壮。
【出　典】(1)『備急千金要方』：「癲癇で走り狂うものは，灸を足少陽穴に随年壮すえる」
　(2)『千金翼方』：「左手の肝脈が陽で実しているものは胆の実証である。腹部が不快で，身体に無力感のある者は，足少陽穴を刺針して治療する。本穴は足の第2指の中足指節関節の後方1寸にある」

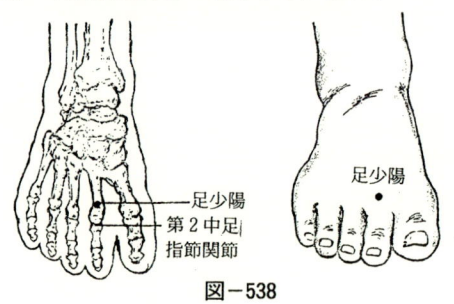

図－538

蠡兌 (れいだ)

【主　治】腹脹・浮腫。
【位　置】足背上に位置し，第2指の中足指節関節の両傍の前方。左右あわせて4穴（図539）。
【経穴との関係】蠡兌穴は行間穴（肝経）と内庭穴（胃経）との組み合せ。
【針　法】針2～3分。
【出　典】『福州民間針灸経験録』：「蠡兌穴は，腹脹・浮腫を治す」「蠡兌

図－539

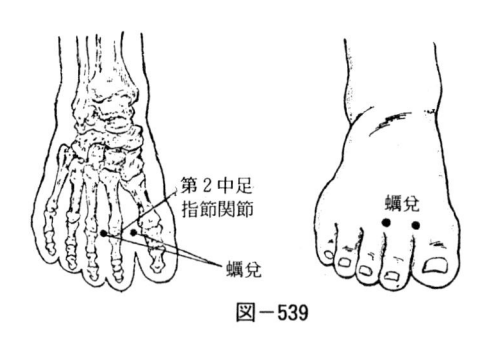

2穴は，行間と内庭より成る。古書によれば，行間は便通をはかり，内庭はむくみを消去する」

八　衝
　　はち　しょう

【主　治】マラリヤ，月経不順，足背の発赤・腫脹，脚気，頭痛，歯痛，間歇熱，肺充血。

【位　置】足背上に位置し，各中足骨頭高点の間のところ。左右あわせて8穴（図540）。

【針灸法】針1～3分。針のひびき：酸麻感が指の先端まで伝わる。灸3～5壮。

【出　典】(1)『黄帝内経素問』（刺瘧扁）：「瘧（マラリヤ）を刺す時には，まずその病がどこから発生したかを問いただし，最初にそこを刺すべきである。足の脛がだるくて痛むものには，まず足陽明の十指の間を刺して血を出させるのがよい」

　(2)『備急千金要方』：「脚気は初期に脚が弱まり，これがすぐ慢性化する。足の十指の間の内側1分，つまり両足で8穴を曹氏は八衝と名づけたが，気を下すのに効がある」

　(3)『針灸大成』：「八風8穴は，足指5本の中足骨間にあり，両足で8穴あるので八風と名づけられた。足背の赤く腫れあがったものを治す。針1分，灸5壮すえる」

　(4)『針灸集成』：「陰独八穴（足の4指の間）は，月経不順を主治する。

図－540

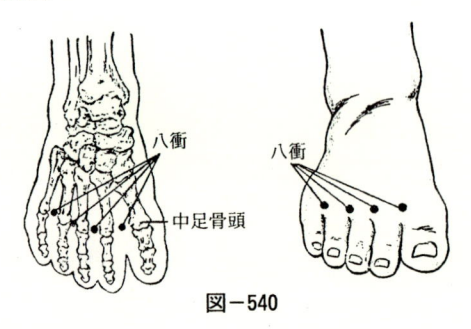

月経が定期的になるまでつづける。針3分，灸3壮」

(5)『針灸孔穴及其療効便覧』：「八衝は奇穴。足の中足骨の間，両足あわせて8穴ある。針1〜3分，灸3〜5壮。足背の発行・腫脹（刺針により瀉血），脚気（灸）を主治し，頭痛，歯の神経痛，間歇熱，肺充血も治す」

【別　名】陰独八穴，八風。

遺尿灸（いにょうきゅう）

【主　治】遺尿。

【位　置】足の母指と第2指の指股間で，足の母指の外側縁と第2指骨内側縁の2点（図541）。

【灸　法】灸5壮。

【出　典】『経外奇穴彙編』：「遺尿灸穴は，手の示指を足の母指と第2指の指股間にぴったり当てたとき，手の中指の遠位指節関節が触れるところ。灸5壮。遺尿を治す」

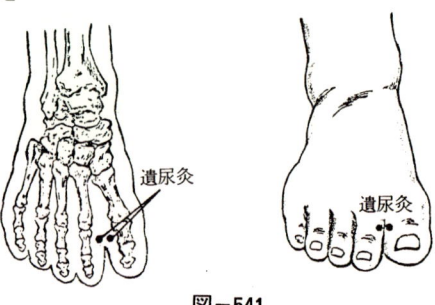

図－541

二趾上(に し じょう)

【主　治】浮腫，歯肉炎，鼻出血，腸疝痛，足背の発赤・腫脹。
【位　置】足背上で，第2・第3中足骨頭の後縁陥凹部（図542）。
【経穴との関係】足陽明胃経の足背部の循行径路上で，内庭穴と陥谷穴の間に位置する。
【針灸法】針3～5分。針のひびき：酸麻感が指の先端に伝わる。灸3～5壮，又は随年壮。
【出　典】(1)『類経図翼』：「水腫を治すには，足の第2指の上1寸に灸を随年壮すえる」
　(2)『針灸孔穴及其療法便覧』：「二趾上は奇穴。足の第2指と第3指指股間の上1寸，内庭と陥谷穴の間にある。針3～5分，灸3～5壮（古い説では随年壮）。浮腫を主治し，歯肉炎，鼻出血，腸疝痛，足背の発赤・腫脹も治す」

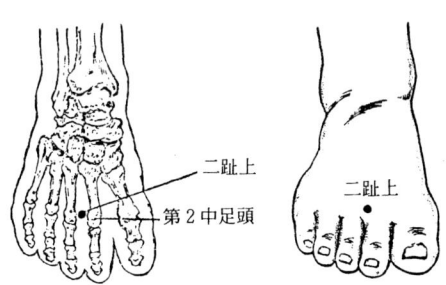

図－542

脳根(のう こん)

【主　治】一般的癲癇，慢性精神障害。
【位　置】足の外果とアキレス腱の間の陥凹部（図543）。
【経穴との関係】足太陽膀胱経の崑崙穴と同じ位置。

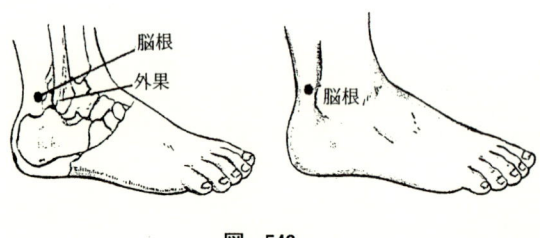

図-543

【針　法】直刺。一般的な癲癇には深刺を用い2〜2寸5分刺入。精神異常の好転しつつある患者および慢性的精神障害には浅刺を用い1寸刺入。
【出　典】(1)『中医雑誌』：「奇穴深刺の過梁針による精神病の治療法とその効果」
　(2)『針灸孔穴及其療法便覧』：「脳根は奇穴で足の外果とアキレス腱の間の陥凹部にある。1寸〜2寸5分（過梁針と通称している手技）。欝病，一般的な癲癇を主治する」

足太陽
あしのたいよう

【主　治】消渇，胎盤残留，足の麻痺・無力，頭痛，眩暈，脚気，足関節炎，淋病，睾丸腫大。
【位　置】足の外果下縁の後方約1寸にある陥凹中（図544）。
【経穴との関係】足太陽膀胱経の足部の循行径路上で，崑崙穴の下方にある。
【針灸法】針3〜5分。針のひびき：局部には脹麻感がおこる。灸3〜5壮。

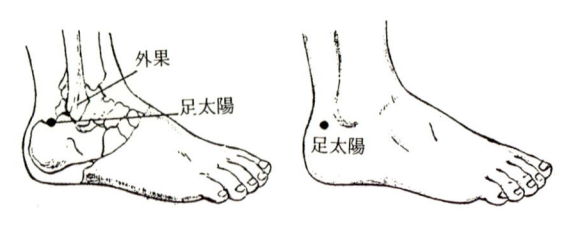

図-544

【出　典】(1)『備急千金要方』：「消渇で喉のかわくものには，胸堂穴に50壮灸をすえ，さらに足太陽穴に50壮灸をすえる」「淋病による身体各部の疾患は，足太陽穴に50壮灸をすえる」「男子の睾丸腫大は足太陽穴に50壮灸をすえ，これを3回繰り返す」

(2)『針灸集成』：「胎盤残留は足太陽穴に4分刺針する。このツボは外果後方1寸の陥凹中にある」

(3)『針灸孔穴及其療法便覧』：「足太陽は奇穴。足の外果の後方1寸の陥凹中にある。針3〜5分，灸3〜5壮。胎盤残留，足の麻痺・無力を主治する。また頭痛，眩暈，脚気，足関節炎も治す」

下崑崙（げこんろん）

【主　治】中風，食あたり，風邪（感冒），片麻痺，冷えによるしびれ，腰痛，脚部のだるさや疼痛。
【位　置】足の外果先端の下1寸，アキレス腱前縁の陥凹部（図545）。
【経穴との関係】足太陽膀胱経の足根部の循行径路上で，崑崙穴の直下1寸。
【針灸法】針4分，灸7壮。
【出　典】『太平聖恵方』：「下崑崙穴2穴は，別名内崑崙ともいう。外果の下1寸，腓腹筋の後方の陥凹中にある。中風，食あたり，風邪，冷えによるしびれ，腰痛，偏風，脚が重く痛んで地面につけられぬものを主治する。針を4分刺入，3呼吸する間留針し，得気の時に瀉法を用い，即座に抜針する。その後は灸が良い。日に7壮すえる。このツボは患者をかがませて，その横側より取穴する。灸は100壮以上はすえないこと」
【別　名】内崑崙。

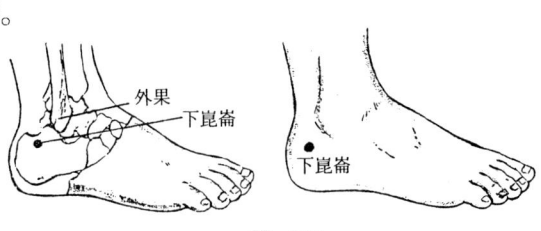

図－545

外踝尖（がいかせん）

【主　治】突発性の淋病，脚気，腓腹筋痙攣，足指の拘縮と痙攣，歯痛，歯肉部の腫瘍，淋病，小児の重舌，扁桃炎，痛風。

【位　置】足の外果の最も高い点にある（図546）。

【針灸法】刺針して出血させる。灸3～7壮。

【出　典】(1)『備急千金要方』：「突発性の淋病は灸を外踝尖に3壮すえる」

(2)『備急灸法』：「葛仙翁陶隠居は歯痛が激しく食物をかめないほどの者を治すのに，灸を足の外踝尖に3壮すえる。艾は緑豆大。患部が左なら右へ，右なら左へすえる。男女とも同じ法を用いる」

(3)『針灸大成』：「外踝尖は2穴。足の外果先にある。灸7壮。足の腓腹筋の拘縮や寒熱による脚気を治す。三稜針を用いて瀉血するのもよい」

(4)『医学綱目』：「関節炎には両踝尖（内・外果尖端にある）に灸をすえる」

(5)『外科大成』：「歯肉の腫脹は灸を外踝尖に3壮すえる」

(6)『中国針灸学』：「内・外踝尖は，内果と外果の尖端にある。灸7壮。歯痛，扁桃炎を主治する」

(7)『針灸孔穴及其療法便覧』：「外踝尖は奇穴で外踝尖端にある。刺針により瀉血。灸3～7壮。筋肉の拘縮，足指の攣縮，歯痛，淋病，小児の重舌を主治する」

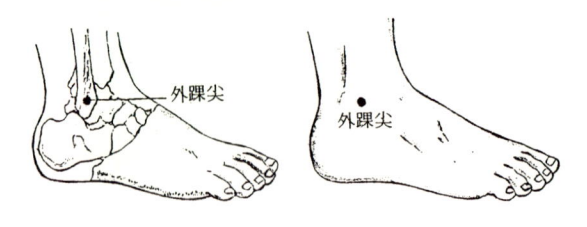

図－546

巨　陽

【主　治】精神錯乱，小児のひきつけ，煩悶して昏倒するもの，腰痛。
【位　置】外果の下縁で，外果先穴の直下（図547）。
【灸　法】灸10～50壮。
【出　典】『備急千金要方』：「精神錯乱，小児のひきつけ，煩悶して昏倒するものには，灸を巨陽穴に50壮すえる」「腰痛には灸を足の巨陽穴に7壮すえる。巨陽穴は外果の下にある」

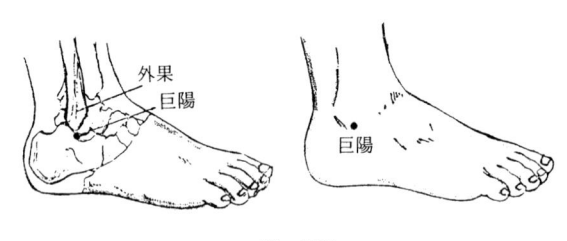

図－547

陽　蹻

【主　治】脚気，腎機能の衰え，女子血虚。
【位　置】足背部で，外果下縁の前方1寸の陥凹部（図548）。
【経穴との関係】丘墟穴（胆経）のやや前方。足太陽膀胱経の申脈穴の別名も陽蹻穴というが，本穴とは同名ではあるが位置がちがう。
【針　法】針3分。
【出　典】(1)『針灸甲乙経』：「申脈は陽蹻脈の発するところである。足の外果の下の爪が入る位の陥凹中にある」
　(2)『備急千金要方』：「過労や冷えにより気が逆行して，腰が冷えしびれたり，脚がまがって伸ばしにくいものには，灸を陽蹻穴に100壮すえる。外

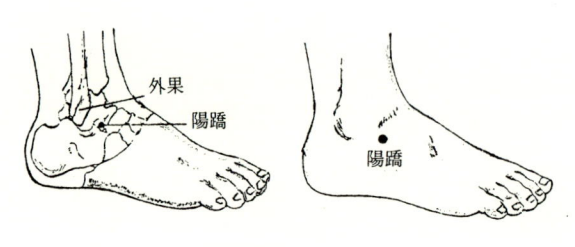

図－548

果の下の爪が入る位の陥凹中にある」

(3)『太平聖方』：「陽蹻2穴は外果の前1寸の陥凹部が本穴である。脚気，腎機能の衰え，女子血虚を治す。針を3分刺入する」

外踝前交脈
（がいかぜんこうみゃく）

【主　治】歯痛，足の発赤・腫脹・疼痛。

【位　置】足背の足関節部に位置し，内果と外果の先端を結んだ線上の外側4分の1の点（図549）。

【経穴との関係】足少陽胆経の足関節部の循行径路上のやや前方，丘墟穴の上方。

【灸　法】灸3〜7壮。

【出　典】(1)『備急千金要方』：「歯の疼痛は，足の外踝前交脈穴に灸を3壮

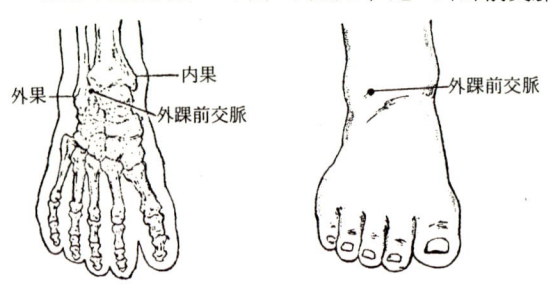

図－549

すえる」
　(2)『類経図翼』:「歯痛を治すには,外踝前交脈穴に灸を7壮すえる」
　(3)『針灸孔穴及其療法便覧』:「外踝前交脈は奇穴で外果の前の動脈の触れるところ。灸3～7壮。歯痛を主治し,足の発赤,腫脹・疼痛も治す」

通　理

【主　治】子宮出血,月経過剰。
【位　置】足背の小指の直上方で,中足指節関節の上2寸。第4・第5中足骨間の後端より前方5分のところ(図550)。
【経穴との関係】足少陽胆経の足背部の循行径路上で,臨泣穴の前方5分。
【針灸法】針2分。針のひびき:酸麻感が足の指先に伝わる。灸14壮。
【出　典】『針灸集成』:「通理(足の小指の上2寸)は,子宮出血,月経過剰を主治する。針2分。灸14壮」

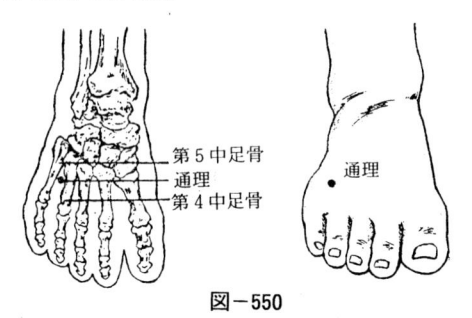

図-550

陰　独

【主　治】月経不順,足背の腫脹・疼痛。
【位　置】足背にあり,第4・第5中足指節関節の前方で,第4・第5指の指股の上にある(図551)。
【経穴との関係】足少陽胆経の足背部の循行径路上で,侠谿穴のやや前方。

陰独 ― 陰独

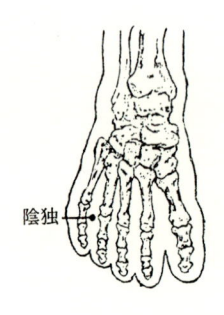

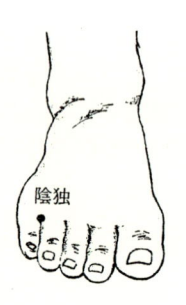

図―551

【針灸法】針2～3分。針のひびき：酸麻感が指の間に伝わる。灸3壮。
【出　典】『針灸孔穴及其療法便覧』：「陰独は奇穴で足の第4・第5指の指の股のところ，俠谿穴のやや前方にあたるところ。針2～3分，灸3壮。月経不順を主治する。また足背部の腫脹・疼痛も治す」

小趾尖 (しょうしせん)

【主　治】難産，頭痛，眩暈，消渇による頻尿。
【位　置】足の小指の先端（図552）。
【針灸法】針1～2分。針のひびき：局部に痛感がおこる。灸3～7壮。
【出　典】(1)『備急千金要方』：「消渇で頻尿するものには，灸を両手の小指の先端と両足の小指の先端にすえる。灸を項椎にすえるのもよい」
(2)『太平聖恵方』：「張文仲医師は難産で，手が先に出ているのに娩出せ

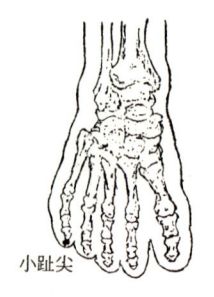

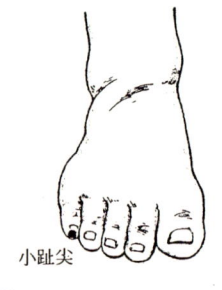

小趾尖　　　　小趾尖

図―552

ず，あらゆる薬を使っても効めのない時に，右足の小指の先端に小麦大の灸をすえたところ，すぐに娩出した」

(3)『針灸聚英』:「胎児が腹中で死亡したのを娩出させるには太衝，合谷，三陰交を用いる。胎児の手が先に出て難産しているものには，右足の小指の先端に，3壮から5壮，小麦大の灸をすえると効めがある」

(4)『針灸孔穴及其療法便覧』:「小趾尖は奇穴で足の小指の先端。針1～2分，灸3～7壮。難産を主治し，頭痛，眩暈も治す」

泉生足
せん せい そく

【主　治】腰痛，難産，嘔吐，胃酸過多，脳の疾患，食道痙攣。
【位　置】足の踵の正中線上で，アキレス腱の上にあたる。踵骨上縁の横紋上の中央（図553）。
【取　穴】踵骨の後の横紋の中央。足を伸ばして取穴する。
【針灸法】針1～2分，灸3～5壮。
【出　典】(1)『備急千金要方』:「腰痛には足の踵の横紋の中央，白肉際に灸を10壮すえると良い」

(2)『中国針灸学』:「泉生足穴は踵骨の後の横紋の中央。灸3壮。難産を主治する」

(3)『針灸孔穴及其療法便覧』:「泉生足は奇穴で，踵骨の後の横紋の中央。異説では足の第2指の遠位指節間関節上とある。針2分，灸3～5壮。難産

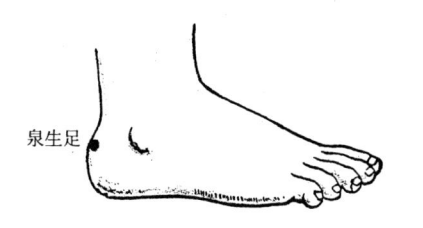

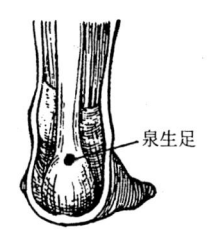

図-553

を主治し，嘔吐，胃酸過多，脳の疾患，食道痙攣も治す」

鼠尾(そび)

【主　治】頸部リンパ節結核。

【位　置】足の踵の正中線上で，アキレス腱の上にあたる。踵骨上縁の中央（図554）。

【灸　法】灸1壮。患部が左なら右に，右ならば左にすえる。

【出　典】『瘡瘍経験全書』：「神効灸治療瘰穴法……鼠尾の1穴。草の茎を取って，男なら左手，女なら右手の手掌の横紋を量り，ここで切断して，踵骨の底から当てて，その端が，足の背部の筋の集結点にあたるが，ここが本穴である。鼠尾という。患部が左なら右に，右なら左に，両側なら両側に灸をすえる。1年間に5壮すえる。年が経れば灸壮を増やす」

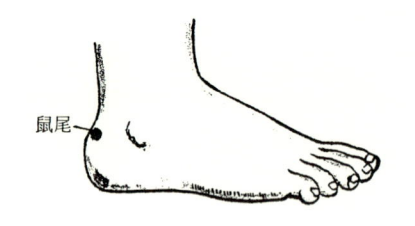

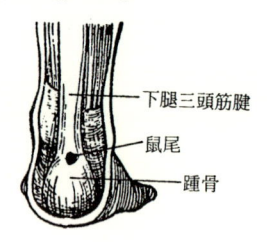

図－554

女膝(じょしつ)

【主　治】霍乱による強直性筋痙攣，歯周囲炎，歯痛，歯肉炎，歯槽膿漏，驚きのあまり精神錯乱するもの。

【位　置】足の踵の正中線上で，踵骨の中央（図555）。

【針灸法】針1～2分。針のひびき：局部に脹感がおこる。灸3～7壮。

【出　典】(1)『備急千金要方』：「人事不省には，灸を臍の上1寸に7壮すえ，

両足の踵の白肉際にもすえる。さらに臍の下1寸に3壮すえる」

(2)『漢薬神効方』：「歯槽膿漏秘灸……片倉鶴陵氏は次のように語った。元周時代の掌従氏は一人の老人から，失神，驚きのあまり精神錯乱するもの，気逆などを治す灸の秘法を伝授された。足の踵の赤白肉際に灸を50壮すえるもので，大変よい効果が多くみられる。これが女膝のツボである。近田安藩の松埜氏が歯周囲炎にかかり，左の顎に穴があいて，膿血が流れてとまらぬ状態が3年も続いていた。私が女膝の灸を教えてやったところ，1ケ月にして全快した」

(3)『経穴彙解』：「周密発辛雑識に次のような記述がある。劉漢卿は歯周囲炎にかかり，時を経る内に顎に穴があき，膿血が流出し，あらゆる治療も効がなかった。維陽の丘経歴は益都の人で針法が巧だった。彼が漢卿の委中と女膝に刺針したところ，その夕方には膿血が止まった。10日後に同じ施術をしたところ顎骨の穴がふさがり，新しい骨が再生した。その後，張師道もこの病を患い，またこの針法を用いたところ治癒した。丘掌は消渇を治すのに，酒の酵母で湯薬をつくり，これを飲ませたところ治癒した。意外なことである。委中穴は膝窩の中央にある。女膝穴は足の踵の上にあり，一般に丈母と呼ばれている。腹痛は女堉穴に灸をすえよというが，このツボは足の後の踵にあり，間違いなく女膝穴のことである。しかし，灸経にはこの呼び名はないが，女須穴という名で記載されている」

(4)『針灸孔穴及其療法便覧』：「女膝は奇穴で足の踵の白肉際にある。針1～2分，灸3～7壮。歯周囲炎，歯槽膿漏，物に驚いて精神錯乱するもの，

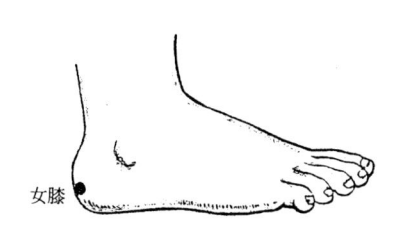

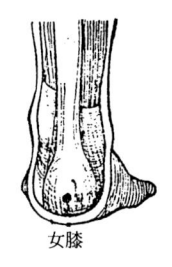

図－555

霍乱による強直性筋痙攣を主治する」

足踵（そくしゅ）

【主　治】霍乱による強直性筋痙攣。
【位　置】足の踵の正中線に近い下縁（図556）。
【灸　法】灸3〜7壮。
【出　典】(1)『類経図翼』：「霍乱による強直性の筋痙攣を治すには湧泉穴に21壮灸をすえる。これでも治らない場合には足の踵の筋肉の集中する白肉際に7壮すえれば，すぐ治癒する」
　(2)『針灸孔穴及其療法便覧』：「足踵は奇穴。足底の筋上で白肉際，女膝穴のやや下方のところ。針1〜2分，灸3〜10壮。霍乱による強直性の筋痙攣を主治する。まず湧泉穴に21壮灸をすえ，治らぬ場合にこのツボへ灸をすえる」

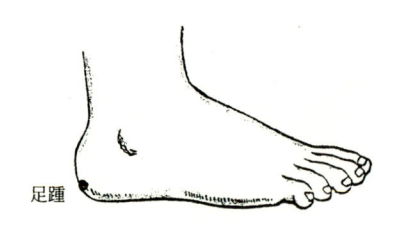

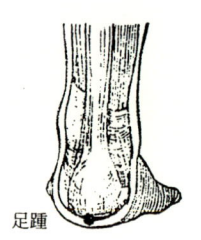

図－556

脚後跟（きゃくごこん）

【主　治】ウイルス性肝炎，寒暑による諸病。
【位　置】足の踵の正中線の後縁のところ（図557）。
【針灸法】針3〜5分，灸3〜7壮。
【出　典】『備急千金要方』：「脚後跟穴は足の後縁の白肉際にある。針灸と

脚後跟　　　　　　　　脚後跟

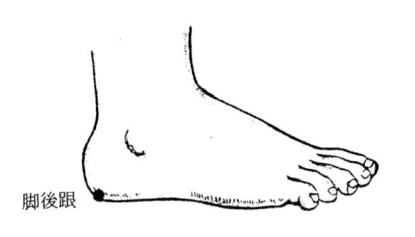

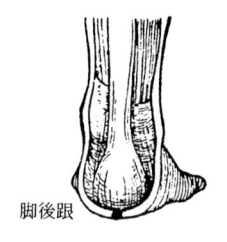

図-557

もに可。ウイルス性肝炎，寒暑による諸疾を治す」

失　眠
しつ　みん

【主　治】不眠症，足底痛。
【位　置】足の踵の正中。外果の先端よりの垂直線と足底の中心線との交点が本穴（図558）。
【針　法】針1〜3分。針のひびき：局部に脹感がおこる。不眠症の治療に際しては留針をしてはならない。就寝の2〜3時間前に刺針すると良い効果が得られる。
【出　典】『江蘇中医』：「不眠症治療の新しいツボの紹介——失眠穴は足底の踵の中央。病人を側臥させ，足底の踵の中央と内外果骨とが交差する点」

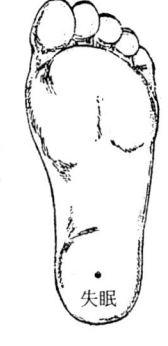

失眠

図-558

足　心
そく　しん

【主　治】子宮出血，頭痛，眩暈，足底部の神経痛，下肢の痙攣，小児のひきつけ，救急。
【位　置】足底部にあり，第2指先端と踵を結ぶ線上の中央（図559）。
【経穴との関係】湧泉穴（腎経）の後方1寸の陥凹中。

【針灸法】針3〜7分。針のひびき：酸痛感が指先に伝わる。灸3〜5壮。
【出　典】(1)『幼幼新書』：「癇症で倒れ全身強直の発作をおこしているものには，灸を両足の承山穴，または足心穴，両手の労宮穴，さらに両耳の後の高い骨に灸を随年壮すえる。または臍中に50壮すえる」

(2)『針灸孔穴及其療法便覧』：「足心は奇穴で湧泉穴の後方1寸の陥凹中。針3〜7分，灸3〜5壮。子宮出血を主治し，頭痛，眩暈，足底の神経痛，下肢の痙攣，小児のひきつけも治す。救急穴としても用いられる」

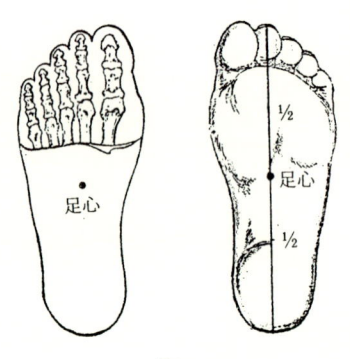

図－559

前後隠珠（ぜんごいんじゅ）

【主　治】脚部の疔瘡，下肢の痙攣，足底部の神経痛，心悸亢進，高血圧症，小児のひきつけ。
【位　置】足底部に位置し，湧泉穴の前後各5分のところ（図560）。
【針　法】針3分。針のひびき：酸麻感が指先まで伝わる。
【出　典】『針灸孔穴及其療法便覧』：「前後隠珠は奇穴。足底の湧泉穴の前後各5分のところ。左右あわせて4穴。針3分。脚部の疔瘡を主治する。また下肢の痙攣，足底部の神経痛，心悸亢進，高血圧症，小児のひきつけも治す。救急の場合にも用いられる」

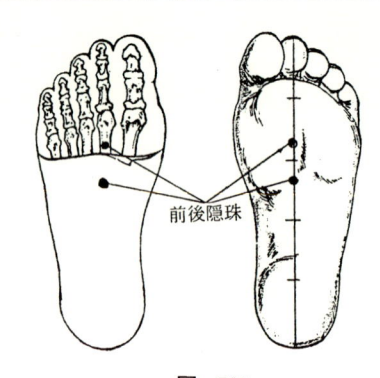

前後隠珠

図－560

節　紋

【主　治】癲癇。
【位　置】足の母指の足底側で母指のつけ根と足底部の間の横紋の中央のところ（図561）。
【針灸法】針2～3分。針のひびき：酸麻感が指先まで伝わる。灸3～7壮。
【出　典】『針灸孔穴及其療法便覧』：「節紋は奇穴で足の母指のつけ根の横紋の中央にある。針2～3分，灸3～7壮。癲癇を主治する。一説では独陰穴と配穴すべしとある」

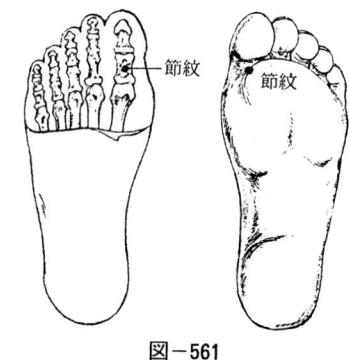

図－561

拇趾裏横紋

【主　治】睾丸炎。
【位　置】足の母指の足底側で，指節間関節横紋の中点（図562）。
【針灸法】針1～3分。針のひびき：酸麻感が指先に伝わる。灸3壮。
【出　典】(1)『備急千金要方』：「睾丸炎には灸を足の大趾下理穴に10壮すえ，腫瘍の周辺にもすえる」「中風で心部が煩悶し死にそうになったものには，すぐ灸を足の大趾下横紋に随年壮すえる。たちどころに治癒する」
　(2)『類経図翼』：「睾丸炎で睾丸が瓜のように脹れて，腹に入り死にそうなものには，灸を足の大指の足底部の横紋に随年壮すえる。つぎに腫瘍の周囲にも灸をすえる。神験がある」

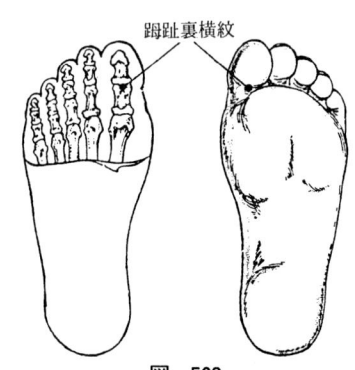

図－562

【別　名】大趾下横紋，大趾下理。

食傷名灸
しょくしょうめいきゅう

【主　治】げっぷが出て腹部の膨満する
　もの，腹痛，嘔吐，食傷（訳注シ・6）。
【位　置】足の第2指足底の指側縁で，
　中足指節関節のところ（図563）。
【灸　法】灸30壮。
【出　典】(1)『経外奇穴彙編』：「食傷
　名灸穴は，足の第2指の先端に指紋の
　中央に墨をぬり，その指を内に屈して
　墨がついたところ。灸を30壮。げっぷ
　が出て腹部の膨満するもの，腹痛，嘔吐を治す」

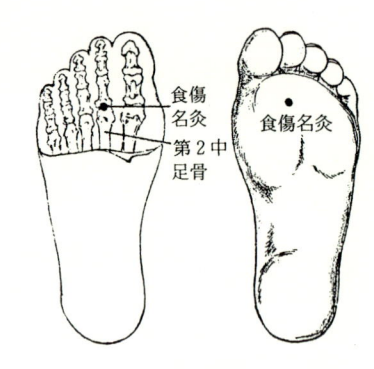

図－563

　(2)『針灸真髄』：「裏内庭穴は食傷の名灸穴である。足の母指と第2指の内側，ちょうど内庭穴の裏側にあたる。このツボに灸をすえると消化がすすむ。取穴の方法は足の第2指の内側下方に墨をぬり，指を折り曲げて墨がついた点に灸をすえる。灸をすえても初めは熱を感じないものだが，これは食傷におかされているためである。20壮，30壮と熱く感じるまで灸をすえつづければ食傷は治癒する」

【別　名】裏内庭。

裏内庭
うらないてい

【主　治】足指の疼痛，小児のひきつけ。
【位　置】足底部に位置する。第2・第3中足骨指節間関節の前方の陥凹部
　（図564）。
【経穴との関係】裏内庭穴と足背側の内庭穴（胃経）とは相対している。
【針灸法】針3〜5分。針のひびき：酸脹感が指先に伝わる。灸3〜5壮。

図−564　　　　　　　　図−565

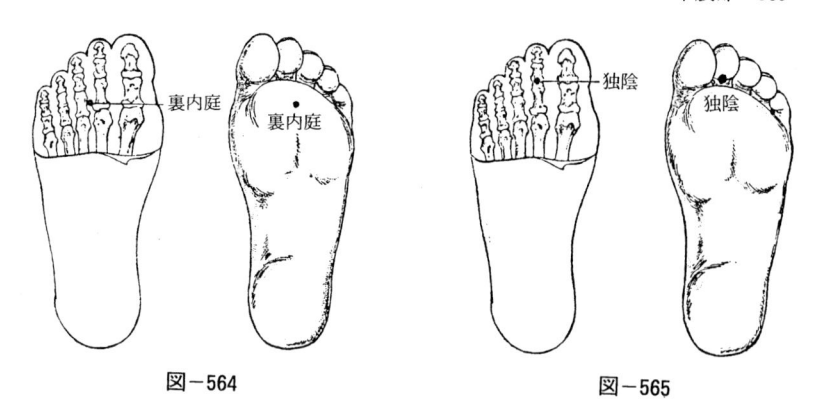

【出　典】『針灸孔穴及其療法便覧』:「裏内庭は奇穴。足底側で第2指と第3指と指股間。針3〜5分,灸3〜5壮。足指の疼痛,小児のひきつけを主治する」

独　陰
　　どく　いん

【主　治】発作性心部痛,難産,死産,胎盤残留,月経不順,小腸部の突発性劇痛,胸腹部の疼痛,婦人の乾嘔,嘔吐,積聚,フグの中毒。
【位　置】足の第2指の足底側で,指節間関節横紋の中点(図565)。
【針灸法】針2分。針のひびき:酸麻感が指先に伝わる。灸3壮。
【出　典】(1)『太平聖恵方』:「張文仲の灸法に,突然耐えがたい心痛におそわれ,冷たく酸っぱい緑色の水を吐いたり,乾嘔で激しく息切れするのを治す法がある。灸を足の第1指と第2指足底部横紋中に各1壮すえる。艾は小麦大で,すえれば即座に治癒する」

　(2)『針灸大成』:「独陰2穴は足の第2指足底部の横紋の中央。小腸部の突発性劇痛,死産,胎盤残留を主治する。灸5壮。婦人の乾嘔,血の混入した嘔吐,月経不順も治す」

　(3)『神応経』:「下腹部が急に耐えがたいほど痛むもの,小腸の気が腎の気を襲い突発性の劇痛をおこさせたもの,種々の気の病,心痛には灸を足の第1指と第2指足底部の指節間関節横紋にすえる。各5壮。男なら左足,女

なら右足をとる。著効がある。両足にすえても良い」

(4)『針灸集成』：「独陰穴は乾嘔，伏梁（訳注フ・3）奔豚，積聚，小腸部の突発性劇痛，死産，胎盤残留，胸痛，冷たい酸っぱい水を吐くものを主治する。太衝穴に3壮，内関穴に2壮，独陰穴に5壮，足の母指の近位指節間関節横紋中央に3壮，尾骨端に50壮灸をすえる。臍の下に盆のような塊ができたものを治すには，関元穴，間使穴に各30壮，太衝穴，太谿穴，三陰交穴に各3壮，腎兪穴に随年壮，独陰穴に5壮灸すえる。睾丸が腫大して腹に入ったものには，太衝，独陰，三陰交，関元の各ツボに灸をすえる」

(5)『中国針灸学』：「独陰穴は足の第2指の足底側，近位指節間関節横紋の中央。灸3壮。フグの中毒を主治する」

(6)『針灸孔穴及其療法便覧』：「独陰は奇穴。足の第2指の足底側，近位指節間関節横紋の中央。針2分，灸3壮。難産，死産，月経不順，小腸の突発性劇痛，胸腹部の疼痛，婦人の乾嘔，嘔吐を主治する。またフグの中毒も治す」

【別　名】独会。

内　至　陰
（ないしいん）

【主　治】突然昏倒して人事不省に陥ったもの，小児のひきつけ，婦人のヒステリー。

【位　置】足の第5指背側の内側縁。爪甲根部角の内側ほぼ1寸のところ（図566）。

【経穴との関係】内至陰穴と足の太陽膀胱経の至陰穴とは相対している。

【針灸法】針1～2分，灸3～5壮。

【出　典】『針灸治療法』：「内至陰穴は，足の第5指内端で，至陰穴の反対側にあたる」

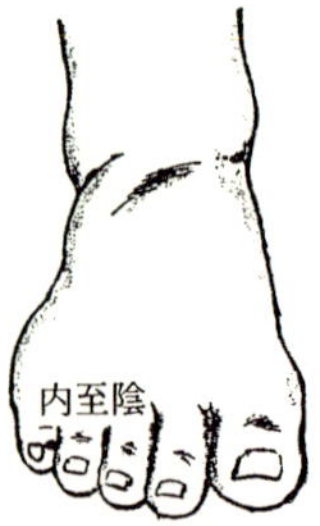

図－566

その他の奇穴

斜差(しゃさ)

【主 治】胃弱,胃拡張,胃痙攣,小児の胃腸病。

【位 置】背部正中線の左側1寸5分で第9・第10胸椎棘突起間に1穴。右側1寸5分で第11・第12胸椎棘突起間に1穴(図567)。

【経穴との関係】斜差は左の肝兪穴(膀胱経),右の脾兪穴(膀胱経)の2穴より成る(男は左肝兪,右脾兪を取り,女は右肝兪を取る)。

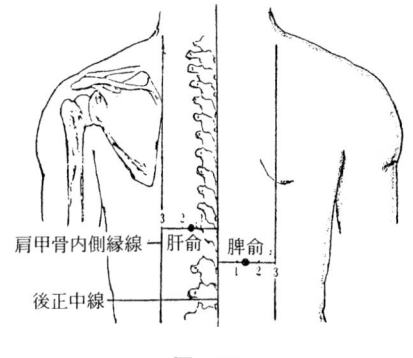

図-567

【針灸法】針3〜5分。針のひびき:局部に脹感がおこる。灸5〜15壮。

【出 典】『中国針灸学』:「斜差は肝兪の左側1穴,脾兪の右側1穴で,2穴が斜めになっているので,斜差の灸と呼ばれている。灸7〜15壮。胃弱,胃痙攣,胃拡張を主治し,小児の胃腸病なども治す」

手足髄孔(てあしのずいこう)

【主 治】片麻痺,手足の筋萎縮。

【位 置】手髄孔穴は手の背側の尺側縁に位置する。尺骨頭と三角骨の間の陥凹部の左右。足髄孔は足の外果の先端とアキレス腱の間の陥凹部。手足あわせて4穴(図568)。

【経穴との関係】手髄孔は手の尺骨茎状突起の陥凹中であり、陽谷穴（小腸経）にあたる。足髄孔は足の外果の後方1寸で崑崙穴（膀胱経）にあたる。

【針灸法】針3～5分、灸3～7壮。

【出　典】(1)『千金翼方』：「風を退け、半身不随を治す灸は、まず天窓穴、次に大門穴にすえる。次いで手髄孔穴、すなわち尺骨茎状突起の陥凹中にすえる。さらに足髄孔穴、すなわち足の外果の後方1寸にすえる。それぞれ灸100壮」

(2)『中国針灸学』：「手髄孔は、すなわち陽谷穴。足髄孔は、すなわち崑崙穴のこと。灸50～100壮。手足の筋萎縮を主治する」

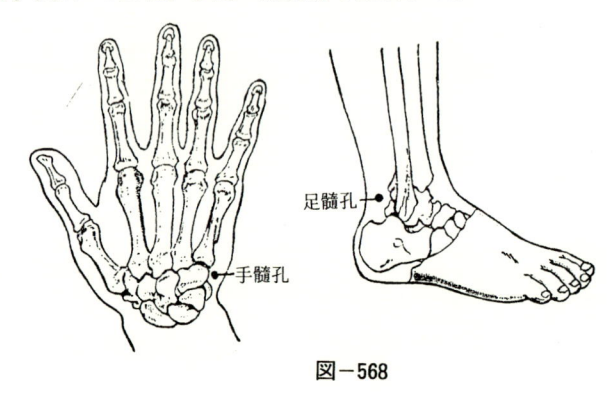

図-568

三　才

【主　治】帯下、月経痛、胃痛、婦人のヒステリー。

【位　置】(1)　天地人三才－百会穴：頭の正中線上、後頭隆起の上4寸5分。湧泉穴：足底部、足の第2指の先端と踵を結ぶ線上の前より5分の2の点。璇璣穴：胸部正中線上、胸骨頸切痕の上縁の陥凹中の下1寸6分。

(2)　上中下三才－大包穴：腋窩の直下6寸。天枢穴：腹部で臍の両側2寸。地機穴：下腿の内側面で、内果の上9寸、脛骨内側縁とヒラメ筋の間の陥凹部（図569）。

その他の寄穴　393

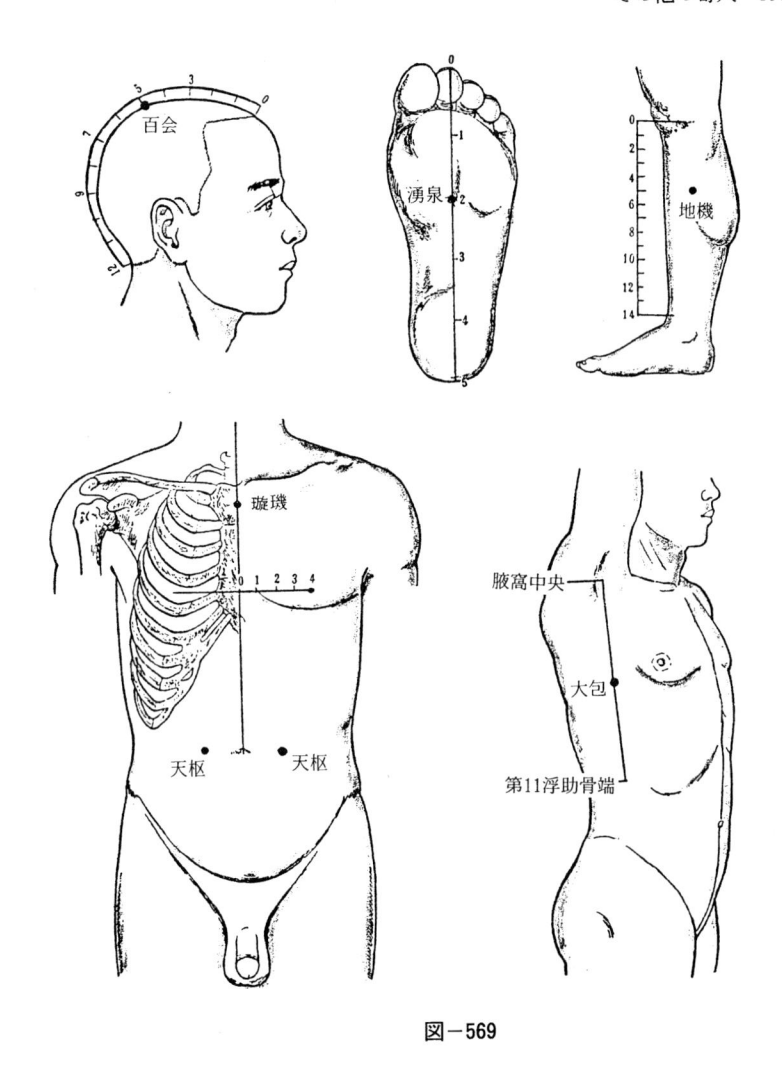

図-569

【経穴との関係】三才穴には天地人と上中下の2種類がある。天地人三才は督脈の百会穴，腎経の湧泉穴，任脈の璇璣穴より成っている。上中下三才は脾経の大包穴，胃経の天枢穴，脾経の地機穴より成っている。

【針灸法】針1～3分，灸2～5壮。

【出　典】『扁鵲神応灸玉龍経』:「天地人三才は湧泉と璇璣，百会より成る。百会は頭の頂にあって天に応じ気を主どる。湧泉は足底にあって地に応じ精を主どる。璇璣は胸にあって人に応じ神を主どる。これを得るものは生き，失うものは亡ぶ。故に三才と呼ばれる」「上中下の三部は大包と天枢，地機より成る。これを三要という。大包は腋下3寸にあって脾の大絡を主るので第1の要である。天枢は臍を挟んで両側2寸にあり，胃の関をなすので第2の要である。地機は脾の郄であり，膝の下5寸にあって身体の下部をまとめているので第3の要である」

四　関 (しかん)

【主　治】四肢の振戦，声のかすれ，鎮静作用ももつ。

【位　置】第1・第2中手骨間の中央で，第2中手骨の橈骨縁に近い点。足背上で第1・第2中足骨間の中央。手足あわせて4穴（図570）。

【経穴との関係】四関穴は手陽明大腸経の合谷穴と足厥陰肝経の太衝穴（または行間穴）より成る。

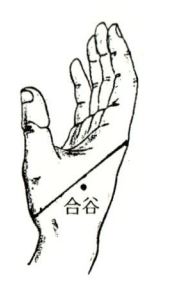

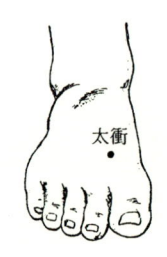

図－570

【針灸法】針3〜5分，灸3〜5壮。

【出　典】(1)『針灸大成』:「四関4穴は，両方の合谷穴と両方の太衝穴がこれである」

(2)『奇効良方』:「四開4穴は，合谷穴と行間穴がこれである。手足あわせて4穴」

【別　名】四開。

鬼　哭〔手足〕

【主　治】癲癇。

【位　置】手の母指の橈側で，爪甲根部角の内側約1分のところと，足の母指の内側で，爪甲根部角の外側約1分のところに位置する。手足あわせて4穴（図571）。

【取　穴】手の母指の爪甲根角の外側で，韮葉位離れた位置。両指を並べさせ紐でしばって取穴する。他の2穴は足の母指上にある。取穴法は手と同じ。手太陰肺経の少商穴2穴と足太陰脾経の隠白穴2穴と同位置。

【灸　法】灸3〜7壮。

【出　典】(1)『針灸大成』：「鬼眼四穴。手の母指の爪甲根部角を去ること韮葉のごとし。両指を並べ紐でしばる。両方の指の合わせ目がこのツボである。他の2穴は足の母指上にあり，取穴法は同じである。五癇の証を治す。発作時に灸をすえると著効がある」

(2)『神応経』：「狐魅神邪がついて癲狂となったものは，両手両足の母指を紐でしばり，4ケ所全部に灸をすえる。1ケ所でも抜けていたら効果がない。灸3壮。新生児の癲癇，乳児のひきつけ，驚きによるひきつけも，この方法で1壮灸をすえる。艾は小麦大」「癲癇には鬼眼四穴，すなわち手足の母指の爪甲部角の外側，艾灸を半分は爪の上，半分は肉の上に置く。灸3壮。妙効がある」

(3)『針灸孔穴及其療法便覧』：「鬼哭は奇穴。両手，両足の母指を並べ，爪甲根部角上に取穴する。灸3〜7壮直接灸を用いる。癲癇を主治する。発作時に灸をすえれば効果が著しい。古い説に精神異常患者も治すとある」

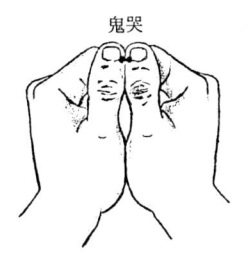

図—571

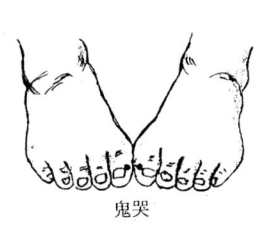

【別　名】鬼眼四穴，四鬼哭。

手足大指爪甲穴

【主　治】卒中で奇怪な症状を表わすもの。
【位　置】手足の母指の爪甲根部と皮膚の移行部の正中点のところ。手足あわせて4穴（図572）。
【灸　法】鼻の下の水講（人中）穴と配穴して灸をすえる。艾灸を半分は爪の上，半分は肉の上におく。灸7壮。
【出　典】『備急千金要方』：「卒中で奇怪な症状を表わし，恍惚として振戦し口のきけぬものには，灸を鼻の下の水溝穴と両手足の母指の爪甲にすえる。この場合，艾灸を半分は爪の上，半分は肉の上に置く。各7壮。治らなければ14壮。艾灸は雀を打つ矢尻大」

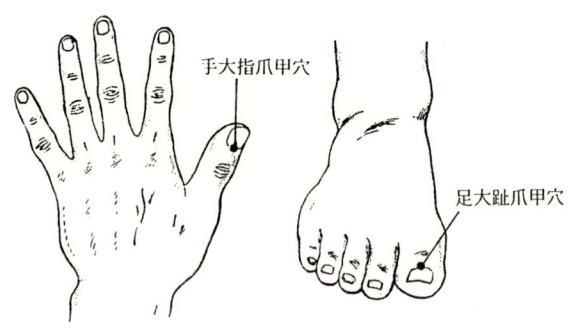

図－572

手足小指穴

【主　治】食あたりによる下痢，消渇，陰嚢腫大。
【位　置】手足の小指の先端のところ。手足あわせて4穴（図573）。
【灸　法】灸3壮または随年壮。
【出　典】『類経図翼』：「手足小指穴は食あたりによる下痢を主治する。灸

を手の小指の先端にすえる。男なら左手，女なら右手にすえる。随年壮。消渇も治す。まず両手両足の小指の先端と後頸部に随年壮灸をすえる。その後膀胱兪の横3寸に，やはり随年壮灸をすえ，5日間続ける。陰嚢腫大を治すには，灸を手の小指の先端に7壮すえる。患部が左なら右に，右なら左にすえる」

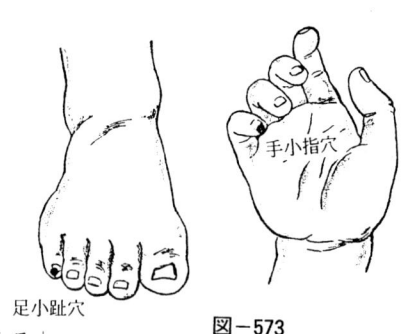

図－573

表四霊(ひょうしれい)

【主　治】肺炎。

【位　置】腹部で，臍の上1寸の両側2寸に2穴，臍の下1寸の両側2寸に2穴。あわせて4穴（図574）。

【経穴との関係】胃経の滑肉門穴2穴と大巨穴2穴より成る。

【灸　法】灸3〜5壮。

【出　典】『針灸真髄』：「四霊の灸は，滑肉門と大巨の左右4穴を四霊とよんだ重要な経穴である。灸のすえ方は臍を中心にまんじ印形にすえていく」

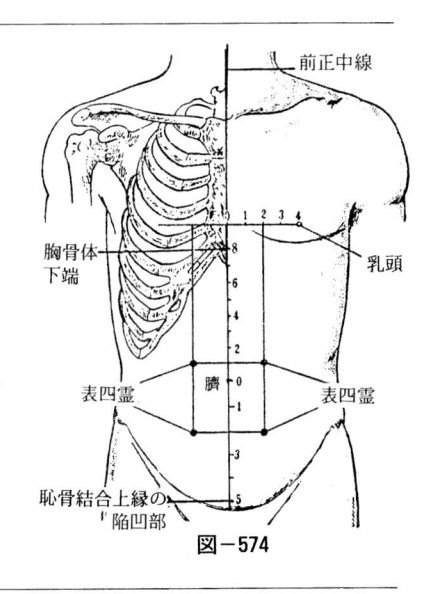

図－574

裏四霊(りしれい)

【主　治】羸痩・虚弱。

【位　置】胸部の2穴は胸骨体下端の下2寸の両側3寸5分の点。背部の2穴は第4・第5胸椎棘突起間の両側3寸のところ。胸背部あわせて4穴（図575）。

図-575

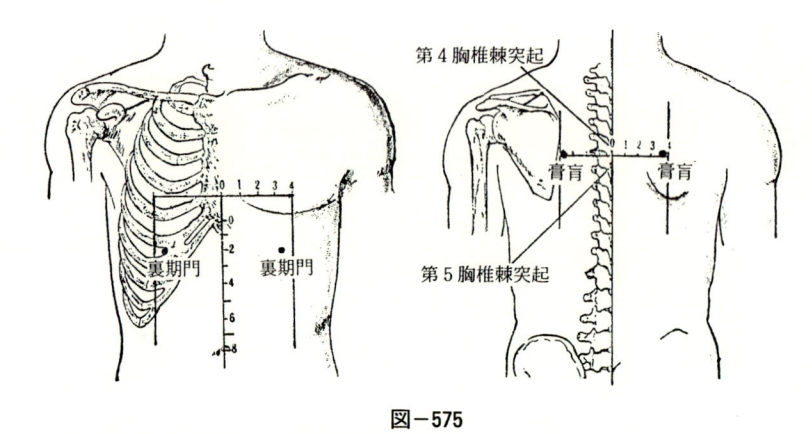

【経穴との関係】裏四霊は足太陽膀胱経の膏肓穴と期門穴（肝経）の内側5分にある裏期門穴（奇穴）より成る。
【灸　法】灸3～5壮。

五柱灸（ごちゅうきゅう）

【主　治】気管支喘息，胃部・腹部の疾患。
【位　置】腹部正中線上の3穴：臍の上6寸に1穴。臍の上4寸に1穴，臍の上2寸に1穴。左右の梁門2穴：上腹部で，臍の上4寸の両側2寸。あわせて5穴（図576）。
【経穴との関係】任脈の巨闕，中脘，下脘穴と足陽明胃経の梁門穴の5穴より成る。
【灸　法】灸をそれぞれ3～5壮。

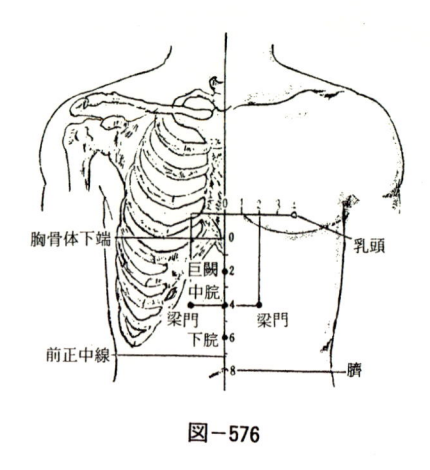

図-576

五臓兪（ごぞうゆ）

【主　治】癩病。

【位　置】背部正中線の両側1寸5分の線上に位置する。第3・4胸椎棘突起間に2穴，同じく5・6間に2穴，9・10間に2穴，同じく11・12間に2穴，同じく第2・3腰椎棘突起間に2穴，あわせて10穴（図577）。

【経穴との関係】五臓兪は膀胱経の肺兪，心兪，肝兪，脾兪，腎兪より成る。

【灸　法】肺，心，肝，脾，腎兪の順番に各50壮ずつすえる。終ったらまた繰り返す。治癒するまで続ける。

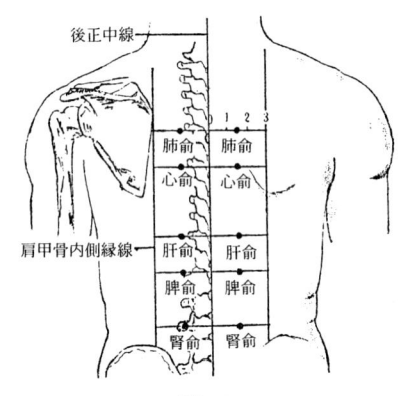

図－577

【出　典】『針灸孔穴及其療法便覧』：「五臓兪は奇穴。肺兪，心兪，肝兪，脾兪，腎兪の五兪穴より成る。古い説では肺，心，肝，脾，腎兪の順に各50壮すえ，終ったら繰り返し，治癒するまで続けよとある。しかし編者は5～10壮でよいと思う。癩病——風湿の地に臥せていたため，その毒気を受け，五臓に中り，顔面が黒い雲のように脹れ上り，全身を錐で刺されたように痛み，両手のしびれるものを主治する」

六之灸（ろくしきゅう）

【主　治】胃痙攣，胃拡張，胃炎，胃癌，消化不良，食欲不振，横隔膜痙攣。

【位　置】背部正中線の両側1寸5分の線上で，第7・8棘突起間に2穴，9・10棘突起間に2穴，10・11棘突起間に2穴，合計6穴（図578）。

【経穴との関係】六之灸は足太陽膀胱経の膈兪，肝兪，脾兪より成る。

【灸　法】灸をそれぞれ7～15壮。

【出　典】『中国針灸学』：「六之灸。膈兪2穴，脾兪2穴のあわせて6穴よ

り成るので，六之灸と名づけられた。灸7〜15壯。胃拡張，胃癌，腸炎，食欲不振，消化不良，横隔膜痙攣，喘息，胸膜炎を治す」

【別　名】六華灸。

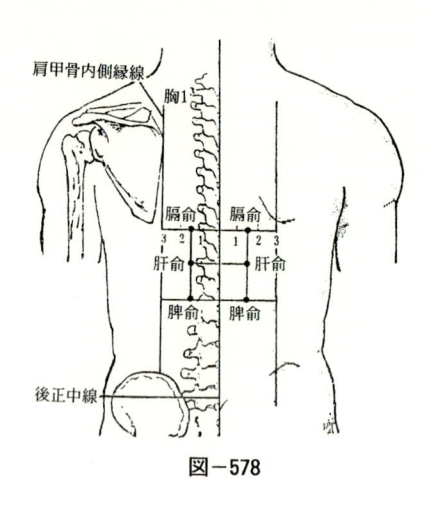

図−578

中風七穴

【主　治】中風，片麻痺，言語障害。

【位　置】風池穴：後頭部にあり，頭部と頸部の移行部で，僧帽筋の外縁の陥凹部。大椎穴：背部正中線上で，第7頸椎棘突起と第1胸椎棘突起の間の陥凹部。肩井穴：肩上部で第7頸椎棘突起と肩峰を結ぶ線上の中央。ちょうど肩甲骨上縁と僧帽筋の間をさぐるとある陥凹部にあたる。間使穴：前腕の掌側にあり，手根横紋の上3寸，長掌筋腱と橈側手根屈筋腱の間。曲池穴：肘部にあり，上腕骨外側上顆内側の陥凹部。足三里穴：下腿の外側にあり，腓骨頭と脛骨外側顆先端とを結ぶ線を底辺とする正三角をつくり，その頂点。百会穴：頭頂部正中線上で，後頭隆起の上4寸5分のところ（図579）。

【灸　法】灸を各穴に7壯。

【出　典】『神応経』：「黄帝が岐伯に尋ねる。中風で半身不随になったものには，どういう灸をすべきだろうかと。これに次のように答えた。人が中風

にかかる2ケ月前あるいは3～5ケ月前に，足の脛が突然だるくなったり痛んだりし，頬がしびれたりする。これが中風のおこる兆候である。ただちに灸を足三里と懸鐘（絶骨）に各3壮すえる。さらに薄荷と桃の葉を煎じた湯液で灸の痕を洗うと，風気〔中風〕を灸痕より追い出すことができる。灸痕が春に治れば秋にもう一度灸をすえ，秋に灸痕が治れば春にもう一度すえる。こうして両足に常に灸痕がついているようにすれば著効がある。この方法を信じなかったり，飲食に不節制で酒色におぼれたりするものは風に中り，言語が不自由となり片麻痺となる。この場合は，7ケ所に各3壮すえるのがよい。病が左にあれば右に，右にあれば左にすえる」

(2)『針灸孔穴及其療法便覧』：「中風7穴。すなわち百会，曲鬢，肩井，風市，足三里懸鐘，曲池の7穴。一説では風池，大椎，肩井，間使，曲池，足三里，百会の7穴といっている。針灸の書物によりそれぞれの説を取っている。中風，片麻痺，言語障害を主治する」

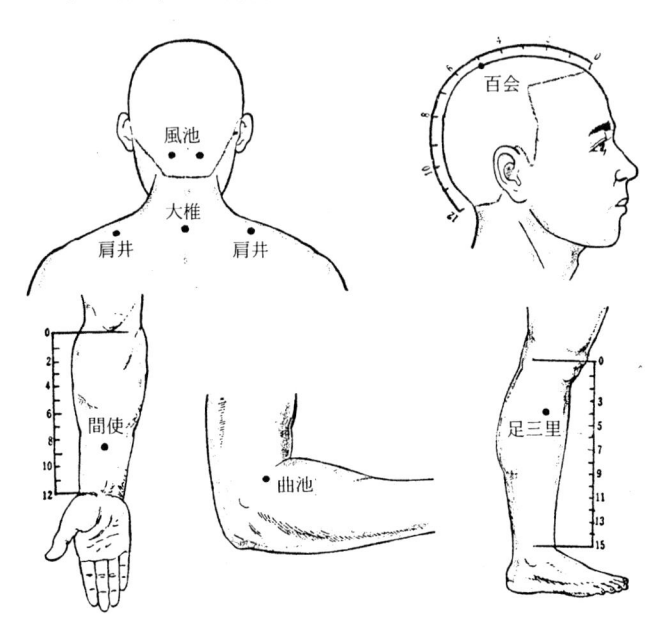

図−579

脚気八処灸（かっけはっしょのきゅう）

【主　治】脚気。

【位　置】風市穴：大腿外側の中央，直立し手を垂れて中指の先端のあたるところ。伏兎穴：大腿前面のやや外寄り，膝蓋骨の上7寸。犢鼻穴：膝関節の前部外側面，大腿骨外果と脛骨外果と膝蓋骨靱帯とがつくる陥凹部。内膝眼（奇穴）：膝関節部下縁で，膝蓋骨靱帯の内側の陥凹部。足三里穴：下腿の外側で，犢鼻穴の下3寸。上巨虚穴：下腿の外側で，足三里穴の下3寸。下巨虚穴：下腿の外側で，上巨虚穴の下3寸。懸鐘穴：外果上縁の上3寸，腓骨の前縁（図580）。

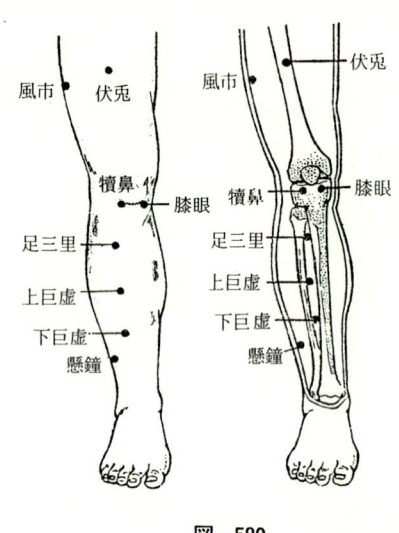

図-580

【灸　法】灸20～30壮。

【出　典】『備急千金要方』：「脚気にかかるとまず脚が弱るものだが，すぐ灸をすえ，また竹瀝湯を服用させる。または八風散を服用させてもよい。誰でも早急に治療すべきである。もし灸だけして薬を服用せぬもの，薬だけで灸をせぬものは効果が半減する。効果が劣っている者および1～2年の内に再発したものは，この法に基づいて灸をすえ，さらに薬も服用すれば十人が十人治癒する。以上の諸穴は一時に全部すえる必要はない。毎日毎日灸をすえて3日間の内に各壮数をすえておえればよい」

身八邪（しんはちじゃ）

【主　治】癲病（五臓兪穴を参照）。
【位　置】肩井穴（胆経）：肩上部にあり，第7頸椎棘突起と肩峰を結ぶ線上の中央。風門穴（膀胱経）：背部にあり，第2・3胸椎棘突起間の両側1寸5分のところ。肺兪穴（膀胱経）：背部にあり，第3・4胸椎棘突起間の両側1寸5分のところ。曲沢穴（心包経）：肘窩横紋の中央，尺側二頭筋腱の尺側縁。合計8穴（図581）。
【針灸法】針3～4分，灸3～7壮。

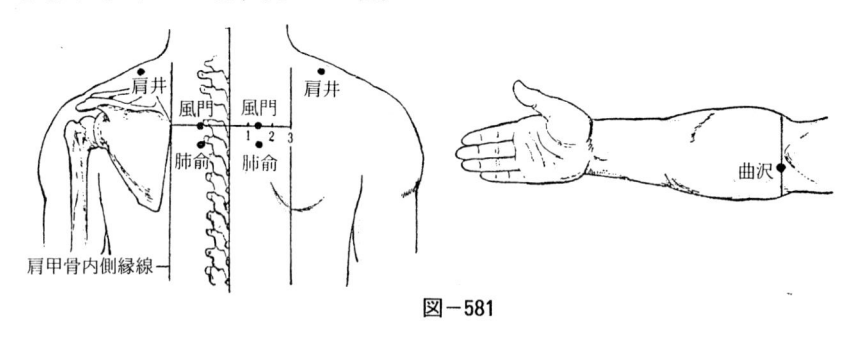

図-581

面八邪（めんはちじゃ）

【主　治】癲病（五臓兪穴を参照）。
【位　置】承光穴（膀胱経）：前頭部にあり，前髪際を入ること2寸5分の両側1寸5分のところ。攅竹穴（膀胱経）：顔面部にあり，眉毛内側端の陥凹部。禾髎穴（大腸経）：顔面部にあり，鼻翼外縁直下で鼻唇溝の上より3分の1の高さの点。人迎穴（胃経）：頸部にあり，頸動脈の部位で，胸鎖乳突筋の前縁で甲状軟骨の上縁の高さの点。あわせて8穴（図582）。
【針　法】刺針して瀉血する。

図−582

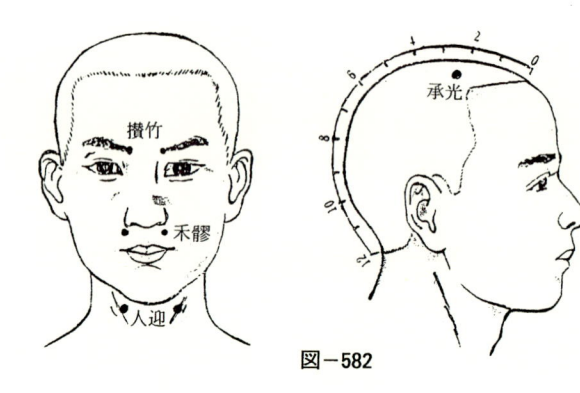

八　髎

【主　治】遺精，陰萎，月経不順，赤白帯下，片麻痺，下痢。
【位　置】仙骨部に位置する。4対の仙骨孔中にある。合計8穴（図583）。
【経穴との関係】八髎は膀胱経の上髎2穴，次髎2穴，中髎2穴，下髎2穴より成る。
【針灸法】針5分〜1寸。灸3〜7壮。

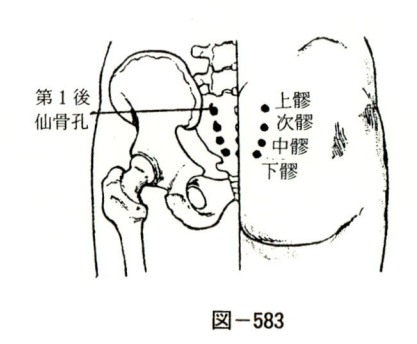

図−583

回陽九針

【主　治】ショック。
【位　置】瘂門穴：項部にあり，後髪際を入る5分の点。労宮穴：手掌中央部で第3・4中手骨の間。三陰交穴：足の内果の上3寸，アキレス腱と脛骨の間。湧泉穴：足の底部にあり，第2指と踵を結ぶ線上の前から5分の2の点。太谿穴：内果とアキレス腱の間。中脘穴：胸骨体下端と臍を結ぶ線上の中央。環跳穴：大転子と尾骨端を結ぶ線上の中央。足三里穴：犢鼻穴の下3

寸。合谷穴：手背の第2中手骨橈側の中央（図584）。
【針灸法】針1～2分，灸3～7壮。

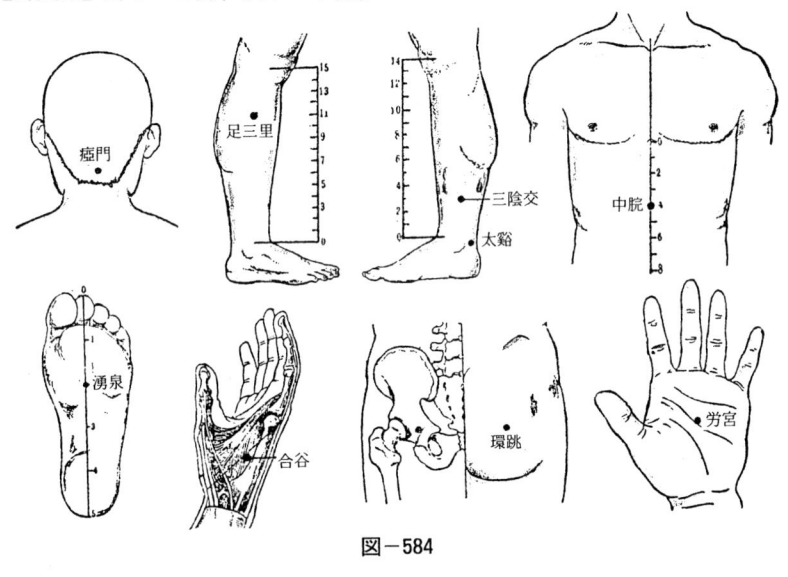

図－584

十二井穴

【主　治】すべての急性の嘔吐・下痢，高血圧症。
【位　置】少商穴：手の母指の末節の橈側，爪甲根部角と指腹の橈側縁を結ぶ

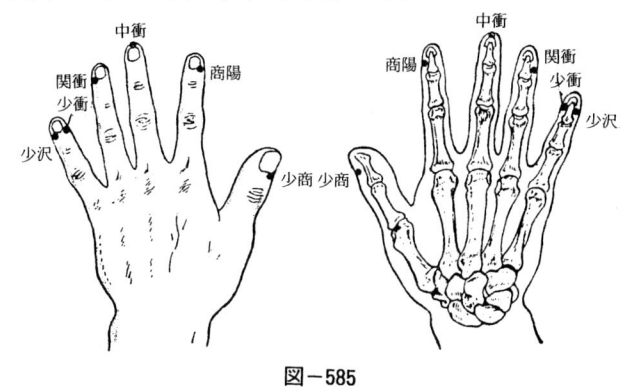

図－585

線上の中央。商陽穴：手の示指の末節の橈側，爪甲根部角と指腹の橈側縁を結ぶ線上の中央。中衝穴：手の中指の先端中央，爪甲先端より1分前方。関衝穴：手の環指の末節の尺側，爪甲根部角と指腹の尺側縁を結ぶ線上の中央。少衝穴：手の小指の末節橈側，爪甲根部角と指腹の橈側縁を結ぶ線上の中央。少沢穴：手の小指の末節の尺側，爪甲根部角と指腹の尺側縁を結ぶ線上の中央（図585）。

【針　法】浅刺して瀉血する。

十三鬼穴（じゅうさんきけつ）

【主　治】癲狂。

【位　置】鬼宮（督脈の水溝穴）：顔面部で鼻唇溝の上より3分の1の点。鬼信（肺経の少商穴）：手の母指の末節の橈側，爪甲根部角と指腹の橈側縁を結ぶ線上の中央。鬼壘（脾経の隠白穴）：足の母指末節の内側，爪甲根部角と指腹の内側縁を結ぶ線上の中央。鬼心（心包経の大陵穴）：前腕の掌側，手根横紋の中央，橈側手根屈筋腱と長掌筋腱の間。鬼路（膀胱経の申脈穴）：

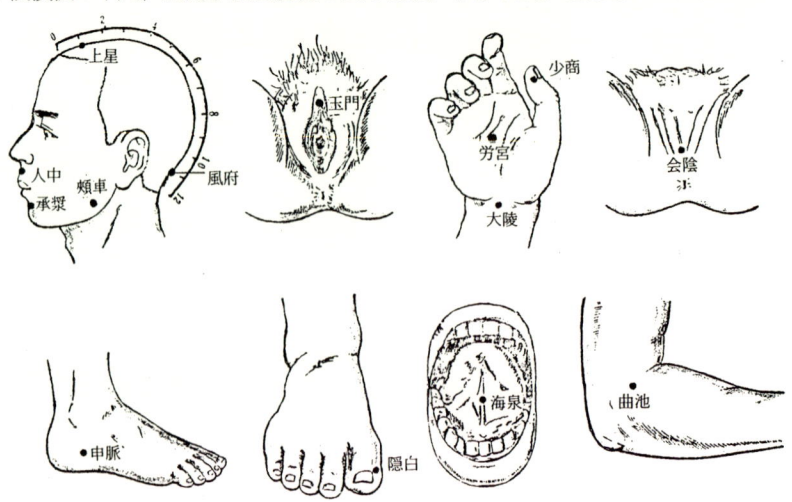

図−586

足の外側部，外果の直下，踵骨隆起外側突起の下方の陥凹部。鬼枕（督脈の風府穴）：項部の正中線上，後髪際の上1寸。鬼床（胃経の頬車穴）：顔面部，下顎角の前方1横指のところ。鬼市（任脈の承漿穴）：顔面部，下唇の下，オトガイ唇溝の中央。鬼窟（心包経の労宮穴）：手掌の中央，第3・4中手骨の中央。鬼堂（督脈の上星穴）：前頭部の正中線上，前髪際を入る1寸。鬼蔵（男性は任脈の会陰穴，女性は奇穴の玉門穴）：男性の会陰穴は会陰部で肛門と陰嚢の中央。女性の玉門穴は陰核頭。鬼腿（大腸経の曲池穴）：肘部，上腕骨外側上踝の内側陥凹部。鬼封（奇穴の海泉穴）：舌小帯の中央（図586）。

【針　法】針1～2分。

手足十指端

【主　治】小児が風邪に犯され，手足が痙攣するもの。

【位　置】手足の十指の先端。十宣穴，気端穴と同じ（図587）。

【灸　法】灸1～3壮。

【出　典】『備急千金要方』：「手足陽明は人の十指を指す。小児のひきつけはここに灸をすえる。風邪に犯され手足の痙攣するものには，手足十指端に灸をすえる」

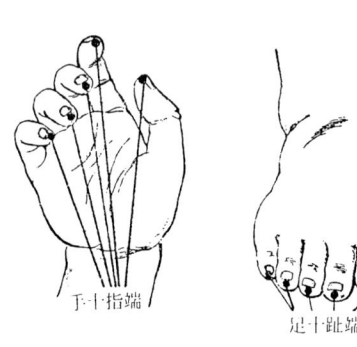

図-587

三十六門

【主　治】風邪。

【位　置】金門：膀胱経に属し，足の外側縁で第5中足骨粗面の後上方の陥凹部。魂門：膀胱経に属し，背部で第9・10胸椎棘突起間の両側3寸。殷門：

膀胱経に属し，大腿の後側の正中線上で，殿下横紋の下6寸。箕門：脾経に属し，大腿の内側で，縫工筋外縁と大内転筋の間，膝窩横紋の上8寸。衝門：脾経に属し，下腹部の鼠径溝部にあり，乳頭の直下，恥骨結合上縁の陥凹部の両側。液門：三焦経に属し，手背上で第4・5中手指節関節の前方陥凹部。風門：膀胱経に属し，背部の第2・3胸椎棘突起間の両側1寸5分。肓門：膀胱経に属し，腰部の第1・2腰椎棘突起間の両側1寸5分。瘂門：督脈に属し，項部正中線で，後髪際を入る5分。命門：督脈に属し，腰部の第2・3腰椎棘突起の間。幽門：腎経に属し，上腹部で胸骨体下端の下2寸の両側5分。梁門：胃経に属し，上腹部で臍の上4寸の両側2寸。関門：胃経に属し，上腹部で臍の上3寸の両側2寸。滑肉門：胃経に属し，臍の上1寸の両側2寸。章門：肝経に属し，側腹部で第11浮肋骨端下方の陥凹部。京門：胆経に属し，腰部の第12浮肋骨端下方の陥凹部。神門：心経に属し，前腕掌側で手根横紋の尺側端。尺側手根屈筋腱の橈側。郄門：心包経に属し，前腕掌側の正中線上，手根横紋の上5寸，長掌筋腱と橈側手根筋腱の間。雲門：肺経に属し，胸部の上外方で，鎖骨の下，肩甲骨烏口突起内方の陥凹部（図588）。

【灸　法】灸1～3壮。

【出　典】『針灸真髄』

その他の寄穴　409

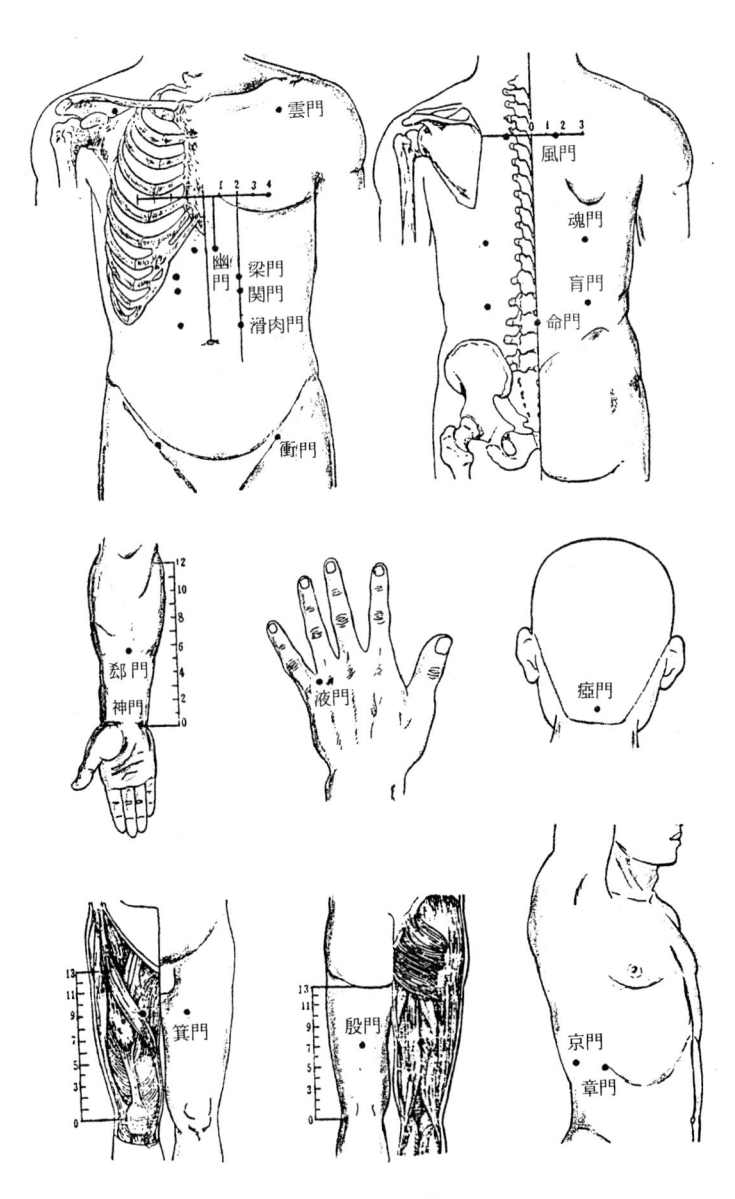

図−588

主要参考文献

『中医名詞術語選釈』　人民衛生出版社
『黄帝内経術語選釈』　上海科学技術出版社
『素問陰陽別論』　上海人民衛生出版社
『霊枢熱病篇』　上海科学技術出版社
『簡明中医辞典』　人民衛生出版社
『人体解剖学』　人民衛生出版社
『針灸甲乙経校釈』　人民衛生出版社
『中国醫学大辞典』（全4巻）　商務印書館
『新華辞典』　商務印書館
『漢英常用中医名詞辞典』　広東科学技術出版社

*

『針灸真髄』　代田文誌著　医道の日本社
『針灸治療の実際』　代田文誌著　創元社
『中日英医学用語辞典』　中日英医学用語辞典刊行委員会　三冬社
『漢方用語大辞典』　創医学術部編　燎原
『中国漢方医学辞典』　中医学基本用語邦訳委員会　中国漢方
『日本人体解剖学』（全3巻）　金子丑之助著　南山堂
『針灸学』　浅川要・井垣清明・池上正治・村岡潔共訳　刊々堂出版社
『鍼灸醫学典籍大系』　出版科学総合研究所
『カラー版鍼灸解剖図』　川島喜一・横山瑞生共編　刊々堂出版社

訳　注

〔ア行〕

ア・1　悪　気：病邪。ひろく六淫や疫癘の気などを指す場合と，気血が滞り腐乱した一種の病理性の産物ができることを指す場合がある。

イ・1　胃　寒：胃腸が虚であり，胃に寒気があることを指す。澄んだ水を吐く，冷たい涎を流す，味覚が鈍い，熱いものを飲みたがるなどの症状を示す。

エ・1　噎膈，五噎五膈：噎は咽喉部につかえ感があること。膈は食道がふさがり嚥下困難を起こすことを指す。噎は膈の前期症状なので普通，噎膈と総称する。胃癌，食道癌，食道狭窄，食道痙攣などにみえる症状である。五噎五膈は，思，憂，喜，怒，悲，あるいは憂，恚（いかる），気，寒，熱によって分類される噎膈を指す。

オ・1　悪　風：風にあたるのを嫌がることで，六経病証中の中風に属す。

〔カ行〕

カ・1　肝労邪気：五労の一つ。邪気を受けて肝気が損われたために生じる。物がはっきり見えない，両脇が胸を引っぱって痛む，筋の弛緩などが主な症状。

カ・2　寒　熱：八綱の表裏，虚実，陰陽，寒熱の疾病の属性を識別する弁証の一つが寒熱である。病証にあらわれてくる傾向で寒証，熱証に弁別する。寒証は，外感の寒邪あるいは体内の陽気の衰弱，陰気の旺盛によって生じる体内の機能および代謝活動の減退，抵抗力の低下などを指す。体温低下，顔面蒼白，腹部の冷感疼痛，水様便，多量の澄んだ尿，温かい物を好む，気力が失せる，丸くなって寝る，舌質は淡で苔は白滑，脈は沈遅などの症候が寒に分類される。熱証は，熱邪のため陽気盛んになることによってあらわれる証で，具体的には身熱，煩躁，顔面紅潮，悪

熱，口唇の乾燥，便秘，少量の赤色尿，紅舌，数脈などの証候が熱に分類される。五臓によって，腎熱証，肝熱証，三焦熱証，肺熱証という。また，寒さをきらい，発熱症状を単に寒熱ということがある。寒熱往来というのは，悪寒が止むと発熱し，発熱がおさまると悪寒する熱状にして間歇熱の発作様を指す。

カ・3　霍　乱：急性胃腸炎の類で嘔吐，下痢を同時に起こす病証をすべて霍乱の範囲に含めている。臨床上では，胃腸の内容物を吐き下す湿霍乱と，腹痛，腹部膨満，胸中の煩悶感などを伴い吐き下したいと思うが内容物を吐き下さない乾霍乱とに分けられる。また乾霍乱を絞腸痧と俗称するが，電撃性コレラを指す場合がある。

カ・4　鶴膝風：膝関節の炎症で膝部が腫脹・疼痛し，大腿，下腿がやせ細って鶴の膝のようになることで，この名がある。腎陰が欠損し，寒湿の邪が下肢に侵襲して，関節に流れ注ぐことによって起こる。

キ・1　驚　癇：小児の病証。母親の胎内にいた時，驚恐を受けることによって起こるとされる癇証。発作の時は卒倒し，手足の搐搦，**白眼をむく**，胸背が強直するなどの症状があらわれる。

キ・2　胸　痺：胸背痛，胸中の閉塞感，呼吸困難，咳嗽・多痰などの症状があらわれる。陽気の正常な運行が不能となり，水飲，痰濁が胸中に閉ざされることで起こるとされる。

キ・3　虚　労：虚損労傷のことで，五臓の精気が次第に失われて虚の状態になって起こる疾患を概括したもの。肺が損われる癆瘵（肺結核の類）などに見られる。

ケ・1　痃, 堅痃：痃は腹部の特に臍の左右にできる筒状の硬結で，脾胃が損われた時に多く起きる症状。堅は腹部が動かし難いほど固く，湿熱が中に阻塞されて起こる熱脹などにみられる症状。

コ・1　五　屍：結核性の慢性・消耗性の伝性病で肺結核の類，伝屍癆，癆瘵ともいう。伝染変化が多種類なところから飛屍，遁屍，風屍，沈屍，伏屍を五屍としている。

〔サ行〕

シ・1　重　舌：舌下腺が腫脹し恰も2個の舌が重なるようになること。

シ・2　傷　寒：広義と狭義がある。広義の傷寒は熱性疾患の総称である。狭義の傷寒は太陽表証の一つである証型の表実証を指し，発熱，悪寒，無汗，項の強ばり，痛み，脈は浮緊などである。

シ・3　消　渇：糖尿病，尿崩症，副腎皮質機能低下などに類似する。喉が乾いて多飲し，甘い臭気の多尿を伴う病証を広く指す。

シ・4　上気厥逆，上気咳逆：上気とは，肺気，胃気，肝気などが上行すること。厥逆とは厥気が逆上することで人事不省になり，四肢が厥冷するが，次第に覚醒する。咳逆は咳嗽して肺気が上逆することで咳嗽，呼吸困難，喘息の現われる病症を指す。

シ・5　腎　水：水腫病の一つ。五臓が水気に影響されるために異なった症状があらわれ，心水，肝水，脾水，肺水，腎水に分かれる。腎水は腹部膨大し，臍が腫れ腰痛で排尿困難を起こす。下陰は常に水湿が滲出し，足が冷却し，顔かたちがやせ衰える。

シ・6　食　傷：脾胃運化の失調により食物が消化せず，胃腸に停滞すること。

セ・1　疝気，疝気痛：下腹部に起こる激痛で多くヘルニアの類を指す場合と，下腹部が痛み排尿・排便困難を伴うイレウスの類を指す場合がある。

セ・2　赤白帯下：女性の腟からの分泌物を指す。白色の分泌物を白帯下，血液の混ったものを赤帯下という。

セ・3　積　聚：飲食物の不節制などで胃腸の機能に変調をきたし，邪気が腹部に滞留して脾胃の消化，吸収活動を損ね，腹部が膨満してくることを指す。皮膚がかさかさになり筋肉がやせ細るなど，気血・津液の不足による全身症状を伴う。

セ・4　赤白痢：下痢の時，糞便色に赤色，白色が入り混っているもので，しぶり腹（裏急後重），肛門灼熱感，赤色尿を伴う。

ソ・1　息　賁：右脇下部に腫塊があり，胸背痛，悪寒発熱，吐血，嘔吐，速呼吸などの症状を伴う。

ソ・2　臓　毒：臓毒は肛門が腫大して桃季の大きさになり，大便が秘結し黒

濁した血を下す。小便は短かくて赤色で，キリで刺すように痛む病状を指す。

〔タ行〕

タ・1　痰喘, 喘鳴：慢性気管支炎，気管支喘息などに見られる症状。痰が盛んで喘を起こすものを痰喘という。喘鳴は喘ぐときに痰の鳴る音がする。痰喘であって咳嗽のあるものを喘咳という。

タ・2　単蠱脹：寄生虫などで腹部が鼓のように膨らむことで蠱脹あるいは蠱という。四肢がやせ衰え腹部だけが脹れ上がって大きくなるのを単蠱脹，単腹脹という。

チ・1　疔：疔瘡ともいう。表皮の膿疱は初め粟粒のように小さいが，根は深く骨に付着したように堅く腫れ，疼痛は激烈で病熱は拡散する。火然の毒が蓄結されて生じるとされる。発病部位や症状の違いで多くの名称がある。面疔，足疔，指疔，爛疔など身体部位に分けたり，また人中疔，承漿疔，湧泉疔など穴位にできた疔の名称もある。紅絲疔など患部に赤い線のようなものが1本,四肢から体幹に向う向心性に走る症状によってつけられた疔の名称もある。疔毒は脾脱疽をいう。

チ・2　中　風：卒中ともいう。突然の風証の意で，風とは内風を指す。突然卒倒して人事不省になる，口角や眼瞼がゆがむ，言語障害が起きる，半身不随になる，などを主症状とする病症を指し，脳卒中の類である。その原因は体内の陰陽のバランスがくずれ，気血が逆乱することである。病状の軽重によって中風の証候を中絡，中経，中腑，中臓に分類する。中絡，中経は卒倒を伴わないで，片麻痺や口角のゆがみ，手足のしびれなどが現れることを指す。中腑は一般に，卒倒するが覚醒し，半身不随，言語障害，口角や眼角の歪み，排便・排尿困難などの後遺症が現れる。中臓は中風の重篤な病証で，卒倒し，人事不省になることを指す。中臓は，その症状によって閉証（実証）と脱証（虚証）に分類する。閉証では牙関緊急や手を固く握りしめる，喉間に痰声が聞える，舌が巻くなどの症状がある。脱証では眼を閉じる，口を開ける，いびきをかく，呼吸が弱々しい，四肢が冷える，遺尿，大粒の汗をかくなどの症状が現れる。

チ・3　中　悪：突然怪異を見て驚いたりすると急に手足が厥冷し，顔面そう白，精神がボーッとする，頭が旋る，目が眩む，わけのわからぬことを口走るなどの症状を呈し，時には人事不省や失語になる。また小児の急性ひきつけを指すこともある。

テ・1　癲　癇：癇証のことで発作的に精神・意識の異常・障害をきたす疾病を指す。小児に多く見られる。その臨床特徴は，発作時に突然卒倒し口から涎沫を吐き，白眼をむき，四肢の搐搦がみられ，羊や豚の鳴くような声を出し，意識回復してからは正常人と何ら変るところがないが，不定期的に発作をくり返す。病因は驚恐などを受け肝腎が傷つけられて腎虚肝旺になったり，痰が経路に聚ったりして，肝気がバランスを失い，逆上して清竅を閉塞することによる。臨床上は陰癇，陽癇に弁別される。陰癇は虚寒型の癇症で，顔面蒼白，痴呆的状態，体の冷え，沈弦の脈象などがあらわれる。陽癇は実熱型の癇証で，卒倒，搐搦，涎沫の嘔吐，牙関緊急，白眼をむく，体が熱い，弦数の脈象などがあらわれる。また原因の違いによって風癇，食癇，肺癇，驚癇などに区別される。

テ・2　癲　狂：癲と狂は精神錯乱の疾病で「癲疾」「狂疾」という相反する二つの病証を総称したものである。「癲疾」は精神の抑欝状態を指す。その症状は，無感情，緘黙，痴呆，言語の乱れ，卒倒，直視などで虚証に属し，心脾両虚などにみられる。「狂疾」は興奮状態を指し，歌ったり，笑ったり，怒ったり，高い所に登ったりする症状が現れる。陽気が亢じすぎることなどによって起こり，実証に属す。

ト・1　冬　瘟：伝染性のできもののことで腸炭疽，肺炭疽などを指す。

〔ナ行〕

ナ・1　内　傷：七情（喜・怒・思・悲・恐・驚）を節制しない，暴飲暴食，疲労倦怠，性交過多などで体内で臓気を損う病症を指す。

ニ・1　肉　痺：肌肉の症状を主とする痺証を指す。症状は肌肉がしびれる，だるく痛み力が脱ける，疲労倦怠感，汗が出るなどである。

〔ハ行〕

ハ・1　反　胃：食後，上腹部が膨満し，朝に食べたものは夕に吐き，夕に食

べたものは翌朝に吐き出す。嘔吐の内容物は未消化の食物で，脱力感や疲労感などの症状を伴う。主として脾胃の虚寒によって生じるとしている。

ヒ・1　百種風：主として中枢神経系の失調によって眩暈，卒倒，ひきつけなどを起こしたもの。

ヒ・2　痞　塊：痞は物がつかえるような感じで聚り寒がること。多く飲食の不節制で脾胃が損傷し，邪が胸中に積って気道を阻塞し，塊を成して胸中のつかえ感などを起こすことを指す。

ヒ・3　脾　横：消化器系の機能障害から起こる衰弱，むくみ，冷え症などをいう。

フ・1　風　癇：癇証で発作の時，項部の強ばり，目がすわる，人事不省，牙関緊急のあらわれるもの。また小児のひきつけを指すこともある。

フ・2　賁豚，奔豚：発作性の神経性心季亢進の類。多くは下腹部より心胸に向って気の衝逆するような感を伴うものをいう。

フ・3　伏　梁：胃脘部から臍周囲にかけて包塊ができる病症を指す。気血の結帯によって生じるとされる。

ヘ・1　澼飲注下：澼飲は肋膜腔に液体の貯溜するときの証候複合のこと。注下は下痢を指す。

ホ・1　膀胱七疝：七疝とは疝気を七種類に分けた総称で『儒門事親』では寒疝，水疝，筋疝，血疝，気疝，狐疝，㿉疝を指している。すなわち，下腹部の血腫，脱腸，睾丸水腫，婦女子の下腹部腫瘍，急性腹痛，胃下垂，胃痛などの疾患・症状をいう。

〔マ行〕

ム・1　無名腫毒：突然体表の局部が赤く腫れる一種の証候。適当な名称がないのでこのように名づけられている。痛み，痒みがあり，重いものは熱が出て赤く腫れて硬く，患部付近のリンパ節が肥大するなどの症状が現れる。

〔ラ行〕

リ・1　淋　証：頻尿，尿意切迫，排尿困難，排尿痛などの排尿状態の病変を

総称したものを淋証といい，泌尿器の疾患を広く含んだ概念である。臨床上は石淋（泌尿結石），気淋（排尿困難・尿後疼痛），膏淋（尿色の濁り），労淋（慢性淋病），血淋（血尿）の5種類に弁別される。多くは湿熱が下焦に積滞することや，腎虚で湿濁が下に注ぎ，気血に変調をきたすことなどによる。

レ・1　冷　疝：腹部を冷して臍周囲の絞痛を引き起こすことで，急性腹痛の類。

訳者あとがき

　画家・横山大観はこよなく酒を愛し，その酒量も人後に落ちなかったという。京都に旅する折には，当時，世に知られた澤田健という針灸師をよく伴って行った。これには理由があったのである。氏は灸の名手であった。酒の愛好家には痔を患う者が多く，大観も例にもれず痔に悩まされていたという。

　旅館に戻ってきた大観が，「先程の灸は余り効かぬが，どうしたことか」と名手に問うと，澤田氏は灸点をしげしげ眺めて「あゝ，これはいけない。少々ツボがずれていた。施灸をやり直しましょう」と，素早く艾をそこに点じて「これで良し。ひと眠りもすれば痔の痛みも出血も，さようならです」と言って外出して行ったという。帰って来ると大観は晴れ晴れした表情で親書をしたためていた。そして一言，「君の灸は実によく効く」と。「それは奇穴だからです」と氏は笑って応えたと言う。これは大塚敬節先生から伺った話である。

　この話は奇穴の独特な性質を表わしてはいないだろうか。針灸臨床に携わる者は，こうした経験を少なからず持っている。自分で治療して自分で驚く。思いがけない治効だったからである。しかしながら，このような事は単なる偶然として，いつの間にか記憶の片隅に追いやられてしまっている。

　奇穴とは何かを定義すれば，十四経穴以外のもので，治療上で奇効・特効を奏し，同時に一定の位置と穴名を持っているものを指し，針灸兪穴の構成部分を成しているものである。

　この奇穴の「奇」という言葉が包含していなるものはなかなか魅力的である。怪しげな，不思議な，珍しい，異なっている，変っている，秘かな，独りの，秀れているなどの意義があって，しかも「奇」は「鬼」に通じる。奇人，奇才，奇巧，鬼才などという時，一般的な常識を超えた特異な才能を持った人を指して言うことが多い。私達の人生に於ても，時折，特異な才能を有した人物に出会い，その影響を受け触発されて，新しい道を歩み始めることだってあるわけだ。

　出会いと言えば，本書の原本『針灸経外奇穴図譜』との遭遇は衝撃的であった。1973年，日本が石油ショックに襲われた年，日本医師針灸師友好訪中代表

団の一員として，広州中医学院を参観していたとき，その本が目にとまった。しかも表紙の揮毫は中国科学院院長の郭沫若氏であった。語らずしてその重要性を具現していた。ページをめくりながら，思わず興奮の声を発して周囲の人々を驚かせたのを今も記憶している。我国に是非とも紹介しなければ……と心秘かに決心したものである。

それにしても編者郝金凱先生の労苦は計り知れないものがある。針灸医学の貴重な遺産をこの様に私達に示してくれたことに対して深く敬意を表したい。久遠の流れと広漠とした中国にあって，散逸した書巻を再び編纂・整理して上梓するエネルギーは一体どこにあったのだろう。針灸医学への限りない熱情があればこそ全うしえた偉業であろうと思う。そして，出会いから14年の歳月を経て，今，志を同じくする人達と本書を訳出することが出来た喜びは，また一入である。

本書の構成は，古典に記述されている奇穴を発掘・整理したものが，ほぼ全体の7割近くを占め，残りはここ20～50年の間に臨床実践に基づいて主に，中医雑誌などに発表されたものを集録している。そして，一つの奇穴に対して何種類かの古典を援用することで，それぞれの奇穴の有用性を実証するという重層的手法を用いて編纂していることが最大の特色といえよう。この方法はまた，時間軸で奇穴を把えることにもなって，その変遷をも映し出してくれている結果となった。

例えば印堂穴。『素問』には主治や位置が述べられてはいるが，命名されてはいない。元時代に成立した『扁鵲神応針灸玉龍経』で初めて，その名称が印堂と定まっている。同様に臨床によく用いる十宣穴。孫思邈の『千金要方』に鬼城穴として記述されるが，『奇救良方』によって十宣穴となった。また内迎香も『肘後備急方』に無名のまま登場し，『玉龍経』がその名を定め，金津玉液穴も『千金要方』から，その名が決定するまでには『針灸大全』の成立まで待たなければならなかったのである。こういう例は本書に随所に見られる。

つまり，感性から理性へ，理性から認識へという奇穴の生成過程が，百年，二百年，あるいは三百年というタイムスパンによって裏打ちされているということが言える。言いかえれば，長い歴史の過程の中で風雪に耐え，選別され醸

成された，それだけに生命力が横溢した奇穴が集成されたのが本書であるといえるだろう。改めて針灸の奥の深さと凄味を感じないわけにはいかない。

さて，翻訳者の一人平井栄三郎は中国にあること40年，中医師として実に豊富な様々な臨床実践を積み重ねて，疾病と闘ってきている。特に日本人で獄中医という稀有な体験をしており，その間に数多くの針灸・漢方の秘方を収集している。秘方は家伝であって言うまでもなく門外不出のものである。

その性質は，ある一つの疾患に対する特効的な方法・手法であって，奇穴の特性と相似通っている所があり，その話から奇穴の応用，多用をうかがい知ることができる。例えば十宣穴。本書では乾霍乱が亢じて腸閉塞になった時の治療プロセスが述べられている。腸閉塞という緊急を要する疾病に対しても，臨機応変な奇穴などの運用によってこれを治療した臨床例を，氏はいくつか経験しており，また見聞きもしているという。この意味で，本書の内容がより身近なものとして把えられてくるのではなかろうか。

針灸は慢性疾患，鎮痛および機能性疾患にしか効かないと一部の人は見ているけれど，器質性疾患，急性疾患にも奏効することはすでに証明され，その成果のいくつかが報告されている。

古典に立脚し，最新の成果をも包括した本書は，その情報量からいって「奇穴辞典」という表題を採った。奇穴のみをこのように網羅した針灸学書は皆無であるからである。1日に何千億の細胞が生まれ変るというヒトの生体は，恒常性を維持するために刻一刻，生成・発展を繰り返している。ツボもまた同様に生きている。活きたツボをどう効かすか，どのように応用するかは，その治療効果に大きな差異をもたらす。そういう意味で本書は臨床に直結する実用性を充分に備えているものと確信している。本書を手にした多くの読者諸氏のご批判を仰ぐと共に，日中医療の一層の交流と日本の針灸治療にいささかでも寄与できれば幸いである。

なお，翻訳・出版にあたっては針灸師で中医学に造詣の深い浅川要氏にご教示を得たのを初め，多くの方々のご助力と激励を得た。深く謝意を表するものである。

1987年6月　訳　者

奇穴名索引

【あ】
呃　逆（あいぎゃく）………… 119
啞　穴（あけつ）………………87
足厥陰（あしのけついん）…… 365
足少陽（あしのしょうよう）… 370
足太陰（あしのたいいん）…… 353
足太陽（あしのたいよう）…… 374
足大趾端（あしのだいしたん） 369
足陽明（あしのようめい）…… 364

【い】
胃管下兪三穴（いかんかゆ
　　　　　　　さんけつ）… 190
維　宮（いきゅう）…………… 320
育　門（いくもん）…………… 168
遺　精（いせい）……………… 152
一　噫（いちあい）…………… 105
一窩風（いっかふう）………… 276
一扇門（いっせんもん）……… 313
遺　道（いどう）……………… 167
遺尿灸（いにょうきゅう）…… 372
維　胞（いほう）……………… 320
陰委一（いんいいち）………… 325
陰委二（いんいに）…………… 334
陰委三（いんいさん）………… 334

陰　穴（いんけつ）……………96
飲　郄（いんげき）…………… 125
陰　池（いんち）……………… 268
印　堂（いんどう）……………17
陰　独（いんどく）…………… 379
陰嚢下横紋（いんのうか
　　　　　　おうもん）…… 176
陰嚢縫（いんのうほう）……… 175
陰　斑（いんはん）…………… 230
寅　門（いんもん）……………22
陰　陽（いんよう）…………… 359

【う】
右　宜（うぎ）………………… 120
鬱　中（うっちゅう）…………41
右　兪（うゆ）………………… 123
裏期門（うらきもん）………… 112
裏内庭（うらないてい）……… 388

【え】
営衛四穴（えいえしけつ）…… 229
営　池（えいち）……………… 354
翳　明（えいめい）……………43
腋　下（えきか）……………… 133
腋　気（えきき）……………… 137
腋　門（えきもん）…………… 132

腋　霊（えきれい）……… 243
燕　口（えんこう）……… 67

【お】

横　骨（おうこつ）……… 169
横　痃（おうげん）……… 323
応　突（おうとつ）……… 126
横　紋〔腹〕（おうもん）… 166
横　紋〔手〕（おうもん）… 270
温　溜〔澤田〕（おんる）… 273

【か】

回　気（かいき）………… 205
海　泉（かいせん）……… 71
階段灸（かいだんきゅう）… 227
回髪五処（かいはつごしょ）… 34
回陽九針（かいようきゅうしん）404
外踝上（がいかじょう）…… 349
外踝尖（がいかせん）…… 376
外踝前交脈（がいかぜん
　　　　　　こうみゃく）…… 378
外金津玉液（がいきんしん
　　　　　　ぎょくえき）…… 82
咳　嗽（がいそう）……… 189
頬　髎（がいりょう）……… 78
外龍舌（がいりゅうぜつ）… 257
外労宮（がいろうきゅう）… 301
踝　下（かか）…………… 358
鶴　頂〔頭〕（かくちょう）… 30
鶴　頂〔足〕（かくちょう）… 330
閣　門（かくもん）……… 180

額　上（がくじょう）……… 29
額　中（がくちゅう）……… 19
河　口（かこう）………… 275
牙　咬（がこう）………… 80
蛾　根（がこん）………… 84
華　佗（かだ）…………… 360
脚気八処灸（かっけはっしょ
　　　　　　のきゅう）… 402
関元兪（かんげんゆ）…… 228
環　岡（かんこう）……… 225
関　儀（かんぎ）………… 332
髖　骨（かんこつ）……… 328
疳湿瘡（かんしつそう）… 207
関　寸（かんすん）……… 146
環　中（かんちゅう）……… 322
関　門（かんもん）……… 180
患　門（かんもん）……… 219

【き】

気海兪（きかいゆ）……… 228
機　関（きかん）………… 81
期　間（きかん）………… 122
鬼　眼（きがん）………… 359
鬼　哭〔手〕（きこく）…… 307
鬼　哭〔手足〕（きこく）… 395
鬼　床（きしょう）……… 81
鬼　信（きしん）………… 297
気　喘（きぜん）………… 227
気　端（きたん）………… 361
騎竹馬（きちくば）……… 213

奇穴名索引 423

気　中（きちゅう）………… 155
鬼　当（きとう）…………… 291
気　堂（きどう）……………88
岐伯灸（ぎはくきゅう）……… 179
気　門（きもん）…………… 163
鬼　門（きもん）…………… 113
紀　門（きもん）…………… 121
脚後跟（きゃくごこん）……… 384
鳩　杞（きゅうき）………… 200
九曲中府（きゅうきょく
　　　　　ちゅうふ）…… 137
灸　癊（きゅうぎゃく）………34
灸血病（きゅうけつびょう）… 203
灸　哮（きゅうこう）……… 189
球　後（きゅうご）……………54
灸癜風（きゅうでんぷう）…… 289
鳩尾骨（きゅうびこつ）…… 140
九連環（きゅうれんかん）…… 182
久　癆（きゅうろう）……… 212
灸　癆（きゅうろう）……… 186
夾　脊（きょうせき）……… 223
脇　堂（きょうどう）……… 134
胸　堂（きょうどう）……… 108
俠承漿（きょうしょうしょう）…77
頬　裏（きょうり）……………76
夾　鼻（きょうび）……………64
曲　尺（きょくしゃく）…… 362
玉　泉〔頭〕（ぎょくせん）……97
玉　泉〔陰部〕（ぎょくせん） 170

玉　田（ぎょくでん）……… 204
玉　門（ぎょくもん）……… 173
魚　尾（ぎょび）………………53
魚　腰（ぎょよう）……………51
金津玉液（きんしんぎょくえき）72
金　門〔陰部〕（きんもん）… 177
金　門〔腕〕（きんもん）…… 263
銀　口（ぎんこう）………… 248
【く】
髃　前（ぐうぜん）………… 241
屈陽委（くつようい）……… 254
【け】
経　中（けいちゅう）……… 163
鞋　帯（けいたい）………… 363
頸　臂（けいひ）………………89
京　門〔澤田〕（けいもん）… 231
経　六（けいろく）………… 210
下関下五分（げかんかごぶ）……80
郄　門〔澤田〕（げきもん）… 259
下曲骨（げきょくこつ）…… 170
下極兪（げきょくゆ）……… 197
下崑崙（げこんろん）……… 375
下字灸（げじきゅう）……… 195
血　愁（けっしゅう）……… 193
下　椎（げつい）…………… 203
下　都（げと）……………… 307
下百労（げひゃくろう）………98
下　腰（げよう）…………… 201
剣　巨（けんこ）…………… 264

顴　骨（けんこつ）……………58
研　子（けんし）……………269
肩　上（けんじょう）………217
拳　尖（けんせん）…………307
肩柱骨（けんちゅうこつ）…246
肩　頭（けんとう）…………245
肩内兪（けんないゆ）………242
肩内髃（けんないぐう）……128
肩内陵（けんないりょう）…243
肩　背（けんぱい）…………103
懸　命（けんめい）……………68
肩　兪（けんゆ）……………242
【こ】
洪　音（こうおん）……………85
後　腋（こうえき）…………249
交　儀（こうぎ）……………340
項　強（こうきょう）………304
高　骨（こうこつ）…………270
甲　根（こうこん）…………368
洪　池（こうち）……………252
胛　縫（こうほう）…………239
肓　募（こうぼ）……………118
光　明〔頭〕（こうめい）……52
興　隆（こうりゅう）………150
巨　覚（こかく）……………238
後期門（ごきもん）…………321
靠　山（こくさん）…………278
巨闕兪（こけつゆ）…………186
虎　口（ここう）……………299

五経紋（ごけいもん）………288
五　虎（ごこ）………………312
五指節（ごしせつ）…………316
五　処（ごしょ）……………198
後神聡（ごしんそう）…………31
五臟兪（ごぞうゆ）…………399
五柱灸（ごちゅうきゅう）…398
巨　陽（こよう）……………377
五　里〔澤田〕（ごり）……323
五　霊（ごれい）……………333
魂　舎（こんしゃ）…………150
【さ】
臍下六一（さいかろくいち）…178
截瘧（さいぎゃく）…………118
臍上下（さいじょうげ）……145
臍上下五分（さいじょうげごぶ）143
臍中四辺（さいちゅうしへん）142
左　宜（さぎ）………………120
左　兪（さゆ）………………123
左右関（さゆうかん）………154
三陰三陽（さんいんさんよう）…42
三角灸（さんかくきゅう）……151
山　根（さんこん）……………58
三　才（さんさい）…………392
三十六門（さんじゅうろくもん）407
散　笑（さんしょう）…………66
三焦点（さんしょうてん）……37
三　池（さんち）……………255
三　門（さんもん）…………312

【し】

四横紋（しおうもん）……… 285
四　花（しか）………… 221
四花患門（しかかんもん）…… 222
四　関（しかん）………… 394
耳殻後（じかくご）………45
子　宮（しきゅう）………… 164
子宮出血（しきゅうしゅっけつ）198
慈　宮（じきゅう）………… 161
衄　血（じくけつ）………92
指　根（しこん）………… 285
耳　孔（じこう）………36
耳後静脈三条（じごじょうみゃく
　　　　さんじょう）………46
耳後髪際（じごはっさい）……… 44
耳後旁光（じごぼうこう）……43
志　室〔澤田〕（ししつ）…… 232
耳　上（じじょう）………47
耳上髪際（じじょうはっさい）…46
耳　垂（じすい）………40
四　前（しぜん）………… 293
耳　尖（じせん）………37
始　素（しそ）………… 132
痔　瘡（じそう）………… 197
七歩斑（しちほはん）……… 199
子　腸（しちょう）………… 167
四中縫（しちゅうほう）……… 287
耳　中（じちゅう）………36
膝　下（しっか）………… 344

膝　外（しつがい）……… 335
膝　眼（しつがん）……… 338
膝　跟（しっこん）……… 337
膝上二穴（しつじょうにけつ）329
失　眠（しつみん）……… 385
膝　旁（しっぽう）……… 336
四　縫（しほう）……… 293
耳屏外三穴（じへいがい
　　　　さんけつ）………39
四　満（しまん）……… 155
耳門前脈（じもんぜんみゃく）…41
尺　橈（しゃくとう）……… 271
斜　差（しゃさ）……… 391
聚　泉（しゅうせん）………70
手　踝（しゅか）……… 274
疰　市（しゅし）……… 136
手掌後白肉際（しゅしょう
　　　　ごはくにくさい）…… 278
手　心（しゅしん）……… 281
手心主（しゅしんしゅ）……… 269
十　王（じゅうおう）……… 319
十三鬼穴（じゅうさんきけつ）406
十七椎下（じゅうしちついか）199
十二井穴（じゆうにせいけつ）405
十　宣（じゅっせん）……… 294
珠　頂（じゅちょう）………40
小　江（しょうこう）……… 158
小骨空（しょうこつくう）…… 317
小指節（しょうしせつ）……… 318

奇穴名索引　*425*

小指尖（しょうしせん）…… 296
小趾尖（しょうしせん）…… 380
小指爪紋（しょうしそうもん） 319
小指中節（しょうしちゅうせつ）286
小天心（しょうてんしん）…… 280
小児疳痢（しょうにかんり）… 201
小児亀胸（しょうにききょう） 111
小児灸癖（しょうにきゅうへき）194
小児食癇（しょうにしょくかん）138
小児睡驚（しょうにすいきょう）253
承　命（しょうめい）……… 341
衝　陽（しょうよう）……… 254
少陽維（しょうようい）…… 343
消　瀝（しょうれき）……… 215
至陽六之灸（しょうろくし
　　　　　　きゅう）…… 210
上　顎（じょうがく）………69
上牙痛（じょうがつう）…… 271
上齦裏（じょうぎんり）………68
上迎香（じょうげいこう）……63
上字灸（じょうじきゅう）… 194
顳　顬（じょうじゅ）………53
上　都（じょうと）………… 306
食関〔胸上〕（しょくかん）… 162
食関〔胸下〕（しょくかん）… 153
食傷名灸（しょくしょう
　　　　　めいきゅう）…… 388
食　倉（しょくそう）……… 161
女　膝（じょしつ）………… 382

四　連（しれん）…………… 334
新　建（しんけん）………… 321
身　交（しんこう）………… 144
新　識（しんしき）………… 100
神　授（しんじゅ）………… 272
新　設（しんせつ）………… 101
神聡四穴（しんそうしけつ）…32
顖　中（しんちゅう）…………21
身八邪（しんはちじゃ）…… 403
神　府（しんぷ）…………… 139
神　門〔澤田〕（しんもん）… 268
唇　裏（しんり）………………75
新肋頭（しんろくとう）…… 107
腎　系（じんけい）………… 327
蕁麻疹点（じんましんてん）…38

【す】
水　道（すいどう）………… 160
膵　兪（すいゆ）…………… 223
水　分（すいぶん）………… 154
髄　膏（ずいこう）………… 329
崇　骨（すうこつ）……………93
枢　辺（すうへん）………… 214
頭　衝（ずしょう）………… 252
頭　風（ずふう）…………… 331
頭　縫（ずほう）………………27
寸　橈（すんとう）………… 273
寸　平（すんぺい）………… 274

【せ】
精　宮（せいきゅう）……… 235

奇穴名索引 427

成 骨（せいこつ）……… 332
晴 中（せいちゅう）………48
勢 頭（せいとう）……… 172
精霊威霊（せいれいいれい）… 300
石 関（せきかん）……… 122
赤 穴（せきけつ）……… 107
脊 三（せきさん）……… 181
積聚痞塊（せきしゅうひかい） 239
脊背五穴（せきはいごけつ）… 184
脊 縫（せきほう）……… 240
接 骨（せっこつ）……… 193
節 紋（せつもん）……… 387
絶 骨〔澤田〕（ぜっこつ）… 350
舌下穴（ぜっかけつ）………70
舌 柱（ぜっちゅう）………74
絶 孕（ぜつよう）……… 146
泉 陰（せんいん）……… 166
銭 孔（せんこう）……… 158
泉生足（せんせいそく）……… 381
泉 門（せんもん）……… 172
前肩髃（ぜんけんぐう）……… 244
前後陰珠（ぜんごいんじゅ）… 386
前承山（ぜんしょうざん）…… 344
前神聡（ぜんしんそう）………30
喘 息（ぜんそく）………98
全 知（ぜんち）……… 103
前髪際（ぜんはっさい）………20
【そ】
挿 花（そうか）………28

藏 輸（ぞうゆ）……… 187
足踝上（そくかじょう）……… 340
足 踵（そくしゅ）……… 384
足 心（そくしん）……… 385
足 明（そくめい）……… 326
足 羅（そくら）……… 324
卒腹痛（そくふくつう）……… 148
卒 癲（そってん）……… 171
鼠 尾（そび）……… 382
【た】
太 陰（たいいん）……… 339
太陰蹻（たいいんきょう）…… 354
太 谿〔澤田〕（たいけい）… 357
太始太素（たいしたいそ）………49
癩 疝（たいせん）……… 178
太 陽（たいよう）………55
太陽太陰（たいようたいいん）…47
大骨空（だいこつくう）……… 308
大趾甲下（だいしこうか）…… 361
大指甲根（だいしこうこん）… 310
大指節横紋（だいしせつ
　　　　　　おうもん）…… 291
大 泉（だいせん）……… 244
大椎四花（だいついしか）…… 188
大 都〔手〕（だいと）……… 304
大二十二椎両旁（だいにじゅうに
　　　　　　ついりょうぽう）…… 226
大便難（だいべんなん）……… 213
大拇指頭（だいぼしとう）…… 297

大　門（だいもん）……………35
大　輪（だいりん）……………326
沢　下（たくか）………………259
沢　前（たくぜん）……………258
沢　中（たくちゅう）…………253
濁　浴（だくよく）……………230
佗　脊（だせき）………………207
奪　命（だつめい）……………251
煙草点（たばこてん）…………140
端　正（たんせい）……………289
痰　喘（たんぜん）……………125
丹　田（たんでん）……………145
胆嚢点（たんのうてん）………347
男陰縫（だんいんほう）………174
【ち】
竹　杖（ちくじょう）…………196
地　合（ちごう）………………76
地　神（ちしん）………………283
池　泉（ちせん）………………277
治転筋（ちてんきん）…………343
注　夏（ちゅうか）……………283
中　魁（ちゅうかい）…………314
中　矩（ちゅうく）……………73
中　空（ちゅうくう）…………236
中　聞（ちゅうこう）…………147
中　商（ちゅうしょう）………311
中指節（ちゅうしせつ）………315
中　接（ちゅうせつ）…………91
柱　側（ちゅうそく）…………208

肘　椎（ちゅうつい）…………216
中　泉（ちゅうせん）…………276
肘　尖〔大〕（ちゅうせん）…256
肘　尖〔小〕（ちゅうせん）…257
中　都〔手〕（ちゅうと）……306
中　橈（ちゅうとう）…………272
中風七穴（ちゅうふうななけつ）400
中風不語（ちゅうふうふご）…183
中　平〔手〕（ちゅうへい）…284
中　平〔足〕（ちゅうへい）…348
肘　兪（ちゅうゆ）……………256
腸　遺（ちょうい）……………160
吊　角（ちょうかく）…………77
長　穀（ちょうこく）…………159
疔　根（ちょうこん）…………209
腸　遶（ちょうとう）…………157
頂上回毛（ちょうじょう
　　　　　　かいもう）………33
頂　椎（ちょうつい）…………94
腸　風（ちょうふう）…………215
疔　兪（ちょうゆ）……………262
直　骨（ちょくこつ）…………114
【つ】
通　関（つうかん）……………148
通　谷〔胸〕（つうこく）……117
通　理（つうり）………………379
【て】
手足小指穴（てあしの
　　　　　　しょうしけつ）…396

奇穴名索引　*429*

手足十指端（てあしの
　　じゅったん）……407
手足髄孔（てあしのずいこう）391
手足大指爪甲穴（てあしのだいし
　　そうこうけつ）……396
亭　頭（ていとう）……………149
手逆注（てのぎゃくちゅう）…260
手太陽（てのたいよう）………316
癲　癇（てんかん）……………191
天瞿旁穴（てんくぼうけつ）……88
転　穀（てんこく）……………131
天　心（てんしん）……………280
天　聡（てんそう）………………29
天　柱〔澤田〕（てんちゅう）100
天　庭（てんてい）………………21
天　霊（てんれい）……………129
伝　屍（でんし）………………129
伝屍灸（でんしきゅう）………345
伝屍癆（でんしろう）…………219
臀　中（でんちゅう）…………322
　【と】
東　風（とうふう）………………90
当　容（とうよう）………………57
当　陽（とうよう）………………24
督　脊（とくせき）……………191
督　脈（とくみゃく）……………20
督　兪（とくゆ）………………226
徳　与（とくよ）………………110
斗　肘（とちゅう）……………255

独　陰（どくいん）……………389
　【な】
内外膝旁（ないがいしつぼう）329
内踝上（ないかじょう）………342
内踝尖（ないかせん）…………351
内踝前下（ないかぜんか）……356
内迎香（ないげいこう）…………62
内肩髃（ないけんぐう）………245
内崑崙（ないこんろん）………352
内至陰（ないしいん）…………390
内睛明（ないせいめい）…………50
内太衝（ないたいしょう）……364
内陽池（ないようち）…………267
内龍眼（ないりゅうがん）……337
　【に】
二趾上（にしじょう）…………373
二扇門（にせんもん）…………314
二人上馬（ににんじょうば）…301
二　白（にはく）………………261
乳　下（にゅうか）……………115
乳　上（にゅうじょう）………112
乳　旁（にゅうぼう）…………113
尿　血（にょうけつ）…………247
　【ね】
熱　府（ねっぷ）………………218
然　後（ねんご）………………358
年　寿（ねんじゅ）………………59
　【の】
嚢下縫（のうかほう）…………175

脳　根（のうこん）……… 373
脳　静（のうせい）………51
嚢　底（のうてい）……… 176
【は】
背　監（はいかん）………95
背胛中間（はいこうちゅうかん）247
背部五柱（はいぶごちゅう）… 182
背　縫（はいほう）……… 249
肺　募（はいぼ）………… 109
梅　花（ばいか）………… 140
白喉穴一（はくこうけつらいち）…89
白喉穴二（はくこうけつに）……83
麦粒腫（ばくりゅうしゅ）…… 234
馬蜞斑（ばきはん）……… 116
八　会（はちえ）………… 298
八　華（はちか）………… 212
八　衝（はちしょう）…… 371
八　邪（はちじゃ）……… 302
八椎下（はちついか）…… 190
八　曜（はちよう）………94
八　髎（はちりょう）…… 404
八　関（はっかん）……… 303
髪　際（はっさい）………25
胈　門（はんもん）……… 279
伴　星（ばんせい）………26
【ひ】
脾　横（ひおう）………… 192
臂　間（ひかん）………… 263
鼻　環（びかん）…………65

尾窮骨（びきゅうこつ）… 206
痞　根（ひこん）………… 235
鼻　交（びこう）…………59
鼻　準（びじゅん）………60
鼻　穿（びせん）…………63
鼻　柱（びちゅう）………61
百種風（ひゃくしゅふう）… 101
百　息（ひゃくそく）…… 366
百虫窩（ひゃくちゅうか）… 325
百　労（ひゃくろう）………97
百労四穴（ひゃくろうしけつ）…99
表四霊（ひょうしれい）… 397
鼻　流（びりゅう）………65
琵　琶（びわ）…………… 241
貧血霊（ひんけつれい）… 205
【ふ】
風　関（ふうかん）……… 290
風　巌（ふうがん）……… 102
風歯痛（ふうしつう）…… 265
風　痺（ふうひ）………… 141
【へ】
薜　息（へいそく）……… 116
辟石子頭（へきせきしとう）…… 265
便　毒（べんどく）……… 262
【ほ】
鳳　眼（ほうがん）……… 292
胞門子戸（ほうもんしこ）…… 156
旁　虎（ぼうこ）………… 305
旁　庭（ぼうてい）……… 135

旁労宮（ぼうろうきゅう）…… 282
拇趾裏横紋（ぼしうらおうもん）387
拇趾表横紋（ぼしおもて
　　　　　　おうもん）…… 366
拇趾横理三毛（ぼしおうり
　　　　　　さんもう）…… 368
拇趾聚毛（ぼししゅうもう）… 367
【む】
無名穴（むめいけつ）………… 185
【め】
命　関（めいかん）…………… 127
明　堂（めいどう）……………・91
命　門〔澤田〕（めいもん）… 211
面　巌（めんがん）………………79
面八邪（めんはちじゃ）……… 403
【も】
盲　腸（もうちょう）………… 162
目　飛（もくひ）…………………24
目　明（もくめい）………………23
【よ】
陽　維（ようい）…………………45
腰　眼（ようがん）…………… 237
腰　奇（ようき）……………… 202
腰　宜（ようぎ）……………… 232
陽　蹻（ようきょう）………… 377
陽　穴（ようけつ）………………95
腰　根（ようこん）…………… 233
羊　矢（ようし）……………… 177
陽　枢（ようすう）…………… 188

耀　中（ようちゅう）………… 204
陽　斑（ようはん）…………… 188
腰部八穴（ようぶはちけつ）… 217
腰　目（ようもく）…………… 224
窈　漏（ようろう）…………… 174
欲断産（よくだんさん）……… 342
【ら】
落　頸（らくけい）………………90
喇　嘛（らま）………………… 248
蘭　尾（らんび）……………… 348
蘭　門（らんもん）…………… 142
蘭　門（らんもん）…………… 325
【り】
裏四霊（りしれい）…………… 397
理想刺点（りそうしてん）…… 104
立　命（りつめい）………………66
龍　頷（りゅうがん）………… 106
龍　玄（りゅうげん）………… 266
龍　骨（りゅうこつ）………… 169
龍　舌（りゅうぜつ）………… 250
龍　門（りゅうもん）………… 173
量　眼（りょうがん）………… 220
陵　後（りょうご）…………… 346
陵後下（りょうごか）………… 346
髎　髎（りょうりょう）……… 327
淋　泉（りんせん）…………… 206
【る】
瘰　癧（るいれき）…………… 209
瘰癧灸（るいれききゅう）…… 350

【れ】

蠣 兌（れいだ）……… 370
霊 宝（れいほう）……… 333
廉 泉（れんせん）………86

【ろ】

郎 陰（ろういん）……… 233
漏 陰（ろういん）……… 356
聾 穴（ろうけつ）………42
老 商（ろうしょう）……… 311
老 龍（ろうりゅう）……… 298
六 華（ろくか）……… 211
肋 鐏（ろくか）……… 130
六之灸（ろくしきゅう）……… 399
肋 頭（ろくとう）……… 124
六 縫（ろくほう）……… 287
魯 根（ろこん）……… 336
閭 上（ろじょう）……… 200

木田　洋（きだ・ひろし）

1941年大連市生まれ。1964年明治大学商学部卒。1981年東京高等鍼灸学校卒。日中貿易関係商社勤務を経て、1978年（有）中国健康社設立、代表取締役就任、現在に至る。中医雑誌の翻訳陣の1人として活躍している。日中医療普及協会々員。訳書『KGB』『針灸経穴辞典』
住所　東京都板橋区高島平3-10-8-104

平井　栄三郎（ひらい・えいざぶろう）

1920年東京都生まれ。1937年中国に渡る。中国在住40年。この間、湖南医科大学（外科専攻）を卒業後、湖南中医学院に学び中医師となり活躍。1978年帰国。帰国後は日中医学交流の橋梁として訪中すること19回。その実績が人民日報などに広く報道される。氏の先輩、後輩が現在、中央政府から中国各地の大学、病院、中医研究院の要職にあって中医学の最新情報を常に交流している。現在、日本医科大学中国医学研究会顧問、中国針灸医学研究会顧問の傍ら病院、針灸治療院で中医学の講義・実習を行っている。中国名・袁昌亜。著書『中国秘方集』
住所　東京都稲城市矢野口3750　ハウスタマガワ10

横山　瑞生（よこやま・みずお）

1939年茨城県大宮町生まれ。1964年東京高等鍼灸学校卒。在学中から大塚敬節氏に師事し漢方を学ぶ。卒業後は小川晴通氏（現日本鍼灸師会々長）に師事。1971年中国医学研究会設立に参加。この後、中華医学会の招聘で訪中後、鍼灸医学研究参観のため度々訪中、鍼麻酔、耳鍼などを我国に最初に紹介した1人。現在、一本堂鍼灸療院長、日中友好都民協会々長、新宿鍼灸師会々長、日中医療普及会々長、東京医科大学ホリスティック医学研究会講師などの傍ら国内外の後進の指導に当る。著訳書に『カラー版鍼灸解剖図』『最新中医鍼灸穴立掛図』『針灸経穴辞典』『アレルギーはツボで治る』などがある。
住所　東京都新宿区本塩町10　四谷エースビル102

針灸奇穴辞典

1987年7月31日　第1刷発行

訳　者　木田洋・平井栄三郎・横山瑞生
発行者　小島　巌
印　刷　産陽印刷

発行所　風林書房
　　　〒134　東京都江戸川区船堀1-1-2-402
　　　電話 03 (687) 2764　振替 東京 8-175272

落丁・乱丁はお取替えいたします。　　　ⒸPrinted in Japan 1987

針灸奇穴事典（オンデマンド版）

2001年6月20日　発行

訳　者　　木田　洋・平井栄三郎・横山瑞生
発行者　　小島　厳
発行所　　風林書房
発売元　　株式会社　鍬谷書店
　　　　　〒114-0002　東京都北区王子4丁目9番5号
　　　　　TEL03(5390)2211　FAX03(5390)2213

印刷・製本　株式会社 デジタルパブリッシングサービス
　　　　　〒162-0813　東京都新宿区東五軒町6-21
　　　　　TEL03(5225)6061　FAX03(3266)9639

AA479

ISBN4-87423-001-6　　　　　Printed in Japan
本書の無断複製複写（コピー）は、著作権法上での例外を除き、禁じられています